Urte Finger-Trescher und Heinz Krebs (Hg.)
Mißhandlung, Vernachlässigung und sexuelle Gewalt
in Erziehungsverhältnissen

Reihe »Psychoanalytische Pädagogik« Band 10
Herausgegeben von Christian Büttner,
Wilfried Datler und Urte Finger-Trescher

Urte Finger-Trescher und
Heinz Krebs (Hg.)

Mißhandlung, Vernachlässigung und sexuelle Gewalt in Erziehungsverhältnissen

Psychosozial-Verlag

Die Deutsche Bibliothek - CIP-Einheitsaufnahme

Ein Titeldatensatz für diese Publikation
ist bei Der Deutschen Bibliothek erhältlich

Goethestr. 29, D-35390 Gießen,
Tel.: 0641/7 78 19, Fax: 0641/7 77 42
e-mail: info@psychosozial-verlag.de
www.psychosozial-verlag.de

Umschlagabbildung: Louis Janmot, „Alptraum“ (Ausschnitt)
Umschlaggestaltung: Till Wirth nach Entwürfen
des Ateliers Warminski, Büdingen
ISBN 3-89806-037-3

Inhalt

Editorial

Die öffentliche Wahrnehmung und Diskussion der alltäglichen Mißhandlung, Vernachlässigung und sexuellen Gewalt gegenüber Kindern durch Erwachsene, durch Eltern, Verwandte, aber auch durch ErzieherInnen, LehrerInnen, SozialrarbeiterInnen und andere Professionelle ist bis heute vergleichsweise gering oder entzündet sich nur an spektakulären Fällen, wie z.B. im Fall Dutroux. Dagegen richtet sich das öffentliche Interesse seit einigen Jahren verstärkt auf Phänomene der Jugendgewalt, auf das Zunehmen von aggressiven Verhaltensweisen in Regeleinrichtungen wie Kindergarten und Schule. Die Gewaltdiskussion in der Gesellschaft an dieser Stelle zu führen, ist indes fragwürdig: Der Empörung über aggressives und gewalttätiges Verhalten von Kindern und Jugendlichen steht eine auffallende Tabuisierung der Aggression in der professionellen Pädagogik gegenüber. Über tägliche physische und psychische Mißhandlungen und Vernachlässigungen in Erziehungs- und Bildungseinrichtungen wird unter Fachleuten ebensowenig diskutiert wie über die Auswirkungen institutioneller Gewalt. Die dem Schulsystem immanente strukturelle Aussonderungs-Gewalt wird ebensowenig in Frage gestellt oder als Ursache vieler pädagogischer Probleme erkannt wie die aggressiven Impulse, Haltungen und Handlungen professioneller ErzieherInnen Kindern gegenüber, die sich als Pädagogik verkleiden. Die Phänomene Aggression und Gewalt, wozu auch die Vernachlässigung, die Aussonderung und insbesondere der sexuelle Mißbrauch als eine der schwerwiegendsten Formen der Gewalt gegenüber Kindern und Jugendlichen zählt, werden statt im Kontext institutioneller und struktureller Verhältnisse in einen quasi privaten, persönlichen Zusammenhang gestellt und als normabweichende Ausnahmen gewertet. Die Perspektive der gesellschaftlichen, kulturellen und historischen Verantwortung verschwindet unter diesem Blickwinkel.

Tatsächlich aber sind sehr viele Kinder und Jugendliche sowohl in ihrer Familie als auch in den Institutionen öffentlicher Erziehung Erziehungsverhältnissen ausgesetzt, die keineswegs förderlich für ihre Entwicklung sind, sondern oftmals als traumatogen bezeichnet werden müssen. Hurrelmann und Palentien konstatieren, daß 8-10 % der Kinder unter 18 Jahren in der Bundesrepublik "durch mindestens eine Form von Gewaltausübung in schwerer Ausprägung im Familienkontext betroffen sind" (Hurrelmann, Palentien 1995, 20). Gemeint ist hierbei reale körperliche Gewalt. Die Zahl verwahrloster, emotional gequälter und vernachlässigter Kinder, die subtileren Formen der Mißhandlung ausgesetzt sind, dürfte um ein vielfaches höher liegen. Obwohl das Problem der sexuellen Gewalt gegen Kinder in den letzten Jahren in einer Fülle von Publikationen erörtert wurde, ist auch hier die

Dunkelziffer hoch. Nur wenige Fälle werden bekannt und erregen öffentliches Interesse. Die Opfer schweigen aus verständlichen Gründen und nehmen dadurch fatalerweise die Verantwortung für die Tat und für die daraus resultierende Traumatisierung auf sich. Die Täter bleiben unerkannt und ungestraft.

Dennoch zeigen sich die schwerwiegenden Folgen von Mißhandlung, Vernachlässigung und sexueller Gewalt in einer Vielzahl von Symptomen, die im pädagogischen Alltag nur schwer als solche zu erkennen sind. Dies führt zu erheblichen Belastungen für alle Beteiligten und in nicht unerheblichem Maß zu Sekundärtraumatisierungen der betroffenen Kinder in den Einrichtungen öffentlicher Erziehung. Die Beziehung zu traumatisierten Kindern und Jugendlichen im beruflichen Alltag stellt an professionelle pädagogische Fachkräfte in Schule und sozialer Arbeit hohe Anforderungen: Theoretische Kenntnisse über die Ursachen und Auswirkungen von Gewalt und Vernachlässigung, Empathie und methodische Sicherheit, ein hohes Maß an Selbstreflexion sowie die kritische Auseinandersetzung mit institutionellen Strukturen sind Voraussetzung für förderliche professionelle Arbeit.

Im vorliegenden Band werden die historischen, sozialen, familialen und individuellen Hintergründe von Mißhandlung, Vernachlässigung und sexueller Gewalt an Minderjährigen beleuchtet. Nur in einem solchen multiperspektivischen Kontext können die Auswirkungen dieser Erfahrungen auf die Persönlichkeitsentwicklung von Kindern und Jugendlichen angemessen reflektiert und Zugänge für ein psychoanalytisch-pädagogisch orientiertes Verstehen erarbeitet werden. Die Psychodynamik zwischen Täter und Opfer und ihre Reproduktion im Alltag pädagogischer, sozialarbeiterischer, sozialpädagogischer und therapeutischer Praxisfelder stehen dabei im Mittelpunkt der Betrachtung.

Der Band orientiert sich weitgehend an den thematischen Schwerpunkten der vom Frankfurter Arbeitskreis für Psychoanalytische Pädagogik e.V. im Oktober 1999 durchgeführten wissenschaftlichen Tagung mit gleichem Titel. Er enthält jedoch auch Beiträge anderer Autoren und ist von daher nicht als klassischer Tagungsband zu verstehen.

1. Historische Aspekte von Gewalt, Vernachlässigung und Mißbrauch in der Erziehung

Der erste Beitrag dieses Schwerpunktes von *Brigitte Kerchner* reflektiert die historischen Sichtweisen des Mißbrauchs von Kindern in den politischen, medizinischen, pädagogischen und juristischen Diskursen in Deutschland im Zeitraum zwischen 1800 und 1933. Mißbrauch von Kindern war historisch gesehen keineswegs ein verleugnetes Thema. Das Spektrum der Urteile reicht von der Annahme, daß Mißbrauch an Kindern den Idealen der Sittlichkeit und Vernunft einer aufstrebenden bürgerlichen Gesellschaft im 19. Jahrhundert widerspricht und ein Vergehen an der Unschuld des Kindes als Opfer darstellt bis zur radikalen Umkehrung dieses Blickwinkels im Nationalsozialismus. In dieser Zeit liefen sexuell mißbrauchte Kinder (meist Mädchen) Gefahr, durch eine militant nationalistische und rassistische Politik diskriminiert und verfolgt zu werden und Täterstereotypien, wie die vom „sexuell perversen Juden", dienten der Legitimation des Rassenwahns. Diese Vorgehensweisen stellten eine extreme Form des politischen Mißbrauch des Mißbrauchs dar. Weniger radikale Formen der Repression, des Skandalisierens, aber auch der Verharmlosung in der Unzucht-Debatte waren geschichtlich ebenfalls Teil einer „Strategie des Verkennens" (Foucault), die die Perspektive des Kindes als geschädigtem Menschen übergeht. Bis heute werden durch solche Strategien die Wahrnehmung gesellschaftlicher Gewalterfahrungen von Kindern erschwert und für anderweitige politische Zwecke verwendet.

Im zweiten historischen Beitrag von *Ralph Frenken* werden die psychogenetischen Aspekte von Kindheit im Zeitraum vom 13. bis 17. Jahrhundert in Deutschland behandelt. Gestützt auf autobiografisches Material zeigt der Autor, daß Gewalt, Mißbrauch, Vernachlässigung und psychische Ausbeutung in Erziehungsverhältnissen in früheren Jahrhunderten nahezu allgegenwärtig waren. Die Evolution der Kindheit als eine Evolution der Empathie für die Kinder ist eine Entwicklung der Neuzeit, neben der die intrusiv, gewalttätig und autoritär geprägten Kindheitsformen allerdings weiter bestehen. Formen psychosozialer Deprivation aufgrund transgenerationaler Wiederholungszwänge scheinen eine unausweichliche Tatsache kindlicher Sozialisation zu sein. Frenken verfällt angesichts dieser Umstände jedoch weder in einen allgemeinen Kulturpessimismus, noch in einen fortschrittsgläubigen Optimismus, sondern hebt auf die Möglichkeit ab, daß durch günstige soziale Lebensumstände Eltern die „zweite" Chance haben, Wiederholungszwänge abzuschwächen und erlittene Traumata nicht ungebrochen an ihre Kinder weiterzugeben.

2. Bedeutung und Psychodynamik des posttraumatischen Syndroms

Dieser Schwerpunkt beginnt mit einem Beitrag von *Mathias Hirsch*. Er diskutiert die Folgen des sexuellen Mißbrauchs für die Entwicklung von Kindern und Jugendlichen aus psychodynamischer Sicht. Hirsch sieht im sexuellen Mißbrauch immer eine Form von Kindesmißhandlung, auch wenn die sexuellen Handlungen nicht gewaltförmig in Erscheinung treten sollten. In allen Fällen wird den Opfern erwachsene Sexualität zugemutet, die sie nicht verstehen können. Die sexuellen Übergriffe wirken als Implantation von Gewalterfahrungen in die Persönlichkeit und stellen einen identitätszerstörenden Angriff dar. Die Folge sind schuldbeladene Abhängigkeiten an die Peiniger und Verstrickungen in Wiederholungszwänge: die Gewalterfahrungen chronifizieren sich und werden gegen das eigene Selbst gerichtet oder treten nach außen in Form von Gewaltausübung und Mißbrauch von Schwächeren in Erscheinung. Dieser Teufelskreis kann nur durch professionelle psychosoziale Hilfen und Untersützungsleistungen unterbrochen werden.

Im nächsten Artikel geht *Karl Heinz Brisch* aus der Sicht der Bindungstheorie auf die Folgen von Mißhandlung und Mißbrauch für die Entwicklung von Kindern ein. Wenn Kinder diese Erfahrungen nicht verarbeiten können, entstehen Risikokonstellationen für ihr Bindungsverhalten, die schwerwiegende psychische Störungen und Auffälligkeiten hervorrufen. Das Spektrum reicht von aggressivem Verhalten, über Borderlinestörungen, Lern- und Wahrnehmungsstörungen bis hin zur chronischen Unfähigkeit, Beziehungen aufzunehmen und konstruktiv sowie sozial angemessen zu gestalten. Aus diesen Darlegungen läßt sich umgekehrt schließen, daß gute, stabile und weitgehend berechenbare Bindungserfahrungen eine präventive Funktion haben. Sie statten Kinder mit einer Widerstandskraft gegen Traumatisierungen aus, fördern die Bereitschaft von Kindern, sich auch in Notsituationen Hilfe zu holen und sind Grundlage für konstruktive soziale Umgangsformen. Daß gerade mißhandelte und mißbrauchte Kinder unsichere und traumatische Bindungserfahrungen gemacht haben, unterstreicht nochmals die Bedeutung der Argumentation von Brisch auch für die Arbeitsweisen sozialer und pädagogischer Institutionen: Sichere Bindungerfahrungen von Kindern in diesen Institutionen leisten einen wichtigen Beitrag dazu, daß sie sich gegen vernachlässigende und gewalttätige Beziehungsformen zur Wehr setzen können

Marianne Rauwald und *Traute Schönenberg* diskutieren in ihrem Beitrag die Rolle des „Frankfurter Feministischen Frauengesundheitszentrums“ (FFGZ) für die Beratung und Psychotherapie von sexuell mißbrauchten Frauen. Sexuell mißbrauchte, traumatisierte Frauen bringen dem Zentrum einen Vertrauensvorschuß entgegen, weil es durch seine in der Öffentlichkeit bekannte Parteilichkeit Schutz vor entwürdigenden Glaubwürdigkeitsprozeduren bietet. Durch dieses Grundvertrauen gewährleistet das Zentrum einen Raum sowie ein Klima der Akzeptanz, das Beratung und Therapie bei sexuellen Traumata erleichtert. Theoretisch sowie an Fallvignetten erläutern die Autorinnen die Schwierigkeiten der Behandlung und die Belastungen durch die Gegenübertragung. Die unausweichliche Verstrickung der Therapeutinnen in die traumatischen Erlebnisse rückt sie in die „Nähe“ der Täter. Durch dieses „Nadelöhr“ muß aber jede Therapie mit Gewaltopfern hindurch, weil nur so ein Weg zur emotionalen Isolierung und „tödlichen“ inneren Leere der Mißbrauchten und Mißhandelten gefunden werden kann. Paradoxerweise erwächst aus dieser Begegnung die Chance, zu einem lebendigeren und selbstbestimmteren Kontakt der Frauen zu sich selbst wie zur Welt zu gelangen.

Der Schwerpunkt schließt mit einem Beitrag von *Urte Finger-Trescher.* Sie diskutiert anhand eines „gewöhnlich“ erscheinenden Fallbeispiels die Genese posttraumatischer Reaktionen und ihre Bedeutung für die professionelle erzieherische Praxis. Sie sieht zwei Bewältigungsversuche traumatisierter Kinder als zentral an: 1. In der Übertragungsidentifizierung übernehmen die Fachkräfte unweigerlich, entgegen ihrer Absichten, zunächst unbewußt die Rolle der traumatisierenden Bezugspersonen des Kindes; 2. durch den Prozeß der projektiven Identifizierung bringt das traumatisierte Kind die professionellen Bezugspersonen in die Rolle des ohnmächtigen und hilflosen Kindes. Beide Rollenübernahmen führen zu einer erheblichen Belastung der pädagogischen Beziehung, wenn nicht zu ihrem Abbruch. Trotz ihrer problematischen Wirkungen gibt es zu diesen „verstrickten Situationen“ (Finger-Trescher) keine Alternative. Nur über das Bewahren, Aushalten und die Reflexion dieser interpersonalen Vorgänge durch die Fachkräfte sind die traumatischen Erlebnisse der Kinder veränderbar. Das Herstellen „interpersonaler Sicherheit“ (Finger-Trescher) ist deswegen ein zentraler Fokus für die Pädagogik und soziale Arbeit mit traumatisierten Kindern.

3. Institutionelle Erziehungsverhältnisse und Praxisbeispiele

Birgit Warzecha beschreibt in ihrem Beitrag die Umgangsweisen sozialer Einrichtungen der Kinder und Jugendhilfe sowie von Schulen, besonders der Sonderschulen und Förderschulen, mit Kindern und Jugendlichen, die von sozialen und institutionellen Desintegrationsprozessen betroffen sind. Diese zumeist sozialbenachteiligten jungen Menschen wachsen in vielfältigen Multi-Problem-Konstellationen auf und sind physisch und/oder psychisch traumatisierenden Sozialisationsbedingungen ausgesetzt. Die unausweichliche Reproduktion ihrer bedrohlichen und ängstigenden Lebenserfahrungen in den pädagogischen und sozialen Einrichtungen hat aufgrund oftmals mangelnder professioneller Reflexivität der Fachkräfte fatale Konsequenzen: Es etabliert sich eine institutionelle Praxis der Kontrolle, Stigmatisierung und Aussonderung, die das abweichende Verhalten der Kinder und Jugendlichen verfestigt. Erfahrungen der Hilflosigkeit, der Angst, der Ohnmacht, aber auch des Machtmißbrauchs werden Teil einer unbewußten institutionellen Kultur, die die offiziellen pädagogischen und sozialpädagogischen Zielsetzungen konterkariert. Institutionell bedingte Sekundärtraumatisierungen junger Menschen sind daher an der Tagesordnung. Damit diese Formen einer „schwarzen“ Pädagogik und sozialen Arbeit unterbunden werden können, plädiert die Autorin für eine „bewußt reflektierte Beziehungspädagogik“ (Warzecha), die sich in der beruflichen und universitären Bildung, in der

Weiterbildung von Fachkräften in Supervisions- und Balintgruppen etablieren muß.

Im ersten Praxisbeispiel dieses Schwerpunktes beschäftigt sich *Joachim Heilmann* mit dem sexuellen Mißbrauch an behinderten Menschen. In seiner Falldarstellung berichtet er von der Behandlung einer jungen autistischen Frau, die mit hoher Wahrscheinlichkeit von ihrem Vater mißbraucht wurde. Trotz der verschiedenen Hilfen gelang es der jungen Frau nicht, die Familie zu verlassen. Die Familie brach die Therapie ab. Dieser Ausgang wurde nicht nur durch die Schwere der seelischen Krankheit der Klientin und ihrer großen Abhängigkeit von der Familie hervorgerufen. Verantwortlich dafür war auch das professionelle Hilfesystem, das keine einheitliche Unterstützungs-Strategie verfolgte, und die Klientin dadurch ein weiteres Mal „opferte". Die sozialen Institutionen wurden in die Dynamik des Falles hineingezogen. Dadurch wurde die Parteilichkeit für das Wohl der Klientin unterlaufen und gleichzeitig Grenzen professioneller Hilfeleistungen markiert. Die Antizipation dieser Grenzen erscheint dennoch eine notwendige Bedingung zu sein, damit überhaupt hilfreiche Arbeit geleistet werden kann.

Im zweiten Praxisbeispiel schildert *Christoph Kleemann* die sonderpädagogische Betreuung eines 10 Jahre alten Jungen in der Regelschule, die sich über zwei Jahre erstreckte. Trotz der schwierigen Lebenssituation des Kindes, die durch Gewalt und Vernachlässigung gekennzeichnet war, gelang seine Integration. Da ein Zugang zum individuellen Erleben des Jungen gefunden werden konnte, wurde auch die Vermittlung des Schulstoffes möglich. In Zusammenarbeit mit der Klassenlehrerin, dem Jungen und der Klasse wurde von den Beteiligten ein trianguliertes Beziehungsfeld gestaltet, wodurch förderliche Entwicklungsprozesse möglich waren. Im Sinne einer „reflektierten Beziehungspädagogik" (Warzecha) kann dieses Praxisbeispiel als exemplarisch angesehen werden, auch wenn der Junge aufgrund widriger Lebensumstände letztendlich seine Schulkarriere nicht erfolgreich beenden konnte.

4. Prävention von Mißbrauch, Gewalt und Vernachlässigung im gesellschaftlichen Kontext

Peter Riedesser und *Georg Romer* gehen auf das oftmals vernachlässigte Feld der Prävention des sexuellen Mißbrauchs an Kindern ein. Sie legen dar, daß Prävention zwar auch die potentiellen Täter neben den potentiellen Opfern einschließt, die Verantwortung für den Mißbrauch liegt jedoch immer beim erwachsenen Täter, der die Abhängigkeit und Vertrauensbereitschaft von Kindern ausbeutet. Aufgrund der komplexen Entstehungsbedingungen von Mißbrauchssituationen kann Prävention kein punktueller Vorgang sein. Präventionsprogramme dürfen sich auch nicht vornehmlich auf Kinder im

Sinne des „empowerment“ konzentrieren, weil dies eine implizite Verantwortungsübertragung zur Folge hätte. Der Hauptakzent präventiver Bemühungen muß bei den Erwachsenen liegen, das heißt Eltern, den professionellen Hilfesystemen und potentiellen Tätern. Prävention muß am Recht der körperlichen Unversehrtheit und Selbstbestimmung sowie einer kindgerechten persönlichen Autonomie ausgerichtet sein.

Christian Büttner diskutiert die Formen sexueller Gewalt und Mißhandlung gegen Kinder in der Gegenwart. Anhand der Bereiche des Geschlechterverhältnisses, des Generationenverhältnisses und des Verhältnisses von individueller und gesellschaftlicher Verantwortung versucht er die sozialen und sozialpsychologischen Bedingungen und Widersprüche dieser Thematik auszuloten. Obwohl in allen drei Bereichen zivilisatorische Fortschritte sichtbar werden, weil Gewaltausübung, Hierarchien und repressive Haltungen ihre selbstverständliche soziokulturelle Legitimität verloren haben, so konstatiert Büttner gleichwohl, daß die „dunklen Seiten“ (Büttner) dieser Verhältnisse immer noch bestehen und eine, wenn auch gebrochenere gesellschaftliche Akzeptanz erfahren. Der Autor sieht die Entstehung von Mißbrauch und/oder Mißhandlung daher auch in den politischen, sozialen und ökonomischen Verhältnissen verankert, die über die Verantwortlichkeit einzelner Täter, zumeist Männer, hinausweisen. Beratung, Therapie und pädagogische Hilfen für die Opfer sowie Strafe und Resozialisierung für die Täter allein greifen daher zu kurz, um Mißbrauch, Mißhandlung und repressive Erziehungsmethoden in angemessener Weise zu bekämpfen.

Literatur

Hurrelmann, K., Palentien, Ch., Gewalt als „soziale Krankheit“ der Gesellschaft. In: Hurrelmann, K., Palentien, Ch., Wilken, W. (Hrsg.), Anti-Gewalt-Report. Weinheim, Basel 1995

Kinderlügen?
Zur Kulturgeschichte des sexuellen Mißbrauchs

Brigitte Kerchner

In den Wintermonaten 1907/08, also vor knapp einem Jahrhundert, beschuldigte die aus „gutem Hause" stammende Schülerin K. den dreißigjährigen Drogisten G. aus Neubrandenburg, an ihr „unzüchtige Handlungen vorgenommen und mit ihr den Beischlaf vollzogen" zu haben. Das Mädchen war damals dreizehn Jahre alt, und heute würden wir sagen: Sie klagte ihn des sexuellen Mißbrauchs an. Das Landgericht in Neustrelitz verurteilte den Drogisten am 1. Februar 1908 zu einer Zuchthausstrafe von zwei Jahren und zur Aberkennung der bürgerlichen Ehrenrechte. Obwohl der Angeklagte die Tat bis zuletzt leugnete, wurde offenbar der Aussage des Mädchens geglaubt. Lehrer und Erzieher hatten der Schülerin K. Wahrheitsliebe bescheinigt, und das Gericht schloß aus, daß das Mädchen K. „sich derartig detaillierte Schilderungen über den Geschlechtsverkehr mit dem Angeklagten völlig ausgedacht haben könne." Außerdem wurde die Kinderaussage im wesentlichen durch die übrige Beweisaufnahme gestützt. So bezeugte etwa die Hausdame, die die Schülerin K. betreute, verdächtige Flecke in der Unterkleidung des Mädchens gesehen zu haben. Und ein medizinisches Gutachten bescheinigte die erfolgte Defloration. Eine gegen das Urteil eingelegte Revision wurde abgelehnt und der Angeklagte mußte schließlich eine mehrjährige Zuchthausstrafe in der Großherzoglich Mecklenburgischen Strafanstalt Dreibergen antreten (vgl. Bahn 1914, 434-437).

Wir wüßten nichts über diesen Fall, wäre er uns nicht ein Jahr später in der renommierten „Monatsschrift für Kriminalpsychologie und Strafrechtsreform" geschildert worden – allerdings nun als Beispiel eines verhängnisvollen Justizirrtums, der durch eine „Kinderlüge" ausgelöst worden sei. Berichtet wird uns die Begebenheit von einem Rechtsanwalt Bahn, der als Beobachter am Prozeß teilgenommen und schon früh den Eindruck gewonnen hatte, „daß die Aussage der K. eine falsche wäre". Dieses „Gefühl" griff nun auch unter den übrigen Prozeßbeteiligten um sich und steigerte sich schließlich zur Gewißheit. So rollte man im Jahre 1911 den Fall erneut auf. Diesmal mit dem Ergebnis, daß der zuvor verurteilte Drogist vom gleichen vorsitzenden Richter freigesprochen und ihm eine Entschädigung zuerkannt wurde. Nun war die K. unter Eid vernommen worden und hatte ihre frühere Aussage widerrufen. Sie sei von der Hausdame unter Schlägen gezwungen worden, einen Geschlechtsverkehr mit dem Drogisten zu behaupten und Anzeige zu erstatten. Die Hausdame bestätigte diese Version, und ein medizinisches Gutachten bescheinigte dem Angeklagten, daß er impotent sei (vgl. Bahn 1914, 436-437).

Es kann hier nicht darum gehen, die erste oder die zweite richterliche Entscheidung zu kritisieren und nachträglich ein gerechtes Urteil zu sprechen. Nicht der Fall selbst, sondern die Art und Weise, wie er wissenschaftlich gedeutet und öffentlich gemacht wurde, scheint mir bemerkenswert. Denn die Behandlung von Gerichtsfällen, in denen die „Unzucht an Kindern" zur Sprache kam unter dem Aspekt der „Kinderlüge", scheint für gewisse Phasen in der Kulturgeschichte des sexuellen Mißbrauchs ausgesprochen typisch zu sein. Deshalb möchte ich den angedeuteten Fall zum Ausgangspunkt nehmen, um einige Etappen aus der Kulturgeschichte des sexuellen Mißbrauchs vorzustellen. Dabei lasse ich mich von folgenden Fragen leiten: 1. Seit wann und in welcher Art wird der sexuelle Mißbrauch überhaupt öffentlich thematisiert? 2. Hat man kindlichen Aussagen schon immer mißtraut? Und wenn nicht: Seit wann und aus welchen Gründen hält man plötzlich die Aussagen von Kindern für unglaubwürdig? 3. Welche Folgen hat es schließlich bis heute, daß der sexuelle Mißbrauch in bestimmten historischen Phasen mit den „Kinderlügen" in einen systematischen Zusammenhang gebracht wurde?

Um diesen Fragen nachzugehen, stütze ich mich auf Material aus einem größeren Forschungsprojekt, das seit 1996 an der Freien Universität Berlin durchgeführt wird. Dabei stehen historische Fälle der „Unzucht an Kindern" im Mittelpunkt, die anhand von wissenschaftlichen Veröffentlichungen und Gerichtsakten für die Zeit zwischen 1794 und 1933 im deutschsprachigen Raum rekonstruiert werden.[1]

1. Erste öffentliche Auseinandersetzungen mit der „Unzucht an Kindern"

„Ein von der tiefsten moralischen Verwilderung zeugendes Verbrechen ist Nothzucht und gewaltthätige Unzucht; 178 solcher Verbrechen und 152 Fälle von Unzucht, die an Kindern unter 15 Jahren verübt wurden, zeigt die französische Tabelle von 1827; wir finden dies letztere Verbrechen im Steigen in Frankreich; wo 1825 nur 101, 1826 142 Angeklagte waren, ist jetzt schon die Zahl 152 ..." (Mittermaier 1829, 178). Möglicherweise war der bekannte Hei-

[1] Der Beitrag resultiert aus dem Forschungsprojekt „Grenzen der Intimität. Staatliche und gesellschaftliche Regulierung von Sittlichkeit und Moral in Preußen 1796 bis 1933", das von der Volkswagen-Stiftung, Hannover, finanziert wird. Zur Projektkonzeption Kerchner 1997b; zu ersten Ergebnissen etwa Kerchner 1997a; 1998a; 1998b; 1999a; 1999b; 1999c; 2000.

delberger Jurist Carl J. Anton Mittermaier der erste, der in Deutschland auf das Phänomen der wachsenden „Unzucht an Kindern“ aufmerksam geworden war. Er hatte sich die bereits differenziert ausgearbeiteten Kriminalstatistiken aus Frankreich kommen lassen und verglich diese nun mit Zahlen der internationalen Entwicklung sowie den noch spärlichen Daten aus den deutschen Staaten.

Sowohl das Eingangszitat als auch dieser frühe Hinweis auf das quantitative Ausmaß der „Unzucht an Kindern” machen deutlich: Entgegen landläufiger Auffassungen wurde der sexuelle Mißbrauch historisch keineswegs völlig tabuisiert oder verschwiegen (vgl. Kiper 1994, 15-22; Kerchner 1998a, 1-5, 31-32). Vielmehr hat man in der Geschichte der modernen bürgerlichen Gesellschaft über die „Unzucht an Kindern“ immer wieder mit großer Leidenschaft diskutiert. Diese Thematisierung läßt sich recht gut bis an den Beginn der Moderne und die Entstehung der bürgerlichen Öffentlichkeit zurückverfolgen. So finden wir auch im deutschen Sprachraum seit etwa 1800 die ersten Signale. Seit diesem Zeitpunkt gelangte das Thema mit einer sich in Schüben steigernden Intensität in den öffentlich-politischen Raum.

Verschiedene Themenkonjunkturen können dabei unterschieden werden. Eine frühe Phase führt uns in den Vormärz, jene Zeit also, in der in Deutschland die Spätaufklärung gerade ausklang und eine nationale Aufbruchstimmung zu spüren war. Es ist dies die Zeit, in der das napoleonische Herrschaftssystem in Europa beseitigt und in Deutschland nach Alternativen staatlicher und gesellschaftlicher Gestaltung gesucht wurde, eine Zeit der Reformen also. Hatte die Aufklärung die Abkehr von der mittelalterlichen Welt vollzogen, so ging es nun darum, die Prinzipien der Vernunft und Moral in allen gesellschaftlichen Bereichen praktisch werden zu lassen. Das ist auch die Zeit, in der der soeben zitierte liberale und aufgeklärte Rechtsreformer Carl J. Anton Mittermaier auf die ersten Daten zur „Unzucht an Kindern“ stößt. Dabei registriert er nicht nur einen vermeintlich überdurchschnittlichen Anteil jugendlicher Täter (vgl. Mittermaier 1830b, 194-195), sondern auch eine Zunahme der „gewaltthätigen Angriffe auf die Keuschheit der Kinder“ im internationalen Maßstab (Mittermaier 1830b, 191-192). Allerdings sollte man diese Beobachtungen mit Vorsicht aufnehmen, denn wie Mittermaier selbst zugesteht, waren die damaligen Statistiken außerordentlich unzuverlässig. Doch warum stellte Mittermaier das Delikt als derart bedeutsam heraus und warum argumentierte er so, als ob der Anstieg der „Unzucht an Kindern” universell nachzuweisen sei?

Betrachtet man solche frühen Belege genauer und ordnet sie in den zeitgenössischen Kontext ein, so zeigt sich, daß bereits im ersten Drittel des 19. Jahrhunderts die Hinweise auf sexuelle Übergriffe an Kindern als hochkomplexe Zeichen gelesen wurden. Offenbar erkannte man in diesem Delikt einen

Indikator für die Moral der Gesellschaft, man las in den kriminalstatistischen Zahlen über die „Unzucht an Kindern" Chiffren der Unberechenbarkeit, man sah in den damit angesprochenen sexuellen Praxen Spuren atavistischer Unkultur, und man verstand ein solches Sexualverbrechen als Inbegriff der Unvernunft. In all dem widersprach die „Unzucht an Kindern" diametral den Idealen einer vernünftigen und sittlichen Gesellschaft, sie wurde zum Symbol nichtbürgerlicher und unsittlicher Verhaltensformen.

Wie dauerhaft und beständig einzelne Zeitgenossen wie Mittermaier mit der „Unzucht an Kindern" als dem Gegenbild bürgerlicher Sittlichkeit und Wohlanständigkeit beschäftigt waren, zeigt sich etwa daran, daß er Jahrzehnte später darauf zurückkam und die symbolische Bedeutung noch stärker herausstrich: In einer kriminalstatistischen Studie von 1861, in der Mittermaier wiederum die französischen Daten international verglich, zog er ein beklemmendes Fazit: „Am betrübendsten" empfand er wiederum die „jährlich anwachsende Zahl der Angriffe auf die Schamhaftigkeit der Kinder." „Diese Erscheinungen", so Mittermaier, würfen ein „schlimmes Licht auf die wachsende Verdorbenheit der Sitten", der „Grad der Gemeinheit" sei derart angewachsen, daß die „Lüsternheit nicht mehr dem Naturgemäßen" sich begnüge. Für ihn zeugten die „Attacken auf Kinder" von der „tiefsten moralischen Verwilderung". Für Mittermaier handelte es sich dabei also um ein Armutszeugnis für die gerade emporstrebende bürgerliche Gesellschaft (Mittermaier 1861, 32).

Auch in ganz anderen Kontexten wurde im Laufe des 19. Jahrhunderts das Problem öffentlich zur Sprache gebracht. Einen gewissen Höhepunkt erreichte die Thematisierung der „Unzucht an Kindern" in der Revolution von 1848, als der „Vereinigte Ständische Ausschuß" über ein neues Sexualstrafrecht in Preußen beriet. Dabei wurde nun die „Blutschande" zum heftigen Streitpunkt zwischen den Vertretern der Rheinprovinz und den übrigen Vertretern Preußens.[2] Daß der innerfamiliale sexuelle Mißbrauch weit verbreitet war, davon gingen die Rechtsgelehrten dieser Zeit ganz selbstverständlich aus. Sie vermuteten sein Vorkommen vor allem in den Elendsquartieren der entstehenden Großstädte, wo die Menschen zusammengepfercht in wenigen Betten gemeinsam schliefen. Mit einem drastischen staatlichen Interventionsprogramm wollten sie dagegen vorgehen. So wurde etwa empfohlen, daß Staat und Polizei mindestens zwei Betten für jede Familie vorschreiben und bei der An-

---

[2] In der Rheinprovinz galt noch französisches Recht, in dem die „Blutschande" im Zuge aufklärerischer Bestrebungen nicht mehr als eigenständiges Delikt kodifiziert war. Demgegenüber beharrten die Vertreter Preußens im „Vereinigten Ständischen Ausschuß" im Rekurs auf ältere, christlich inspirierte Rechtstraditionen auf einem spezifischen Tatbestand (vgl. Kerchner 1997a, 170-173; Blasius 1976, 127-137).

schaffung durch materielle Zuschüsse behilflich sein sollten (vgl. Bleich 1848, 388, 393-394; Gerhard 1978, 142-143, 211; Kerchner 1997a, 170-173).

2. Die Diskurse über die „Unzucht an Kindern" um 1900

Eine weitere Thematisierungswelle, die ich etwas eingehender betrachten möchte, führt uns schließlich an die Wende vom 19. zum 20. Jahrhundert. In dieser Phase, aus der ja auch der eingangs zitierte Fall der Schülerin K. stammt, scheinen die Diskurse über den sexuellen Mißbrauch geradezu explodiert zu sein. Hier haben wir es mit einer Epoche zu tun, in der große soziale, politische und kulturelle Umbrüche die Menschen aus ihren traditionellen Bindungen lösten. So gab es im Wilhelminischen Reich eine tiefe Besorgnis um die kulturelle und politische Zukunft (vgl. Stern 1993). In dieser kulturpessimistischen Stimmung fühlte man sich auch von der vermeintlich wachsenden Anzahl der „Sexualverbrechen" mehr denn je bedroht, wobei wiederum das sexuell mißbrauchte Kind eine exponierte Rolle spielte (vgl. Kerchner 1997a, 180-183, 1998a, 1998b, 1999a, 1999b; Hommen 1999, 53-60).

„Wie kommt der Vater dazu, sich an seinem Kinde zu vergreifen, die ältere Schwester dazu, den jüngeren Bettgenossen zur Unzucht zu verleiten, und dieser wiederum, das von der Schwester Erlernte an noch kleineren Spielgenossen zu verüben und aus Angst vor der Entdeckung zum Mörder zu werden" (Pfeiffer 1903, 140-141)? Derart sorgte sich etwa im Jahre 1903 der Hamburger Stadtarzt Pfeiffer, um die „Unzucht an Kindern" (a.a.O.). Pfeiffer klagte Wohnungsnot, Gewalt und Krankheit in den Großstädten an und wollte auf eine Sozialreform hinaus. Und der Verweis auf die überhandnehmende „Blutschande" in den Arbeiterfamilien diente ihm, wie anderen Sozialreformern auch (vgl. Münsterberg 1908, 13; Lischnewska 1905, 153-155), als Mittel, um politisch mißliebige Zustände in den Großstädten zu skandalisieren (vgl. Linse 1987, 180-181). Gleichzeitig behandelten um 1900 Ärzte auffällig viele „geschlechtskranke" Kinder und fragten sich, ob möglicherweise sexuelle Übergriffe die Ursache gewesen sein könnten (vgl. Hahn o.J.; Welander 1909; Buschke, Gumpert 1926). Frauenrechtlerinnen prangerten die ausbeuterischen Folgen der Prostitution an und stellten bei ihren Recherchen fest, daß sich unter den Prostituierten zahlreiche Minderjährige befanden (Guillaume-Schack 1881, 5; 1882, 10; Bieber-Boehm, 1895; Pappritz 1901, 189; 1903, 5-6; 1919, 240; Wobbe 1989; Kerchner 1999b, 139-140). Konservative Rechtspolitiker forderten einen verstärkten Jugendschutz und schärfere Strafen für „Sexualverbrecher" (vgl. Roeren 1907; Kerchner 1999a, 255-259, 1999b). Dagegen liefen nun die liberalen Sexualreformer Sturm, die sich um die individuelle Freiheit sorgten und für eine freie Entfaltung der kindlichen Sexualität und einen freien sexuellen Umgang mit Kindern plädierten (vgl. Borgius 1905, 376-383).

Forciert durch dieses öffentliche Interesse, wandten sich auch die Wissenschaften stärker der „Unzucht an Kindern“ zu. Dabei zeichneten sie sich nicht gerade, wie vielleicht zu erwarten gewesen wäre, durch eine betont rationale und objektive Betrachtungsweise aus. Vielmehr stimmten die wissenschaftlichen Verlautbarungen fast bruchlos in die moralisierende und skandalisierende Tonart ein. Entsprechend betonten auch sie das Anwachsen der Fälle von „Blutschande“ und des „Mißbrauchs der Autorität“ in den großen Städten, beklagten auch sie die gefährdete „Unschuld“ der Kinder, neigten auch sie zu Übertreibungen und Verzerrungen. Und die Art und Weise, wie der eingangs zitierte Fall des Mädchens K. in der renommierten „Monatsschrift für Kriminalpsychologie” als verheerender Justizirrtum präsentiert wurde, ist dafür nur ein Beispiel.[3]

Die Frage ist nun: Wie kommt es gerade um 1900 zu dieser expansiven Beschäftigung mit der „Unzucht an Kindern“? Auf die komplexen Hintergründe kann ich hier nur kurz eingehen.[4] Dabei ist zum einen zu sehen, daß in den damaligen allgemeinen kulturpessimistischen Äußerungen wie in den dezidierten Moralkampagnen die Figur des „unschuldigen Kindes” als Verstärker fungierte. Die Skandalisierung des Kultur- und Sittenverfalls ließ sich offenbar erheblich steigern, sobald das Bild von der „kindlichen Unschuld“ involviert war. Zum anderen veröffentlichte die gerade entstehende Boulevardpresse spektakuläre Strafverfahren und heizte dadurch die Diskussion zusätzlich an. Dabei lenkte die skandalträchtige Vermarktung der Sittlichkeitsprozesse die Aufmerksamkeit auf einen äußerst empfindlichen Punkt: Wie heute, so waren auch damals in Sexualstrafverfahren Kinder oft die einzigen Zeugen, ihre Aussage war also für den Prozeßausgang entscheidend. Hier wurde erstmals öffentlich sichtbar, daß die moderne und pädagogisch geschulte bürgerliche Gesellschaft den Kindern nicht nur eine erhöhte Beachtung geschenkt hatte; sie schien ihnen außerdem – eher unbeabsichtigt – auch eine gewisse Macht über den „unbescholtenen Bürger“ eingeräumt zu haben. Daß nun der Gerichtssaal zu einem Ort zu werden drohte, an dem die mühsam etablierten Machthierarchien zwischen den Generationen auf den Kopf gestellt werden konnten, und zwar durch eine einzige Aussage der eigentlich als ohnmächtig geltenden Kinder, das mußte die Zeitgenossen mit Unruhe erfüllen. So galt es

---

[3] Zur Art und Weise der Produktion von „Wissen” über Sexualität vgl. grundlegend Foucault 1977, 69-73; vgl. auch am Beispiel der populärwissenschaftlichen Konstruktion der „Sexualverbrecherin” Kerchner 2000.

[4] Zu den Hintergründen mit weiteren Quellenbelegen ausführlicher Kerchner 1998a; 1999b.

zu verhindern, daß Karriere, Freiheit und Ehre angesehener Bürger aus unberufenem Munde in Frage gestellt werden konnten.

Je mehr also Presse und Fachblätter sich des Themas annahmen, je mehr man über die sexuelle Gewalt an Kindern sprach und je drastischer strafrechtliche Konsequenzen gefordert wurden, um so deutlicher glaubte man, einen Machtzuwachs der Kinder - dabei vor allem der Mädchen - wahrzunehmen, den man als unangemessen empfand. Und die imaginierte Macht der Kinder galt nun als neue, ja als die eigentliche „Gefahr". Eine Abwehrreaktion bestand darin, den Opferstatus der Kinder in Frage zu stellen. So flackerten zunächst subtil, dann immer lautstärker Gegendiskurse auf, die einen Perspektivenwechsel einleiteten und auf eine Relativierung des sexuellen Mißbrauchs abzielten. Und das Stichwort, unter dem sich einer dieser Gegendiskurse in der Öffentlichkeit Gehör verschaffte, war damals das Stichwort der „Kinderlüge".

Doch von wem wurde die Kampagne zur „Kinderlüge" um die Jahrhundertwende entfacht? Und welche Auswirkungen hatten diese Kontroversen auf die weitere Geschichte des sexuellen Mißbrauchs - möglicherweise bis heute? Um hier Klarheit zu erlangen, möchte ich in der Jahrhundertwende noch etwas verweilen und stellvertretend einige Akteure herausgreifen, die die Kontroversen um die „Kinderlüge" maßgeblich vorangetrieben haben.

2.1 „Kinderlügen": Die Thematisierung des sexuellen Mißbrauchs im pädagogischen Diskurs

„Wie häufig kommt es vor ..., daß ein junger, sehr befähigter und in der Gemeinde hoch angesehener Kollege auf Grund von Aussagen ... (von) Schulmädchen eines an ihnen verübten Sittlichkeitsverbrechens bezichtigt, seines Amtes entsetzt und zu mehrjähriger Zuchthausstrafe verurteilt wurde ..." (Dammin 1912, 301-302)? So die bange Frage eines aufgebrachten Lehrers in der „Pädagogischen Warte", einer im Deutschen Kaiserreich angesehenen pädagogischen Fachzeitschrift. „Erst nach Jahren", erfahren wir weiter, käme die Unschuld des Lehrers durch Zufall an den Tag. Doch da war es schon zu spät. Nun wäre das Leben des unschuldigen Lehrers schon ruiniert, heimatlos geworden hätte er als Vagabund in der Fremde umherirren müssen, „an Leib und Seele gebrochen" sei er schließlich kurze Zeit nach der Rehabilitation gestorben. Und dies ungerechte Schicksal, so hören wir weiter, sei verursacht worden durch die lügenhafte Aussage eines verdorbenen Kindes (Dammin 1912, 301-302). Auf diese Weise stimmten um die Jahrhundertwende die Pädagogen in jene Klage über die „Kinderlüge" ein, wie sie uns bereits in unserem Eingangsbeispiel begegnet ist.

Dabei muß man allerdings sehen, daß ein derart ausgeprägtes Mißtrauen gegenüber der Wahrheitsliebe der Kinder im pädagogischen Diskurs nicht unbedingt selbstverständlich war. In der pädagogischen Literatur des 18. oder frühen 19. Jahrhunderts wurde der Umstand, daß Kinder ihre Umwelt anders wahrnehmen und bewerten als Erwachsene, keineswegs unter dem Stichwort „Kinderlüge“ diskutiert. Ich erinnere nur an Jean-Jacques Rousseau, der bekanntlich die Unschuld der Kinder betont und das Kind von Natur aus als wahrhaftig empfunden hatte. Erst die Erziehung mache aus ihm einen Lügner. Auch bei Fröbel, Comenius, Diesterweg oder Pestalozzi ist eine Verabsolutierung der Lügenhaftigkeit kaum zu finden (vgl. Baumgarten 1926, 1-3). Aussagen von Kindern systematisch anzuzweifeln, wurde erst mit der experimentellen Pädagogik am Ende des 19. Jahrhunderts üblich. Nun begann man, verschiedene Formen der „Kinderlügen“ penibel zu klassifizieren, „spontane Pseudolüge“, „Scheinlüge“, „Phantasielüge“ voneinander zu unterscheiden und die „normalen“ von den „pathologischen Lügen“ streng abzugrenzen (vgl. Baumgarten 1926, 4-7). Doch wie kommt es, daß zu diesem Zeitpunkt als typisches Beispiel einer „Phantasielüge“ ausgerechnet auf „Verleumdungen von Mädchen“ angespielt wurde, die über eine Vergewaltigung berichteten?

Seit etwa 1900 hatte innerhalb der pädagogischen Literatur „kaum ein Problem ein solch reges Interesse“ gefunden, wie die „Wahrnehmungs-, Erinnerungs- und Aussagefälschung“ durch Kinder. Dabei stritt man nicht nur um die Frage, ob Kinderlügen eher angeboren oder Ausdruck äußerer Einflüsse seien (vgl. Baumgarten 1926, 4-7). Auch bemühte man sich, Kriterien zu finden, um in der schulischen Praxis unbewußte Abweichungen von der Wahrheit von bewußten Kinderlügen unterscheiden zu lernen. Schließlich widmeten sich die Pädagogen dem Problem noch von einer ganz anderen Seite. Sie suchten nach Wegen, um sich gegen die „oft schwer belastenden Aussagen der Kinder an Gerichtsstelle“ zu schützen. Gemeint waren hier neben den Anzeigen „wegen Überschreitung des Züchtigungsrechts“ vor allem die Anklagen „wegen Verbrechen wider die Sittlichkeit“ (vgl. Michel 1907, 4-5).

Mit solchen Fällen von vermeintlichen oder tatsächlichen „Kinderlügen“ vor Gericht begannen sich die Pädagogen auch wissenschaftlich zu befassen. Den grundlegenden Aufsatz über die „Zeugnisfähigkeit der Kinder“ publizierte im Jahre 1907 der Mendener Lehrer O. H. Michel in einem renommierten Fachorgan. In den immer häufiger vorkommenden Fällen von sexueller Gewalt gelte es nicht nur „das Kind vor den Begriffen der Erwachsenen zu schützen“, indem man das Strafverfahren kindgemäß gestalte. Sondern es gelte „auch umgekehrt den Erwachsenen vor den Begriffen und Aussagen der Kinder“ (a.a.O.) zu bewahren. Zwar wandte auch er sich gegen eine radikale Ausgrenzung der Kinder aus dem Gericht, weil damit verbrecherische Handlungen gegen Kinder ungesühnt blieben. Aber dennoch entwarf auch Michel das Szenario des „leichtfertig Angeklagten“ und „unschuldig Inhaftierten“ Lehrers, den ein gerichtliches Verfahren „hart an den Abgrund des Verderbens" führte – und zwar aufgrund kindlicher Aussagen, „welche sich schließlich als den verschiedensten Ursachen entsprungene Unwahrheiten" entpuppten. „Gefährlich" waren demnach nicht etwa die in Rede stehenden sexuellen Übergriffe, „gefährlich" waren vielmehr die darüber sprechenden Kinder. So handelte es sich in der Sicht der Lehrer beim Vorwurf der sexuellen Grenzüberschreitung um die „gefährlichste aller Anklagen" (vgl. Michel 1907, 5-6, 42-43).

Dabei steigerten sich die Pädagogen derart in ihr Mißtrauen gegenüber der Kinderaussage hinein, daß sie der Sache auch experimentell auf den Grund gehen wollten. So begannen nun Lehrer, Schulinspektoren und Erzieher landauf landab Experimente durchzuführen. Wie fragwürdig sie dabei vorgingen, läßt sich an den Versuchen anschaulich machen, die uns vom Mendener Volksschullehrer Michel berichtet werden: Nachdem dieser seine Schüler in der Klasse versammelt hatte, rief er den neunjährigen Schüler R. B. zum Lehrertisch, forderte ihn auf, sich zu bücken und verabreichte ihm drei Stockschläge mit der Begründung, er habe sich träge verhalten. Nach einer Stunde erschien der Lokalschulinspektor und „schritt zum Verhör". Dazu wurden die Kinder einzeln in ein leeres Zimmer gerufen, wo ihnen 18 Fragen gestellt wurden, die sich auf das Motiv, den Verlauf und die Art der Züchtigung bezogen. Ein Kollege protokollierte. Demnach ergab der Versuch 18,2 % richtige, 27,3 % falsche und 54,5 % unbestimmte Antworten. Nachdem ein zweiter Versuch die Daten zu bestätigen schien, glaubte Michel das erheblich beeinträchtigte Erinnerungsvermögen seiner Schüler definitiv nachgewiesen zu haben. Seine Ergebnisse publizierte er in einer angesehenen wissenschaftlichen Reihe. Ergänzend veröffentlichte er Auszüge aus Gerichtsgutachten von Fällen, in denen Lehrern von Kindern schwerwiegende sexuelle Grenzüberschreitungen angelastet worden waren. Beides zusammen wertete er dann als Beweis, daß Kinderaussagen in Sexualstrafprozessen nicht zu trauen sei (vgl. Michel 1907, 18-22, 46-48). Dieser Versuch war bei weitem kein Einzelfall (vgl. Agahd 1901, 785; Kosog 1907, 69-71). Warum die Pädagogen sich derart auf die „Kinderlüge" und den sexuellen Mißbrauch fixierten, wird möglicherweise erklärlich, wenn man ihr damaliges Renommee und ihren professionellen Status näher betrachtet.

Zunächst verwies schon das Sexualstrafrecht mit dem Gesetz gegen den „Mißbrauch der Autorität" (§ 174 RStGB) auf die besondere „Gefährdung" von Lehrern: Neben Geistlichen, Beamten und Ärzten waren sie es, die bei unzüchtigen Handlungen mit ihren Schutzbefohlenen mit einer hohen Strafe bedroht waren. Bereits in langer Rechtstradition war dabei der Autoritätsmißbrauch durch einen Lehrer sogar als besonders schwerwiegend herausgestellt worden.[5] Offenkundig brachte ihre besondere Nähe zu Kindern die Lehrer leicht in den Verdacht, zu sexuellen Übergriffen zu tendieren. Um 1900 zog man dann sogar in Erwägung, ob nicht so mancher Pädagoge seinen Beruf gewählt haben mochte, um seinen pädophilen Neigungen ungestört nachgehen zu können. Die Presse berichtete immer häufiger von solchen Fällen. Und ohne dies statistisch im einzelnen nachzuweisen, glaubte man schließlich, daß „auffallend viele Lehrer wegen sexueller Handlungen an Kindern vor Gericht" stünden (vgl. Moll 1909, 211-212). So genossen die Lehrer um die Jahrhundertwende keinen sehr guten Ruf. Insbesondere die Volksschullehrer, die häufig aus nichtbürgerlichen Schichten stammten und den verhinderten oder mißglückten Aufstieg ins Bildungsbürgertum verkörperten (vgl. Skopp 1980), schienen zum Inbegriff des „Sittenstrolchs" avanciert zu sein. Selbst in der wissenschaftlichen Fachliteratur, etwa bei den Medizinern oder Kriminalpsychologen, betonte man die Gelegenheit und besondere Neigung des Lehrers zum „Mißbrauch seiner Autorität". So war um 1900 die Vorstellung vom „unsittlichen Lehrer" zu einem weit verbreiteten Stereotyp geworden (vgl. Kerchner 1999a, 261).

In der Abwehr solcher Ressentiments griffen die Berufsverbände der Lehrer zur Selbsthilfe. Sie gründeten Rechtsschutz-Kommissionen, informierten ihre Mitglieder über die Rechtslage und verbreiteten in Rechts-Ratgebern praktische Verhaltensregeln für den Schulalltag sowie Handreichungen für den Ernstfall (vgl. Müller 1906, 192-194). Außerdem starteten die Pädagogen – statt sich mit der realen sexuellen Gewalt in der Schule auseinanderzusetzen – eine Offensive im Kampf um die Deutung der Kinderaussage. Diese setzte schon bald nach der Jahrhundertwende ein und erzielte in den 20er Jahren, forciert durch den Leipziger Lehrerverein, wichtige rechts- und schulpolitische Durchbrüche. Hier inszenierten die Berufsverbände nun den Lehrer als Prototyp des zu Unrecht beschuldigten „unbescholtenen Bürgers". Und aus den vormals „unschuldigen" Kindern wurden „verdorbene Mädchen" und „gefährliche Lügnerinnen" (vgl. Döring 1922a, 1922b, 1923, 1924, 1925).

Außerdem gliederten die Pädagogen ihre Beschwörung der „Kinderlüge" in die damaligen kulturpessimistischen Debatten ein. Dabei betrachteten sie die „Lüge" nicht nur als einen Indikator für das geistige und moralische Niveau eines Individuums. Sie stellten die „Kinderlüge" auch als Maßstab dar für das kulturelle Niveau eines ganzen Volkes. Durch die „epidemische" Ausbreitung der Lügen an den deutschen Schulen sahen sie die deutsche Kultur gefährdet. Und sich selbst inszenierten sie dabei als diejenigen, die mit geeigne-

---

[5] So wurde eine Verführung durch den Lehrer bereits im Allgemeinen Preußischen Landrecht (ALR) von 1794 (§§ 1030 – 1032) doppelt so hoch mit Strafe bedroht, wie das Fehlverhalten anderer professioneller Personengruppen (vgl. Kerchner 1999a, 257-263).

ten Mitteln gegen die „Kinderlüge“ „zu Felde ziehen“ wollten (vgl. Kemsies 1905, 178-181). Ihren Kampf gegen die „Kinderlüge“ verstanden sie also als Kampf um die Zukunft der aufstrebenden deutschen Nation. Und die Sexualstrafverfahren im Gerichtssaal waren das Feld, auf dem sie diesen Kampf auszutragen gedachten.

Daß die Pädagogen bei diesem Feldzug gegen den Untergang der Nation auch berufspolitische Eigeninteressen verfolgten, läßt sich ebenfalls belegen. Um ihre gesellschaftliche Akzeptanz und wissenschaftliche Reputation ringend, torpedierten sie nicht nur die Kinderaussage. Sie empfahlen sich auch als diejenigen, die die Beobachtungsgabe, das Gedächtnis und die Phantasietätigkeit ihrer Schüler und Schülerinnen am besten zu beurteilen vermochten. Zunächst wollten sie in konkreten Gerichtsfällen nur als „hauptsächlichste Auskunftspersonen über die Glaubwürdigkeit und den Charakter jugendlicher Zeugen“ (Messerer 1923, 266) auftreten. Doch bald forderten sie, daß bei Fällen von sexuellem Mißbrauch die erste Vernehmung von Schulkindern in der Schule durch einen an der Sache unbeteiligten Lehrer, den Schulleiter oder Schulinspektor zu erfolgen habe. Anfang der 20er Jahre floß dieser Gedanke in „Leitsätze” ein, die von den Lehrerverbänden ausgearbeitet und schließlich in einigen Teilen Deutschlands von den Schul- und Justizbehörden offiziell anerkannt wurden. Hier unterschied man nun verschiedene Glaubwürdigkeitsstufen, wobei der Begriff des „gefährlichen Kinderzeugen“ zu einem feststehenden Fachterminus avancierte. Daß weiterhin unbescholtene Lehrer und Erzieher durch das „Gerede halbwüchsiger Mädchen“ auf die Anklagebank kamen, das wollte man durch den Einsatz solcher von den Pädagogen selbst erstellter Auskunftsbögen und Schulgutachten offenbar ein für alle Mal verhindern (vgl. Döring 1924, 172, 181-182, 187-188; 1925, 1030-1031).

2.2 „Pathologische Lügnerinnen”: Die Thematisierung des sexuellen Mißbrauchs im medizinischen Diskurs

„... fort mit dem Kinderzeugnis aus dem Gericht!“ (Baginsky 1910). Mit diesem Schlachtruf versuchte im Jahrzehnt vor dem Ersten Weltkrieg einer der „bekanntesten und erfahrensten Kinderärzte“ (Gross 1910, 377), der Medizinprofessor Adolf Baginsky, seine Kollegen gegen die kindlichen Zeugenaussagen vor Gericht zu mobilisieren. Auf dem Kongreß für Kinderforschung hielt er im Jahre 1907 in Berlin einen Vortrag über „Die Impressionabilität der Kinder unter dem Einfluß des Milieus“. Zunächst einmal würdigte er eingehend die Abkehr der Medizin von der reinen Spekulation und den trüben philosophischen Betrachtungsweisen, lobte ihre Wendung zur realen Naturwissenschaft, ihre Neigung zum Experimentellen und ihre auf Tatsachen gegründete Basis. Ausgehend von diesem Selbstverständnis diskutierte er dann die Bedeutung der sozialen Umgebung für die Wahrnehmungsfähigkeit und

Beeinflußbarkeit von Kindern. In der kindlichen Seele seien die Vorstellungen und Begriffe noch wenig gefestigt. Bei Kindern mache sich ein pathologischer Hang bemerkbar, Einbildung und Wirklichkeit zu verwechseln, sie neigten zu einer übermäßigen Phantasie, zur Illusion und Autosuggestion - sowie zur Lüge (vgl. Baginsky 1907, 18). Hier läge die „große Gefahr" der Kinderaussagen vor Gericht: Diese seien für den wirklich erfahrenen Kindkenner null und nichtig, ganz wertlos, ohne jede Bedeutung; je öfter das Kind die Aussage wiederhole und je fester es dabei bleibe, um so eher handele es sich um „inkrustierte fehlerhafte Assoziationen" - entstanden unter Einfluß des Milieus. Nicht unbedingt weil sie bewußt logen, könnten Kinder „zu den erschreckendsten Rechtsirrtümern Anlaß geben", sondern weil sie aufgrund eines „psycho-physiologischen Gesetzes ihres Alters" gar nicht anders könnten. Seine rigiden Ansichten vertrat Baginsky in einer breiten Öffentlichkeit, so etwa 1910 vor der Richtervereinigung in Berlin, wo er die Kinder als schlechte, ja „gefährlichste Zeugen" hinstellte und verlangte, die Aussagen von Minderjährigen in Strafverfahren prinzipiell nicht mehr zuzulassen (vgl. Baginsky 1910).

Zwar waren eine Reihe von Medizinern bereit, diese Forderungen rückhaltlos zu unterstützen (vgl. Siemens 1905/06, 705). Aber vor allem die Sexualmediziner und noch stärker die Gerichtsmediziner wollten das Kind nicht gleich mit dem Bade ausschütten. Vielmehr schlugen sie vor, zwischen den „äußerst gefährlichen Zeugen und Zeuginnen" auf der einen und den durchaus glaubwürdigen Kinderaussagen auf der anderen Seite zu unterscheiden (vgl. Moll 1908).

Dabei gelangten einige Ärzte bereits zu durchaus reflektierten Sichtweisen auf den sexuellen Mißbrauch. Albert Moll etwa, einen führenden Vertreter der liberalen Sexualreformbewegung, hatten die Debatten über die „Unzucht an Kindern" und die damals mit großer Empörung verfolgten Skandalprozesse dazu motiviert, seine Studie über „Das Sexualleben des Kindes" (Moll 1908) abzufassen, die schon bald als bahnbrechendes Standardwerk galt. In ihm beschäftigte sich Moll mit den möglichen Ursachen, der Art der sexuellen Handlungen sowie den gängigen Opfer- und Täterbildern. Dabei trifft es nicht zu, daß Moll etwa die Folgen für die kindlichen Opfer gänzlich negiert, wie dies von Florence Rush dargestellt wurde (vgl. Rush 1984, 235-236). Vielmehr differenziert er zwischen pädophilen Neigungen der Täter, die folgenlos blieben und deren „höchst bedenklichen", ja „verhängnisvollen Folgen" in anderen Fällen, wobei er neben den gesundheitlichen auch schwere sittliche und soziale Schäden annimmt. Deshalb plädierte Moll auch für einen besonderen Jugendschutz im Strafrecht, und sogar über die unwürdige Behandlung von kindlichen Opfern im Strafverfahren machte er sich bereits Gedanken (vgl. Moll 1909, 199-213). In diesen Punkten trugen Mediziner, wie

Moll, also dazu bei, daß um 1900 die „Unzucht an Kindern" stärker öffentlich thematisiert und die Berichte von Kindern über sexuelle Übergriffe nicht umstandslos als „Lügen" abgetan werden konnten.

Andererseits war auch die medizinische Sicht auf den sexuellen Mißbrauch alles andere als frei von Vorurteilen. Hier war es besonders verhängnisvoll, daß die pathologische Kinderaussage unablässig mit der „Hysterie" in Zusammenhang gebracht wurde. Dabei konnten die Mediziner auf eine lange Tradition zurückgreifen. In der widersprüchlichen Geschichte der Hysterie war diese Krankheit lange Zeit ausschließlich mit weiblichem Leiden identifiziert worden. Ausgehend von Frankreich beharrten seit Mitte des 19. Jahrhunderts die Ärzte darauf, daß es sich dabei um eine Fehlentwicklung des Gehirns handele, die die Frau zu einem von ihren Nerven gesteuerten Wesen mache, das über eine besondere Beeindruckbarkeit, Emotionalität, Überempfindlichkeit, schließlich auch Einbildungsfähigkeit und Verstellungsgabe verfüge. Ende des 19. Jahrhunderts konnte die Hysterie so zu einer Krankheit werden, bei der die Frau ihre vermeintlich typischen Eigenschaften, wie Täuschung, Theatralik und Lüge einzubringen vermochte (vgl. Link-Heer 1988, 368-373). Die Erkenntnis, daß Hysterikerinnen zur Lüge, zu Falschaussagen und zu Denunziationen neigten, gehörte seit den spektakulären Studien des italienischen Kriminalanthropologen Cesare Lombroso zu den Gewißheiten der Gerichtsmedizin (vgl. Lombroso 1890, 213; Aschaffenburg 1903, 129).

Auf diesen Topos konnte also zurückgegriffen werden, als man sich nach 1900 im medizinischen Diskurs darauf verständigte, nicht nur die Frau, sondern auch die weiblichen Kinder als „hysterische" und damit unglaubwürdige Zeuginnen abzuqualifizieren (Delbrück 1891, 125; vgl. Undeutsch 1967, 32-36; Kerchner 2000). Ebenso wie die degenerative Form der Hysterie die erwachsene Frau zu einer gefährlichen Zeugin mache, davon war ein Mediziner wie Albert Moll überzeugt, so verderbe sie auch die kindliche Zeugin (vgl. Moll 1909, 185). Besonders in Sexualstrafverfahren seien „pathologische Schwindleerinnen" am Werke. Vor Gericht, da war man sich unter den Medizinern einig, täuschten solche Kinder durch ein „nach außen zur Schau getragenes Schamgefühl die Unschuld" häufig nur vor. Mache ein solches Mädchen vor dem Richter „einen schönen Knicks" und tue es dabei recht „schamhaft", so etwa der Sexualmediziner Moll, würde ihm leichtfertig geglaubt. Und in dieser Fehleinschätzung kindlicher Aussagen erblickten schließlich auch die medizinischen Fachkreise einen der „schwersten Schäden" der damaligen Strafrechtspflege (vgl. Moll 1909, 183-185, 208).

Hinzu traten medizinische Sichtweisen, die dazu neigten, Opfer und Täter umzukehren. Bereits vor dem Ersten Weltkrieg hatte der bekannte Medizinalrat Paul Näcke geglaubt, den Opferstatus von Kindern in Sexualstrafprozessen in Frage stellen zu müssen. Wenn Kinder sich nicht körperlich gewehrt hatten, dann sahen die Mediziner darin ein Zeichen, daß diese selbst zum sexuellen Kontakt bereit waren. Wenn das Kind das „sexuelle Attentat" seinen Angehörigen gegenüber verschwieg, gestand es damit aus ärztlicher Sicht die eigene Mitwirkung oder gar Initiative indirekt ein (vgl. Näcke 1909, 149-154). Anfang der 30er Jahre wurden solche überkommenen Klischees in einer starren Zeugen- und Opfertypologie fixiert, die von renommierten Medizinern, wie etwa dem anerkannten Universitätsgelehrten Müller-Heß und Elisabeth Nau vertreten wurde. In dieser Typologie standen auf der einen Seite die „körperlich und geistig gesunden" Zeugen. Das waren „intellektuell vollwertige Jugendliche", „gutgeartete und aufrichtige Kinder", die über einen ausgeprägten Wahrheitssinn und ein „unverdorbenes Empfinden" verfügten, das kaum durch äußere Faktoren suggestiv beeinflußbar sei. Von diesen „guten Zeugen" wurden auf der anderen Seite die „psychisch abwegigen", „krankhaften Persönlichkeiten" als „psychopathologische Zeugen" abgegrenzt. Unter den „kranken Zeugen" erschienen wiederum die „degenerativen Persönlichkeiten mit hysterischem Einschlag" als die bedeutendste Gruppe. Die dazu gehörenden Kinder zeichneten sich aus durch „Ränkespinnen", „Klatschsucht", „Geltungsbedürfnis" und leichte Beeinflußbarkeit. Zu einer sachlichen Beobachtung wären diese kaum fähig, dafür litten sie unter einer mangelhaften „Gedächtnistreue". Dabei waren die Mediziner davon überzeugt, daß es vor allem solche „psychopathologischen Persönlichkeiten" waren, die zum Opfer eines Sittlichkeitsverbrechens würden. Denn diese seien „sexuell außerordentlich leicht ansprechbar", „stark triebhaft", sie kämen den sexuellen Wünschen Erwachsener leicht entgegen, ja, sie suchten selbst „derartige Annäherungen". Bereits von ihrer erblichen Anlage her seien solche Kinder „prädisponiert zur sexuellen Verwahrlosung". Sie gingen den sexuellen Attakken nicht aus dem Weg, sondern kämen ihnen, wenn auch häufig unbewußt, entgegen. Dabei dachte man vor allem an Kinder aus den Unterschichten (vgl. Müller-Heß, Nau 1930, 58-66).

Daß es sich bei solchen „hysterischen" Geschöpfen vorwiegend um Mädchen handelte, brauchte kaum noch eigens erwähnt zu werden. Bei den Fällen, die uns in der medizinischen Fachliteratur präsentiert werden, überwogen sie allerdings bei weitem. Dort tauchen sie etwa, wie es in einem Fall von 1930 heißt, auf als „kokette und geltungsbedürftige Hysterika mit gewisser lüsterner Neugier und Sucht nach erotischen Erlebnissen". Durch die „Phantasieprodukte" solcher Mädchen sollten unbescholtene Bürger nicht länger bedroht werden. Vielmehr kam man überein, die pathologischen Lügnerinnen und „intellektuell Unterwertigen" zu entmündigen und sie in Erziehungsanstalten einzuweisen. Am Ende der Weimarer Republik faßte man in medizinischen Kreisen zuweilen auch die „Unfruchtbarmachung", also die Sterilisation, solcher als „asozial“ und „minderwertig“ charakterisierter Mädchen ins Auge (vgl. Müller-Heß, Nau 1930, 62-66).

Angesichts solcher Vorstellungen ist es naheliegend, daß auch so manches medizinische Glaubwürdigkeitsgutachten in misogynen Klischees befangen blieb. Neben erwiesenen Geschlechtskrankheiten galten um 1900 Rötungen, Flecken und andere körperliche Veränderungen als Zeichen eines möglichen sexuellen Übergriffs. Aber häufig wurden solche Körperzeichen zu Lasten des Kindes umgedeutet. Augenscheinlich konzentrierten sich viele Mediziner sogar darauf, statt den Mißbrauch nachzuweisen, körperliche Zeichen für die Unglaubwürdigkeit des Kindes zu finden (vgl. Siemens 1905/06, 700). Trafen sie etwa auf verdächtige Körperveränderungen, interpretierten sie diese, wie der bekannte liberale Sexualmediziner Albert Moll, als Zeichen einer „bereits erwachten Vita sexualis“ und schlossen auf die sexuelle Vorerfahrungen des Kindes. Wurden sie auf „Reizungen der Genitalien“ aufmerksam, führten sie diese auf „Masturbation“ zurück oder diagnostizierten eine „pathologische Frühreife“ (vgl. Moll 1909, 103-104, 183-184). Allzu oft bedeutete dies: Der Angeklagte war entlastet und das bezeugende Mädchen stand als Initiatorin der Tat oder bestenfalls als Lügnerin da.

2.3 Kinderaussagen vor Gericht
Zum juridischen Diskurs über die „Unzucht an Kindern"

„... in besonderen Fällen sind die Aussagen von Kindern mehr wert, als die der Erwachsenen“ (Gross 1910, 380-381). Mit dieser überaus positiven Einschätzung kindlicher Aussagen stemmte sich vor allem der renommierte Kriminologe Hans Gross gegen die Welle der Zweifel an der kindlichen Glaubwürdigkeit. Seine relativ gelassene Haltung entsprach dem Umstand, daß die Juristen bei dem Thema, das um 1900 so viele Disziplinen intensiv beschäftigte, traditionell das Deutungsmonopol besaßen. Sie waren die ersten, die durch die Kodifizierung der entsprechenden Sexualstrafgesetze das Thema „Unzucht an Kindern“ angepackt und es dann auch in den wissenschaftlichen Diskurs gebracht hatten. Aufgrund ihrer engen Beziehung zum Staat waren sie auch diejenigen, deren Wahrnehmung und Interpretation zunächst am meisten Gehör geschenkt wurde. Diese Pioniersituation versetzte die Juristen bereits Anfang des 19. Jahrhunderts in die Lage, die als „Unzucht“, „Verführung“ „Blutschande“ oder „Mißbrauch“ angesprochenen Handlungen mit ihren Begriffen zu bezeichnen, das Ausmaß in ihren Statistiken zu erfassen, die Tatumstände, Täter und Opfer mit ihren Kriterien zu klassifizieren, die Folgen individueller Taten zu sanktionieren und schließlich auch die Hypothesen aufzustellen, um die gesellschaftliche Bedeutung des sexuellen Mißbrauchs in verschiedenen Phasen zu bewerten. Ausgehend von ihrer gefestigten professionellen Position konnten sie den aufgeregten Debatten über die vermeintlichen Fehlurteile in Sexualstrafprozessen, über „Justizirrtümer“ und „Kinderlügen“, also souverän begegnen.

Im übrigen konnten sich die Juristen auf eine Rechtstradition berufen, in der die kindliche Zeugenaussage im Laufe des 19. Jahrhunderts wachsendes Gewicht erhalten hatte. Zwar hatte es Phasen gegeben, etwa im klassischen Altertum, im Kanonischen Recht oder in einigen deutschen Rechten des Mittelalters, in denen das kindliche - wie übrigens das weibliche - Zeugnis angezweifelt oder nicht zugelassen worden war (vgl. Undeutsch 1967, 26-27) und auch außerhalb Deutschlands, etwa in Schweden, Finnland und Österreich hatten sich Sonderregelungen für „untüchtige Zeugen“ bis ins 19. Jahrhundert erhalten (vgl. Behrend 1908/09; Undeutsch 1967, 27). Aber solche Einschränkungen entsprachen nicht länger einer modernen Rechtsauffassung, die auf einer weitgehenden Freiheit im Urteil und in der Beweiswürdigung beharrte (vgl. Seidel 1910/11, 681-682). Obwohl man sich über die Unsicherheiten der Zeugenaussage Gedanken machte und die besondere Art der Auskunftsfähigkeit von Kindern immer im Auge behielt (vgl. Brauer 1841, 31-33; Hellwig 1910, 337; Seidel 1910/11, 679; Undeutsch 1967, 27-28), hatte sich in juristischen Fachkreisen bis zum Ende des 19. Jahrhunderts eine positive Grundhaltung zur Kinderaussage durchgesetzt. Eine einschränkende Altersregelung in der Strafprozeßordnung existierte um 1900 in Deutschland jedenfalls nicht mehr.[6] Und wenn ein vertrauenswürdiger Zeuge versicherte, er habe etwas mit eigenen Sinnen wahrgenommen, dann sahen die meisten Richter das Bezeugte als unumstößlich an, selbst wenn es sich beim Zeugen um ein Kind handelte (vgl. Kerchner 1998a, 16-17).

Doch herausgefordert durch die mit großer öffentlicher Wirkung ausgetragenen Debatten der Pädagogen, Mediziner und Psychologen,[7] sahen sich schließlich auch die Juristen gezwungen, sich mit den Argumenten der Zweifler differenzierter auseinanderzusetzen. So auch Hans Gross, der die neuen Erkenntnisse der Kriminalpsychologie ausdrücklich begrüßte und in die juristische Argumentation zu integrieren bemüht war (vgl. Gross 1910, 374-375). Andere vollzogen einen noch stärkeren Deutungswandel, zuweilen glitten sie

---

[6] Eine Ausnahme war für Beleidigung vorgesehen; hier schrieb der § 56 StPO vor, daß Personen, die das 16. Lebensjahr nicht vollendet hatten, ohne Eid vernommen werden mußten. Man hielt sie noch nicht für reif genug, um die Bedeutung des Eides zu verstehen (vgl. Behrend 1908/09, 307-308).

[7] Auf die Initiativen der Psychologen kann hier nicht weiter eingegangen werden. Sie werden im Forschungsprojekt ausführlich behandelt, die Ergebnisse werden demnächst in einer größeren Studie veröffentlicht. Als erste Quellenhinweise sei verwiesen auf Stern 1908; Stern 1910; Stern 1926; Lipmann 1905; Lipmann 1906; Lipmann 1918. Dazu vorerst Kerchner 1997a, 182-183.

dabei in eine polemische Abwertung der Kinderaussage ab. Daß hier die Rechtsanwälte besonders hervortraten, die ja im Ernstfall die wegen eines Sexualdelikts Angeklagten zu verteidigen hatten, wundert nicht. Im eingangs zitierten Fall haben wir bereits das Mißtrauen des Rechtsanwalts Bahn entsprechend kennengelernt. Zuvor hatte schon im Jahr 1903 der Münchener Rechtspraktikant Hans Schneickert geglaubt, vor der „suggestiven Gewalt des richterlichen Verhörs" warnen zu müssen. Kinder unter sieben Jahren hielt er für völlig unfähig, vor Gericht aufzutreten (vgl. Schneickert 1903; 1905/06; Undeutsch 1967, 28). Wenige Jahre später qualifizierte der Rechtsanwalt Max Alsberg an spektakulären Beispielen minderjährige Mädchen ab, die einen sexuellen Mißbrauch vor Gericht bezeugt hatten. Indem er sie als „unglaubhaft", „unwahrhaftig", „nicht ehrlich", „hochgradig hysterisch", „geistig unterentwickelt", „gemütsstumpf", „schwachsinnig" und „innerlich disharmonisch", „sittlich verdorben" schilderte, stand er in seiner Polemik den Pädagogen in nichts nach (vgl. Alsberg 1910, 34-42; Alsberg 1913; Undeutsch 1967, 28). Am Ende der Weimarer Republik hatten sich diese Positionen auch im wissenschaftlichen Diskurs weitgehend durchgesetzt (vgl. Hellwig 1927, 10-11, 197-211; Marbe 1930, 2511; Störzer 1978).

Und offenbar machte sich diese neue Auffassung bald auch in der Rechtsprechung bemerkbar. Von den Zeitgenossen jedenfalls wurde aufmerksam registriert, daß Kinderaussagen in Sittlichkeitsprozessen mehr und mehr als unglaubwürdig eingestuft wurden. Offenbar hatte die Aussageforschung die Rechtsprechung derart beeindruckt, daß im Laufe der Weimarer Republik viele Richter es für aussichtslos hielten, einen Verdächtigen nur aufgrund der Zeugenaussage eines Kindes oder Jugendlichen überhaupt noch strafrechtlich zu belangen. Da in den meisten Sexualstraffällen andere Tatspuren und Zeugen fehlten, ist es durchaus möglich, daß diese neue Bewertung der Kinderaussage – trotz schwerster Verdachtsmomente – in vielen Fällen zu Freisprüchen führte (vgl. Müller-Heß, Nau, 1930, 48-50).

Dazu hatte sicher nicht zuletzt auch ein Zugeständnis beigetragen, das Hans Gross in der Auseinandersetzung um die kindliche Glaubwürdigkeit immer gemacht hatte: Im Rekurs auf althergebrachte Rechtstraditionen und misogyne Vorurteile war nämlich auch er davon überzeugt, daß im Grunde den Aussagen von Knaben mehr zu trauen war, als den weiblichen Zeuginnen (vgl. Gross 1910, 376). Doch wenn tatsächlich nur Knaben glaubwürdig waren, gleichzeitig aber in der überwiegenden Mehrheit der tatsächlich stattfindenden Sexualprozesse Mädchen als Zeuginnen in Betracht kamen, dann hatte die von ihm verteidigte Glaubwürdigkeit von Kindern kaum noch eine praktische Relevanz. So konnten sich schließlich auch jene Richter auf den Pionier der Kriminologie der Jahrhundertwende, Hans Gross, berufen, die einer weiblichen Zeugin prinzipiell mißtrauten, die über sexuelle Übergriffe berichtete. Wenn sie einen derart Beschuldigten freisprachen, dann gab es am Ende der Weimarer Republik kaum noch jemanden, der ein solches Urteil öffentlich zu kritisieren wagte.

2.4 Fazit

Wie lassen sich nun die historischen Kontroversen um 1900 bewerten und in die Gesamtgeschichte des sexuellen Mißbrauchs einordnen? Und welche Funktion hatte in den Diskursen über die „Unzucht an Kindern" die Kampagne gegen die „Kinderlüge"?

Die hier herangezogenen Beispiele zeigen: Offenbar wurde das Thema „Unzucht an Kindern" während des gesamten 19. und noch stärker im frühen 20. Jahrhundert für vielfältige Zwecke instrumentalisiert. Greift man die Phase zwischen 1900 und 1933 heraus, dann läßt sich erkennen, wie das Reden über die „Unzucht an Kindern" einmündete in die zivilisationskritische Bewältigung von Industrialisierung und Urbanisierung. Damit wuchs auch die symbolische Bedeutung, die der sexuelle Mißbrauch auf sich zog: Indem man die „Unzucht an Kindern" öffentlich skandalisierte, wurden Modernisierungsängste zum Ausdruck gebracht, die die Zeitgenossen um 1900 generell stark in Anspruch nahmen, etwa die Furcht vor Depersonalisierung, die Angst vor der Desintegration der Nation, vor der Auflösung traditionaler Sozialnormen und vor der durch die Urbanisierung verursachten neuen Mobilität der Körper (vgl. Linse 1987, 163-185; Kerchner 1998a).

Diese große öffentliche Aufmerksamkeit, die die moralischen Kampagnen über die „Unzucht an Kindern" um 1900 mit sich brachten, machten sich verschiedene wissenschaftliche Disziplinen augenscheinlich zu Nutze. Aus ganz unterschiedlichen professionellen Positionen heraus griffen sie das Thema auf, um sich selbst als diejenigen in Szene zu setzen, die in der Lage waren, das Problem adäquat zu deuten und zu bewältigen. Einige dieser fachlichen Deutungsangebote wurden hier genauer betrachtet. Dabei fielen zunächst die Pädagogen ins Auge. Durch spektakuläre Sexualstrafprozesse gegen ihre Kollegen aufgeschreckt, glaubten sie der öffentlichen Vorstellung vom Pädagogen als „Sittenstrolch" etwas entgegensetzen zu müssen. Indem sie das „lügende Kind" in die Debatte warfen, konnten sie sich selbst erst einmal aus der Affäre ziehen. Gleichzeitig ermöglichte ihnen die Kampagne über die „gefährliche Zeugin" ihre Ambitionen zur Beurteilung der kindlichen Glaubwürdigkeit zur Geltung zu bringen. Ähnlich haben die Aussagepsychologen, die hier nicht weiter berücksichtigt werden konnten, die Gunst der Stunde genutzt, um mit der Debatte über „Kinderaussagen" ihr fachliches Wissen als unverzichtbar zu postulieren und ihre Expertenrolle im Gerichtssaal anzumelden. Demgegenüber hatten sich die Mediziner bereits seit langem angewöhnt, die Aussagen über sexuelle Übergriffe als „hysterisch" oder „schwachsinnig" abzuqualifizieren. Darauf konnten sie nun zurückgreifen, um in den öffentlichen Deutungskontroversen zu bestehen, ihre angestammte Expertenrolle im Gerichtssaal gegen die andrängenden Semiprofessionals zu verteidigen und auf ihre in langer Tradition gewachsene Kooperation mit den Juristen zu pochen (vgl. Müller-Heß, Wiethold 1930, 33, 38 u. 40). Sie alle gemeinsam waren nach 1900 darauf konzentriert, das Deutungsmonopol der Juristen zu brechen und diese von der „Gefahr" zu überzeugen, die von den vermeintlichen „Kinderlügen" in Sexualstrafverfahren ausging. So spiegelt sich in der abweichenden Wahrnehmung des sexuellen Mißbrauchs der jeweilige professionelle Status der Disziplinen. Hatte man zuvor wenig Anlaß gesehen, kindlichen Zeugenaussagen zu mißtrauen, so sorgten diese Deutungskämpfe vor dem ersten Weltkrieg für eine komplexe Umdeutung. Schließlich ging man am Ende der Weimarer Republik so weit, das, was Kinder vor Gericht über sexuelle Übergriffe berichteten, weitgehend als „Lüge" zu bewerten. In der Folge beklagte man kaum noch die Opfer von sexuellem Mißbrauch. Statt dessen konzentrierte man sich immer mehr auf die durch „Kinderlügen" entstehenden Justizirrtümer und bedauerte das Schicksal „unbescholtener Bürger", die durch die Denunziation von „Unreifen" um ihre Freiheit und Ehre und um ihre bürgerliche Existenz gebracht würden.

Allerdings kam es nie zu einem einmütigen Konsens. Die Vorstellungen über den sexuellen Mißbrauch blieben in jeder Phase umstritten. Selbst innerhalb der einzelnen Disziplinen kursierten ständig widersprüchliche Täter- und Opferbilder. Zwar dominierte seit etwa 1800 der oft aus pathologischen Gründen bestialisch und aggressiv handelnde männliche Außenseiter als typischer Täter, aber unterschwellig agierte immer auch ein männlicher Gegentyp, der als Opfer familialer Defizite oder sozialer Verhältnisse, ohne größeren Schaden anzurichten, in eine Verführungssituation hineingeriet (vgl. Kerchner 2000). Analog changierte die Rolle des Kindes zwischen dem passiven und unschuldigen Opfer, das durch einen rohen Gewaltakt geschändet wurde und der „verführerischen Lolita", die den sexuellen Übergriff selbst provoziert hatte. Auch das „pathologisch lügende Mädchen" stand niemals für sich allein. Es erhielt sein besonderes Profil erst im Gegenüber zum normalen, gesunden Knaben, der – wie bei dem Juristen Hans Gross – im bürgerlichem Milieu verortet und als glaubwürdig hingestellt wurde. Auf diese Weise entstanden im Reden über die „Unzucht an Kindern" ständig Gegen-Diskurse. Auf Skandalisierung wurde mit Bagatellisierung reagiert, und auf die öffentliche Thematisierung des Problems folgten unzählige diskursive Strategien der Dethematisierung. Hier erhält auch die Kampagne über die „Kinderlüge" ihren besonderen Stellenwert. Mit ihr ließ sich die moralische Empörung über die anwachsende „Unzucht an Kindern" jederzeit konterkarieren. Jede Einsicht in die Alltäglichkeit sexueller Übergriffe konnte mit dem Verweis auf die Unglaubwürdigkeit von Kindern wieder entkräftet werden.

Bemüht man sich darum, dieses komplexe Spiel um die Wahrheit zu durchschauen und die historischen Texte nach den dort wirkenden „Mechanismen des Verkennens“ zu durchforsten (vgl. Foucault 1977, 69-73), so gelangt man zu einem, wie ich finde, bemerkenswerten Befund: Unser Wissen über den sexuellen Mißbrauch hatte vor 1933, trotz aller Übertreibungen und Bagatellisierungen, trotz moralisierender und skandalisierender Redeweisen, ein beachtliches Niveau erreicht. Wie komplex und differenziert man zu argumentieren vermochte, zeigt etwa der nüchterne Artikel des Dortmunder Oberregierungsrates Lehmann, der sich im Jahr 1932 auf die Reichskriminalstatistik sowie auf die Aussagen von Richtern und Fürsorgebeamten stützte: Unter den Sittlichkeitsverbrechen seien die Übergriffe von Vätern an ihren Töchtern die gängigsten. Und diese Inzesthandlungen, so heißt es hier weiter, hinterließen neben den möglichen körperlichen Schäden nie wieder gut zu machende seelische Verletzungen, die das gesamte Leben eines mißbrauchten Kindes belasteten (vgl. Lehmann 1932, 109-111). In solchen Verlautbarungen wurden also das Ausmaß des sexuellen Mißbrauchs, seine Alltäglichkeit, sowie die möglichen seelischen Schäden für die Kinder bereits deutlich angesprochen – übrigens oft ohne jeden Bezug zu den weitaus bekannteren „Studien über Hysterie” von Josef Breuer und Sigmund Freud (vgl. Breuer, Freud 1996).

Dafür, daß dieses Wissen scheinbar verlorenging und wir mitunter denken, die feministische Bewegung der 80er Jahre unseres Jahrhunderts hätte das Thema erst neu zur Sprache gebracht, sind viele Gründe verantwortlich. Nur einen einzigen vermag ich hier anzudeuten: Es ist dies die Instrumentalisierung des Themas durch den Nationalsozialismus.

3. „Kinderschänder” – Die Vereinnahmung des sexuellen Mißbrauchs durch den Nationalsozialismus

„Juden sind lüstern nach Christenmädchen. Nimm dich in acht, er schlachtet dich sonst“ (Wulffen 1908, 359). Dieser Ausspruch eines bekannten Kriminologen im Jahr 1908, war nicht nur eine Redensart. Mit der Rede vom Juden, als „Verführer christlicher Mädchen“, ließen sich vielmehr magisch-dämonische Vorstellungen aktivieren, die bereits vor der Jahrhundertwende zu den gängigen Klischees des Antisemitismus gehörten, um dann in der nationalsozialistischen Hetzrede vom „Juden als Kinderschänder” zu eskalieren.[8]

[8] Der „sexuell perverse Jude“ gehörte zu den zentralen Chimären der nationalsozialistischen Rassenlehre (vgl. Strauss, Kampe 1988, 19; Hofer 1988, 172-185; Usborne 1994, 115).

Mit Hilfe solcher archaischer Bilder tendierten die Reden über die „Unzucht an Kindern" bereits vor dem Ersten Weltkrieg dazu, den modernen „Sexualverbrecher" zu verteufeln und seiner Menschlichkeit zu berauben. Indem man die Juden als „Kinderschänder" vorführte, wurden sie als Feinde der Ordnung und Wegbereiter der Zerstörung denunziert. Auf solche Täterstereotypen konnte zurückgegriffen werden, als am Ende der Weimarer Republik die Untergangsszenarien und Moralpredigten der Jahrhundertwende unter reaktionärem Vorzeichen neu auflebten. In der nunmehr militanten und rassistisch unterfütterten reaktionären Kulturkritik wurden die bekannten Bedrohungsspiralen noch einmal weitergedreht, um jetzt unter nationalsozialistischem Vorzeichen die „geschändeten Kinder" zum „schmachvollsten Kapitel" der Geschichte zu inszenieren (vgl. Kerchner 1998a, 27-29).

Doch selbst in diesen bereits unter dem Einfluß des Nationalsozialismus stehenden Kampagnen, die sich die endgültige „Ausmerzung" der „Sexualverbrecher" mit drakonischen Strafen, bis hin zur Kastration, zum Ziel gesetzt hatten, ließen die Zweifel an der Glaubwürdigkeit der Kinder nicht nach. Vielmehr setzten sich auch nach 1933 die Diskurse über die „Kinderlüge" fort. Folgt man den einschlägigen Studien der dreißiger Jahre, dann war eine Verurteilung offenbar um so wahrscheinlicher, je besser es gelang, dem Angeklagten das biologistische und rassistische Profil des erblich veranlagten Perversen zuzuschreiben. Wurden Widersprüche zu diesem Typus in den Vordergrund gerückt, dann glaubte man auch einer kindlichen Zeugin kaum, selbst wenn diese den Mißbrauch wiederholt und ohne zu wanken bezeugte. So auch im Fall eines 15jährigen Mädchens, das im ersten Kriegsjahr 1939 als „schwachsinnig" und „schwer erziehbar eingestuft" und deshalb in eine Anstalt eingewiesen worden war. Dort hatte man es wegen seiner asozialen Tendenzen „unfruchtbar" gemacht, also sterilisiert. Nach dem Eingriff kehrte das Mädchen nach Hause zurück und beschuldigte kurze Zeit später den Vater, sich „an ihr unsittlich vergangen" zu haben. Der Vater bestritt dies. Weil man ihn als „untadeligen und angesehenen Mann" einstufte, als „Facharbeiter aus kleinen Verhältnissen", als „Frontkämpfer" im Ersten Weltkrieg, „zuletzt Vizefeldwebel und „Inhaber des EK I. (Eisernes Kreuz 1. Klasse; Anm. d. V.)", sprach aus der Sicht der hinzugezogenen medizinischen Gutachter nichts für seine Schuld. Da er alle Insignien des „tapferen Deutschen" vorzuweisen hatte, sprach auch das Gericht ihn schließlich „mangels Beweisen" frei. Die Tochter hingegen, die den Mißbrauch öffentlich gemacht hatte, stigmatisierte man als „schwachsinnig" und „äußerst triebhaft". In einem medizinischen Artikel, in dem der Fall am 5. November 1939 aufgerollt wurde, galt das Mitgefühl des Verfassers nicht dem Mädchen. Vielmehr wurde das Schicksal des tapferen deutschen Frontkämpfers beklagt, dessen „Ehre" nun – trotz des Freispruchs – durch die Affäre „erledigt" sei (vgl. Eyrich 1939, 560-561).

4. Ausblick

Abschließend lassen sich noch einige Überlegungen zur Bedeutung der historischen Kontroversen für unsere aktuellen Auseinandersetzungen andeuten.

Wie die bisherigen Recherchen ergeben haben, handelt es sich beim sexuellen Mißbrauch keineswegs um eine überhistorische Konstante (so noch Rush 1984; Rijnaarts 1991). Seine Wahrnehmung und Bewertung hat sich im Laufe der Geschichte offenbar erheblich verändert. Zusätzlich war der sexuelle Mißbrauch in jeder Epoche äußerst umstritten (vgl. Kerchner 1997b; 1998a). Angesichts dieser Historizität und Polyvalenz der Mißbrauchsdiskurse stellt sich die Frage: Wenn die Beurteilung durch das soziale Umfeld in verschiedenen Zeiten stark variiert, müssen wir dann nicht auch damit rechnen, daß die Erfahrungen und Empfindungen der involvierten Täter sich historisch gewandelt haben?

Sobald wir uns historischen Texten über die „Unzucht an Kindern“ nähern, springen uns irrationale Darstellungsformen und Verzerrungen in die Augen. Aber aktualisieren wir nicht auch in unseren heutigen Wahrnehmungen des Problems unablässig überkommene Klischees und Stereotypen? Diese haben sich in langer Tradition an das Thema geheftet und nur in mühevoller Analysearbeit kann es gelingen, dieses diskursive Gestrüpp zu durchdringen. Die entscheidende Auswirkung dieser historisch hervorgebrachten und sich gegenseitig steigernden „Mechanismen des Verkennens" (Foucault 1977) liegt möglicherweise darin, daß gerade in den vielstimmigen Entrüstungen über die „Unzucht an Kindern“, aber auch in der Empörung über die „Kinderschänder“, die Perspektive der Kinder keinen Ausdruck mehr findet. Nicht etwa durch Schweigen, sondern durch überlautes und vielstimmiges Reden, durch Moralisieren, Skandalisieren und Übertreiben ebenso, wie durch bagatellisierende und verharmlosende Reden, wird bis heute die gesellschaftliche Wahrnehmung der kindlichen Gewalterfahrung erschwert.

Die Irrationalität der Wahrnehmungsweisen wird dadurch gesteigert, daß die „Unzucht an Kindern" seit ihrer öffentlichen Thematisierung nach 1800 als Symbol fungiert. An dieser über eine lange Dauer kolportierten Symbolkraft liegt es möglicherweise, daß sich mit dem Thema immer auch anderweitige politische Strategien befördern lassen. Und vielleicht sind es gerade diese symbolischen Auseinandersetzungen in der Geschichte, die uns so verblüffend an unsere aktuellen Kontroversen erinnern. Dennoch muß aus heutiger Sicht die Distanz zu den historischen Fällen und der zeitgenössischen Deutung immer präsent bleiben. Gerade auch dann, wenn wir in den immer wieder neu aufflackernden Konjunkturen des Themas „Unzucht an Kindern" einzelne Diskursmuster wiederzuerkennen glauben. Die Historizität des Phänomens zeigt sich nicht zuletzt an den drakonischen Maßnahmen, mit denen im

Kaiserreich, in der Weimarer Republik und erst recht im Nationalsozialismus die vermeintlich „lügenden Kinder“ drangsaliert und ausgeschaltet wurden. Einweisung der Opfer von sexuellem Mißbrauch in Erziehungsanstalten und Sterilisation – das sind offenkundig Maßnahmen, die heute keiner der ansonsten äußerst zerstrittenen Teilnehmer der Debatte über den sexuellen Mißbrauch auch nur in Erwägung ziehen würde.

Literatur

Agahd, K., Kinder als Zeugen. In: Pädagogische Zeitung, 1901, 785

Alsberg, M., Der Fall Riedel und seine Lehren. In: Sexual-Probleme, 1910, 32-47, 139-145

Alsberg, M., Justizirrtum und Wiederaufnahme. Berlin 1913

Aschaffenburg, G., Das Verbrechen und seine Bekämpfung. Heidelberg 1923

Baginsky, A., Die Impressionabilität der Kinder unter dem Einfluß des Milieus. Langensalza 1907

Baginsky, A., Kinderaussagen vor Gericht. Vortrag gehalten in der Vereinigung der Richter in Berlin, Berlin 1910

Bahn, W., Justizirrtum und Kinderaussagen. In: Monatsschrift für Kriminalpsychologie und Strafrechtsreform, 1914, 434-437

Baumgarten, F., Die Lüge bei Kindern und Jugendlichen. Leipzig 1926

Behrend, (o. V., Anm. d. V.), Die Zeugenaussagen von Kindern vor Gericht. In: Monatsschrift für Kriminalpsychologie und Strafrechtsreform, 1908/09, 307-321

Bieber-Boehm, H., Vorschläge zur Bekämpfung der Prostitution. Berlin 1895

Bleich, E., Verhandlungen des im Jahre 1848 zusammenberufenen Vereinigten Ständischen Ausschusses, Bd. III. Berlin 1848

Blasius, D., Bürgerliche Gesellschaft und Kriminalität. Zur Sozialgeschichte Preußens im Vormärz. Göttingen 1976

Borgius, W., Zur Frage der strafrechtlichen Behandlung von Sittlichkeitsvergehen an Kindern. In: Mutterschutz, 1905, 376-383

Brauer, W., Über die Unzuverlässigkeit des directen Zeugen-Beweises. In: Annalen der deutschen und ausländischen Criminal-Rechtspflege, 1841, 1-34

Breuer, J., Freud, S., Studien über Hysterie. 1895, Frankfurt a. M. 1996[2]

Buschke, A., Gumpert, M., Geschlechtskrankheiten bei Kindern. Berlin 1926

Dammin, B., Über Zeugenaussagen der Schüler. In: Pädagogische Warte, 1912, 301-309

Delbrück, A., Die pathologische Lüge und die psychisch abnormen Schwindler. Stuttgart 1891

Döring, M., Zur Technik des Schulgutachtens über jugendliche Zeugen. In: Pädagogisch-Psychologische Arbeiten aus dem Institut des Leipziger Lehrervereins, 1922a, 65-85

Döring, M., Zur Kasuistik der Kinderaussage und Kinderluge. In: Pädagogisch-Psychologische Arbeiten aus dem Institut des Leipziger Lehrervereins, 1922b, 215-243

Döring, M., Eine neue Verordnung des sächsischen Justizministeriums über die Vernehmung jugendlicher Zeugen in Sexualprozessen. In: Leipziger Lehrerzeitung, 1923, 384-386

Döring, M., Richtlinien für den kinderpsychologischen Sachverständigen in Sexualprozessen. In: Pädagogisch-Psychologische Arbeiten aus dem Institut des Leipziger Lehrervereins, 1924, 164-214

Döring, M., Zur Vernehmung und Begutachtung Jugendlicher in Sexualprozessen. In: Pädagogische Warte, 1925, 1028-1036

Eyrich, (o. V.; Anm. d. V.), Gerichtsärztliche Aufgaben bei Kindern und Jugendlichen. In: Der öffentliche Gesundheitsdienst, 1939, 549-562

Foucault, M., Sexualität und Wahrheit, Bd.1. Frankfurt a. M. 1977

Gerhard, U., Verhältnisse und Verhinderungen. Frankfurt a. M. 1978

Gross, H., Zur Frage der Zeugenaussage. In: Archiv für Kriminal-Anthropologie und Kriminalistik, 1910, 372-381

Guillaume-Schack, G., Ein Wort zur Sittlichkeitsfrage. Berlin 1881

Guillaume-Schack, G., Über unsere sittlichen Verhältnisse und die Bestrebungen und Arbeiten des Britisch-Kontinentalen und Allgemeinen Bundes. Vortrag am 28. März 1882 in Darmstadt gehalten und von der Polizeibehörde daselbst verboten. Berlin 1882

Gumpert, M., Das Großstadtkind. In: Die neue Erziehung, 1927, 733-740

Hahn, G., Das Kind und die Geschlechtskrankheiten. Leipzig o.J

Hattenhauer, H., Allgem. Landrecht für die Preuss. Staaten v. 1794. Frankfurt, Berlin 1970

Hellwig, A., Historisches zur Aussagepsychologie. In: Archiv für Kriminal-Anthropologie und Kriminalistik, 1910, 326-341

Hellwig, A., Psychologie und Vernehmungstechnik bei Tatbestandsermittlungen. Berlin 1927

Hofer, W., Stufen der Judenverfolgung im Dritten Reich 1933-1939. In: Strauss, H. A., Kampe, N. (Hrsg.), Antisemitismus. Von der Judenfeindschaft zum Holocaust. Bonn 1988, 172-185

Hommen, T., Sittlichkeitsverbrechen. Sexuelle Gewalt im Kaiserreich. Frankfurt a. M., New York 1999

Kemsies, F., Beiträge zur Psychologie und Pädagogik der Kinderlügen und Kinderaussagen. In: Zeitschrift für Psychologie, Pathologie und Hygiene, 1905, 177-183

Kerchner, B., Rückzug als Verweigerung. Historische Perspektiven auf Sexualität und Staat. In: Kerchner, B., Wilde, G. (Hrsg.), Staat und Privatheit. Aktuelle Studien zu einem schwierigen Verhältnis. Opladen 1997a, 157-188

Kerchner, B., Die Politisierung des Privaten. „Verbrechen wider die Sittlichkeit" in Preußen 1794 bis 1933. Berlin 1997b

Kerchner, B., „Unbescholtene Bürger" und „gefährliche Mädchen" um 1900. Was der Fall Sternberg für die aktuelle Debatte über den sexuellen Mißbrauch an Kindern bedeutet. In: Historische Anthropologie, 1998a, 1-32

Kerchner, B., Der drohende Sittenverfall und die Rolle der kindlichen Unschuld. In: Frankfurter Rundschau v. 22. Mai, 1998b, 9

Kerchner, B., Der Mißbrauch der Autorität. Machteffekte in den historischen Diskursen über das Sexualstrafrecht. In: Hof, H., Lübbe-Wolff, G. (Hrsg.), Wirkungsforschung zum Recht. Bd. I. Baden-Baden 1999a, 255-278

Kerchner, B., Körperdiskurse und Moralpolitik. In: Bauhardt, Ch., von Wahl, A. (Hrsg.), Geschlecht als Kategorie in der Politikwissenschaft: Chancen und Widersprüche. Opladen 1999b, 121-147

Kerchner, B., Der Körper als politische Metapher. In: Die Politisierung des Körpers, femina politica. Zeitschrift für feministische Politikwissenschaft, 2, 1999c, 61-79

Kerchner, B., Die Sexualverbrecherin. Die paradoxe Konstruktion weiblicher Tätertypen in der historischen Kriminalpsychologie. In: Bettinger, E., Ebrecht-Laermann, A. (Hrsg.), Transgressionen - Grenzgängerinnen des moralischen Geschlechts. Stuttgart, Weimar (voraussichtl.) 2000

Kiper, H., Sexueller Mißbrauch im Diskurs. Eine Reflexion literarischer und pädagogischer Traditionen. Weinheim 1994

Kosog, O., Wahrheit und Unwahrheit bei Schulkindern. In: Die deutsche Schule 11, 1907, 65-78

Lehmann, (o. V.; Anm. d. V.), Arbeitslosigkeit, Wohnungsnot und Inzest. In: Monatsschrift für Kriminalpsychologie und Strafrechtsreform, 1932, 109-111

Link-Heer, U., „Männliche Hysterie". Eine Diskursanalyse. In: Becher, U. A., Rüsen, J. (Hrsg.), Weiblichkeit in geschichtlicher Perspektive. Fallstudien und Reflexionen zu Grundproblemen der historischen Frauenforschung. Frankfurt a. M. 1988, 364-396

Lischnewska, M., Die geschlechtliche Belehrung der Kinder. Zur Geschichte und Methodik des Gedankens. In: Mutterschutz, 1905, 137-170

Linse, U., Über den Prozeß der Syphilisation - Körper und Sexualität um 1900 aus ärztlicher Sicht. In: Schuller, A., Heim, N. (Hrsg.), Vermessene Sexualität. Berlin, Heidelberg 1987, 163-185

Lipmann, O., Reformvorschläge zur Zeugenvernehmung vom Standpunkte des Psychologen. In: Archiv für Kriminal-Anthropologie und Kriminalistik, 1905, 68-81.

Lipmann, O., Einige interessante Kinderlügen. In: Zeitschrift für Pädagogische Psychologie, Pathologie und Hygiene, 1906, 85-88

Lipmann, O., Der Psychologe als Sachverständiger. In: Archiv für Kriminologie, 1918, 156-157

Lombroso, C., Der Verbrecher in anthropologischer, ärztlicher und juristischer Beziehung. Bd. 2. Hamburg 1890

Marbe, K., Zur Psychologie der Zeugenaussagen, insbesondere der Kinderaussagen. In: Juristische Wochenschrift, 1930, 2510-2512

Messerer, R., Die Vernehmung jugendlicher Zeugen bei Sittlichkeitsverbrechen. In: Leipziger Zeitschrift für Deutsches Recht, 1923, 262-267

Michel, O. H., Die Zeugnisfähigkeit der Kinder vor Gericht. Ein Beitrag zur Aussagepsychologie. Langensalza 1907

Mittermaier, C. J. A., Der französische Compte général de l'administration de la justice criminelle pendant l'année 1827. Dargestellt und verglichen mit den Nachrichten über den Zustand der Verbrechen in Nordamerika, England, der Schweiz, Baiern, Württemberg und Baden, mit Untersuchung über die Ursachen der Vermehrung der Verbrechen. In: Annalen der deutschen und ausländischen Criminal-Rechtspflege. Bd. 3. 1829, 154-180 u. 355-386

Mittermaier, C. J. A., Beiträge zur Criminalstatistik, mit vergleichenden Bemerkungen über die Verhältnisse der Verbrechen und der Criminaljustiz in Frankreich, England, in den Niederlanden, der Schweiz, Baiern, Baden, und Lippe-Detmold. In: Annalen der deutschen und ausländischen Criminal-Rechtspflege. Bd. 7. 1830a, 197-232; Bd. 8, 1830b, 190-218

Mittermaier, C. J. A., Praktische Ergebnisse der Kriminalstatistik zur Aufhellung wichtiger Fragen des Strafrechts und des Strafverfahrens. In: Der Gerichtssaal, 1861, 23-42

Moll, A., Das Sexualleben des Kindes. Berlin 1909

Moll, A., Forensische Bedeutung der modernen Forschungen über die Aussagepsychologie. Vortrag, gehalten in der Freien gerichtsärztlichen Vereinigung am 16. Januar 1908. In: Ärztliche Sachverständigen-Zeitung, 1908, No. 5, v. 1. März, 85-89 u. No. 6, 108-113

Müller, F.A., Lehrer und Strafgesetz. Ein Ratgeber für deutsche Lehrer. Berlin, Leipzig 1906

Müller-Heß, (o. V.; Anm. d. V.), Wiethold, F., Psychoanalyse und Strafrecht, in: Jahreskurse für ärztliche Fortbildung, 1930, H. 9, 32-48

Müller-Heß, (o. V.; Anm. d. V.), Nau, E., Die Bewertung von Aussagen Jugendlicher in Sittlichkeitsprozessen. In: Jahreskurse für ärztliche Fortbildung, 1930, H. 9, 48-72

Münsterberg, O., Prostitution und Staat. Leipzig 1908

Näcke, P., Zur Psychologie der Kinder als Opfer von Sittlichkeitsverbrechen. In: Archiv für Kriminal-Anthropologie und Kriminalistik, 1909, 149-154

Pappritz, A., (1901) Die Teilnahme der Frauen an der Sittlichkeitsbewegung. In: Lange, H., Bäumer, G. (Hrsg.), Handbuch der Frauenbewegung. Bd. 2. Weinheim, Basel 1980, 154-192

Pappritz, A., Herrenmoral. Leipzig 1903

Pappritz, A. (Hrsg.), Einführung in das Studium der Prostitutionsfrage. Leipzig 1919

Pfeiffer, L., Das Wohnungselend der großen Städte und seine Beziehungen zur Prostitution und den Geschlechtskrankheiten. Bericht von Physikus Dr. Pfeiffer, Stadtarzt in Hamburg. In: Zeitschrift für Bekämpfung der Geschlechtskrankheiten, 1903, 135-144

Rijnaarts, J., Lots Töchter. Über den Vater-Tochter-Inzest. München 1991

Rush, F., Das bestgehütete Geheimnis: Sexueller Kindesmißbrauch. Berlin 1984

Roeren, H., Die Sittlichkeitsgesetzgebung der Kulturstaaten. Kempten 1907

Schneickert, H., Zur Psychologie der Zeugenaussagen. Beitrag zur psychologischen Analyse der Stimmung, insbesondere der Suggestion in ihrer forensischen Bedeutung. In: Archiv für Kriminal-Anthropologie und Kriminalistik, 1903, 193-211

Schneickert, H., Das Kind als Zeuge im Strafverfahren. In: Beiträge zur Psychologie der Aussage, 1905/06, 20-55

Seidel, J., Kinder als Zeugen im Strafprozeß. In: Monatsschrift für Kriminalpsychologie und Strafrechtsreform, 1910/11, 679-695
Siemens, F., Zur Psychologie der Aussage, insbesondere von Kindern. In: Monatsschrift für Kriminalpsychologie und Strafrechtsreform, 1905/06, 698-705
Skopp, D. R., Auf der untersten Sprosse: Der Volksschullehrer als 'Semi-Professional' im Deutschland des 19. Jahrhunderts. In: Geschichte und Gesellschaft, 1980, 383-402
Stern, F., Deutschland um 1900 - und eine zweite Chance. In: Hardtwig, W., Brandt, H.-H. (Hrsg.), Politik, Gesellschaft und Kultur im 19. Jahrhundert. München 1993, 32-44
Stern, W., Zur Psychologie der Kinderaussagen. In: Deutsche Juristen-Zeitung, 1908, 51-58
Stern, W., Kinder und Jugendliche als Zeugen. In: Deutsche Juristen-Zeitung, 1910, 1001-1004
Stern, W., Jugendliche Zeugen in Sittlichkeitsprozessen. Leipzig 1926.
Störzer, H. U., Sittlichkeitsprozeß und junges Opfer. In: Hess, H., Störzer, H. U., Streng, F. (Hrsg.), Sexualität und soziale Kontrolle. Beiträge zur Sexualkriminologie. Heidelberg 1978, 101-134
Strauss, H. A., Kampe, N., Einleitung. In: Dies. (Hrsg.), Antisemitismus. Von der Judenfeindschaft zum Holocaust. Bonn 1988, 9-28.
Undeutsch, U., Forensische Psychologie. Köln 1967
Usborne, C., Frauenkörper - Volkskörper, Geburtenkontrolle und Bevölkerungspolitik in der Weimarer Republik. Münster 1994
Welander, E., Über den Einfluß der venerischen Krankheiten auf die Ehe sowie über ihre Übertragung auf kleine Kinder. Langensalza 1909
Wobbe, Th., Gleichheit und Differenz. Politische Strategien von Frauenrechtlerinnen um die Jahrhundertwende. Frankfurt a. M., New York 1989
Wulffen, E., Psychologie des Verbrechers. Ein Handbuch für Juristen, Ärzte, Pädagogen und Gebildete aller Stände. Bd. 2 (Berlin-)Groß-Lichterfelde-Ost 1908

Kindheitstraumata in Selbstdarstellungen: Psychogenetische Aspekte der Evolution deutscher Kindheit vom 13. bis 17. Jahrhundert

Ralph Frenken

Was schrieben historische Personen über ihre eigene Kindheit? Ausgehend von dieser Frage, habe ich die ältesten deutschen Autobiographien vor allem im Hinblick auf die darin dargestellten Kindheitserlebnisse und Objektbeziehungen untersucht. Im folgenden wird deutsche Kindheit im Zeitraum vom 13. bis 17. Jahrhundert skizziert. Dieser Abriß basiert auf zwei detaillierten Studien.[1] Innerhalb dieses raumzeitlichen Kontextes folgte auf die Phase der mystischen Offenbarungsliteratur mit autobiographischen Passagen die Phase der säkularen Autobiographien ab dem 15. Jahrhundert. Untersucht wurden alle zugänglichen deutschen Autobiographien im Zeitabschnitt, die mehr als nur wenige Sätze über Kindheit enthalten. Im folgenden werden zunächst einige Ergebnisse der vergleichenden Untersuchung zusammengestellt.

Ein zentrales Untersuchungsergebnis besteht darin, daß die Autobiographen ihre Eltern thematisierten, selbst wenn sie nur relativ kurze Zeit mit ihnen zusammenlebten. Dies gilt auch für die meisten Mystiker, wobei hier aber das Thema häufig implizit und aufgrund des Wirkens unbewußter Kräfte verzerrt und kryptisch angegangen wurde.

Die Verbreitung fundamentaler Kindheitstraumata im Sample tritt deutlich hervor. Die Mystiker hinterließen deutliche Hinweise auf frühe exzessive Deprivation und sexuellen Mißbrauch. Die säkularen Autobiographen des 15. Jahrhunderts erlebten als Kind dauerhafte bzw. lebenslange Unterbrechungen des Kontakts mit den Eltern. Ab dem 16. Jahrhundert bildeten mangelnde Empathie, strenge Erziehung und körperliche Bestrafungen die Schwerpunkte traumatischer Erfahrungen.

Sehr deutlich kann anhand der Autobiographien gezeigt werden, wie infantile Erlebnisse die spätere Persönlichkeit maßgeblich beeinflußten. Mystiker beschäftigten sich permanent mit der Ausarbeitung von Integrationsversuchen infantiler Traumata. Sie halluzinierten das Jesuskind und baten ihrerseits um eine Kleinkind-Versorgung. Sie beteten religiöse Phantasmen an, deren Verbindung mit Eltern-Imagines überdeutlich ist. Auch die säkularen Autobiographien enthalten die Auswirkungen frühkindlicher Erfahrungen.

Eng mit den familialen Beziehungsformen und den Kindheitstraumata hängen die religiösen Kontexte und Überzeugungen zusammen. Das als religiös bezeichnete Erleben und Agieren der Mystiker kann als Reinszenierung von frühen Objektbeziehungen und Kindheitstraumata verstanden werden. In sublimierterer Form finden sich diese Reinszenierungen auch bei den säkularen Autobiographen.

Die Untersuchung der affektiven Qualitäten von historischen Fürsorgeformen für Kinder erfolgte in Anlehnung an die Perspektive des *psychogenetischen Ansatzes* von Lloyd deMause. Gleichzeitig werden dabei Aspekte der infantilen Objektbeziehungen erfaßt. DeMause entwickelte die Vorstellung einer Evolution der Eltern-Kind-Beziehungen im Westen seit der Antike bis heute. Das von ihm vorgeschlagene Periodisierungsschema zu diesem gerichteten Wandel enthält eine Kurzcharakteristik des jeweiligen Beziehungsmodus und die Angabe, wann der *„psychogenetisch jeweils fortgeschrittenste Teil der Bevölkerung in den fortgeschrittensten Ländern"* zu einem neuen Modus der Eltern-Kind-Beziehung überging.[2] Die ersten 4 Beziehungsformen werden im folgenden skizziert:
1. Infantizider Modus (seit prähistorischer Zeit)
Ein großer Teil der Kinder wird von den Eltern getötet; gleichzeitig ist die Beziehung der Eltern zu den überlebenden Kindern vernachlässigend und sexualisiert. Der Modus wurde als „infantizid" bezeichnet, weil die überlebenden Kindern von der Tötung ihrer Geschwister wissen und sie fühlen, daß ihr persönliches Leben für ihre Betreuungspersonen nicht wichtig ist.
2. Weggabe-Modus (seit dem 4. Jahrhundert)
Statt Kinder zu töten geben die Eltern sie weg zu Säugammen, an Klöster und andere Haushalte, wo sie als Diener eingesetzt wurden. Der sexuelle Gebrauch verringert sich, das Schlagen bleibt üblich.
3. Ambivalenter Modus (seit dem 12. Jahrhundert)
Zentral wird die Eigenheit, daß das Kind abwechselnd als gute und böse Figur erlebt wird. Die Eltern schwanken zwischen gespaltenen, guten und bösen Phantasmen vom Kind. Ganz allgemein spielt der kindliche Körper eine maßgebliche Rolle innerhalb der Eltern-Kind-Beziehung.
4. Intrusiver Modus (seit dem späten 16. Jahrhundert)
Das Kind wird weniger körperlich als vielmehr psychisch kontrolliert. Es erfolgt eine permanente Auseinandersetzung mit dem kindlichen Willen, den kindlichen Bedürfnissen und Regungen. Das Wickeln hört auf, es beginnt die Kontrolle kindlicher Sexualität (Masturbationsverbot) und die Erzeugung von Schuldgefühlen. Die Eltern verlangen sofortigen kindlichen Gehorsam.

DeMause geht davon aus, daß zunächst nur die früheren und empathieärmeren Modi existieren und die späteren Formen sich langsam entwickeln. Die älteren Formen bleiben allerdings jeweils erhalten, daher existieren heute alle Formen der Eltern-Kind-Beziehung in einer beliebigen westlichen Gesellschaft nebeneinander. Grob zusammenfassen läßt sich dieser Wandel der Eltern-Kind-Beziehungen als historische Entwicklung von immer mehr Empathie für Kinder.

DeMause entwickelte seine Theorie anhand von sehr unterschiedlichem Quellenmaterial: Arzttraktaten, philosophischen Texten, Bildquellen, religiösen Schriften etc. Er illustrierte an ausgewählten Zitaten seine theoretisch begründeten Annahmen. Diesem in den historischen Wissenschaften üblichen empirischen Verfahren möchte ich eine etwas anders pointierte Herangehensweise zur Seite stellen: *die Einzelfallrekonstruktion.*[3] Dabei steht im Vordergrund die Untersuchung eines komplexen Ganzen – hier: jeweils historisch-konkrete Eltern-Kind-Beziehungen – in ihrer vorfindbaren Komplexität. Für diese Rekonstruktion genügt punktuelles Material nicht. Vielmehr benötigt man relativ ausführliche Darstellungen des Erlebens einer konkreten Person. Daher tritt sofort autobiographisches Material in das Zentrum des Interesses. Die hier vorzulegende Skizze kann in der gebotenen Kürze nur zentrale Aspekte der komplexen Einzelfallrekonstruktionen darstellen. Für die detaillierten Rekonstruktionen muß ich auf die bereits erwähnten Untersuchungen hinweisen.

In der Zusammenschau der Ergebnisse am Ende des vorliegenden Artikels, aber auch schon bei der Darstellung und Interpretation der einzelnen Lebensberichte, werden eine Reihe moderner psychologischer Kategorien und Theorien verwendet, wie sie in psychohistorischen Studien üblich sind. Insbesondere genuin psychoanalytische Konzepte werden dabei in Anschlag gebracht. Dieser Umgang mit der modernen Psychologie ist für die Psychohistorie von zentraler Bedeutung.[4] Nun knüpft sich genau daran häufig eine Kritik an jeder Form psychohistorischer Ansätze. Dabei wird grundsätzlich beanstandet, daß überhaupt eine „moderne psychologische Theorie" zur Anwendung gebracht wird.[5] Hierauf ist zunächst einmal zu erwidern, daß ebenso eine „moderne medizinische Theorie" in Anschlag zu bringen wäre, ginge es um die Klärung historischer Krankheiten. Gleiches gilt für die wertfreieren Sphären physikalischer oder linguistischer Phänomene. Sofern überhaupt eine Erklärung des historischen Phänomens versucht wird, bleibt gar keine andere Wahl, als moderne Theorien zu verwenden, denn historische Theorien, sofern tatsächlich überholt, erklären nichts, sondern sind lediglich Gegenstand der Rekonstruktion historischer Denkformen.

Die genannte Kritik ist jedoch noch erheblich grundlegender zurückzuweisen, denn sie übersieht ein zentrales theoretisches Nachweisproblem: Die

Kritik beharrt zwar zurecht darauf, daß innerhalb einer psychohistorischen Studie gezeigt werden muß, daß eine moderne Theorie tatsächlich auf das Material angewendet werden darf. Das Nachweisproblem ist aber genau symmetrisch, und jeder Kritiker psychohistorischer Herangehensweisen hat ebenfalls eine Bringschuld: Auch er muß einen Nachweis erbringen, nämlich den Nachweis, daß man die moderne Theorie *nicht* auf historische Phänomene anwenden darf. Und sogar bei der Zurückweisung müßte natürlich psychologisch argumentiert werden.

Der Mentalitätshistoriker Peter Dinzelbacher hat in überzeugender Weise die Legitimität, ja sogar die Unverzichtbarkeit der Verwendung moderner Psychologien bei der Interpretation historischen Materials herausgearbeitet.[6] Er stellt fest, daß Geschichte nie anders rekonstruiert werden kann, als *„vermittels der Denkkategorien ihres jeweiligen Betrachters, auf die verzichten zu wollen einer gesuchten künstlichen Naivität gleichkäme."*[7] Jede angemessene psychohistorische Rekonstruktion muß sich den Problemen der Überbrükkung des zeitlichen Abstands zwischen uns Heutigen und den früheren Generationen stellen. Angemessene Kritik muß daher zeigen, wie die Sache erkannt bzw. verfehlt wird, während eine pauschale Zurückweisungen moderner Psychologie einfach bestimmte Herangehensweisen vernachlässigt und empirische Nachweisprobleme qua Verbot zu lösen sucht.

Die Psychohistorie versucht, den Wandel der Psyche im historischen Verlauf zu erfassen und dabei *Gemeinsamkeit und Differenz* von historischen und heutigen Psychen gleichzeitig zu beschreiben und zu erklären. Auch historisch sich wandelnde Psychen sind Psychen - und daher vergleichbar, wobei der Vergleich mit den Mitteln vorhandener oder zu entwickelnder Psychologien vorgenommen wird.

Die psychischen Strukturen unserer Vorfahren und von uns Heutigen stehen nach psychohistorischem Verständnis in einem genetischen Verhältnis zueinander. Historische und heutige Psychen sind über fortlaufende ununterbrochene Generationenketten verknüpft, wobei die Weitergabe psychischer Strukturen in Form von Psycho- und Familiendynamiken erfolgt, die ihrerseits von äußeren Einflüssen moduliert werden. Die Vorstellung von Generationenketten verweist auf den engen Zusammenhang zwischen der Geschichte der Kindheit und der Psychohistorie.

Wissenschaftstheoretische Grundhaltungen zurückstellend, wird im folgenden zunächst einfach der Schwerpunkt darauf gelegt zu erfassen, was historische Personen über ihre Kindheit schrieben.

„Mystische" Kindheit (13. bis 14. Jahrhundert)

Die ersten deutschsprachigen Autobiographien finden sich im Umfeld der Erlebnismystik.[8] Mystiker erstellten Texte, die autobiographische Passagen aufweisen und (teilweise kryptisch) sehr häufig Kindheit thematisieren. Sie schrieben oftmals nicht ausdrücklich von der eigenen Kindheit – doch ist der Selbstbezug und das intensive Interesse daran immer erkennbar. Deutend kann dabei aus der 3.-Person-Perspektive der erwachsenen Autoren die 1.-Person-Perspektive des Kindes rekonstruiert werden.

Mechthild von Magdeburg (1207-1290) schrieb autobiographische Passagen in ihrer Schrift *Das Fließende Licht der Gottheit* und thematisierte immer wieder Kindheitstraumata des Jesus-Kindes. Das Neugeborene wurde nach der Darstellung Mechthilds von Maria in ein hartes Tuch gewickelt, weinte sofort, fror und war hungrig.[9] Erst die Brust Marias ergab Besserung. Das Baby wurde in einer anderen Szene, die wohl an einem Weihnachtsabend halluziniert wurde, in *„arme Tücher"* gewickelt, verschnürt und lag alleine.[10] Mechthild fragte Maria: *„Eia, liebe Frau, wie lange soll dein Kind so allein liegen? Wann willst du es auf deinen Schoß nehmen?"*[11] Zur Antwort erhielt sie, daß Gott es wolle, daß Jesus alleine auf hartem Stroh liegt. In dieser Passage wird eine Deprivation und die mangelnde Beziehungsaufnahme seitens beider Eltern dargestellt.

Das *Thema des Gebunden-Seins* taucht häufig bei Mechthild auf und hat vermutlich mit der Reaktualisierung von frühen Wickelerfahrungen zu tun, die im Mittelalter völlig üblich waren.[12] Mechthild schrieb von der gottgewollten „gebundenen Minne": Sie gewähre dem Körper niemals das, was er wolle und mache die verwundete Seele reich.[13] Mechthild fühlte sich im wörtlichen Sinn an Gott gebunden mit einem Band, das stärker sei als sie selbst.[14] Mechthilds Ambivalenz gegenüber dieser Form der Beziehung folgt später: *„Jesus mein Viellieber! Befreie mich von meinen Banden und laß mich bei dir bleiben!"*[15] Mechthild wollte also die Beziehung und die Nähe aufrechterhalten, aber das wohl quälende Band loswerden. Mechthild schrieb auch: *„Die Gier hat einen schreienden Mund, das glückliche Maß hat stets einen süßen Grund"*[16] und gestaltete dabei Hunger- und Sättigungserlebnisse des Babys. Von Gott verlangte Mechthild: *„Ich bin so krank! Mich lüstet sehr nach dem gesunden Trank, den Jesus Christus selber trank. Als er, Gott und Mensch, in die Krippe kam, war ihm der Trank sofort schon da."*[17]

Wie fast alle Erlebnismystiker hatte sie extreme Sexualskrupel und betrieb bereits seit ihrer Jugend exzessive asketische Selbstbeschadigung: *„Ich mußte mich stets in großen Ängsten haben, und während meiner ganzen Jugend mit heftigen Abwehrhieben auf meinen Leib einschlagen. (...)."*[18] Die Beziehung zu Gott wurde u. a. auch als Bestrafung gestaltet. Als sie ihn fragte, warum ihr Leben geheiligt sei, obwohl sie so wenig Gutes tue, antwortete ihr Gott: *„Dein Leben ist damit geheiligt, daß meine Rute nie von deinem Rücken kommt.“*[19] Die Verbindung zur Kindheit zeigt sich deutlich, wenn sie schreibt: *„Wie man das liebe Kind herzt, so schlägt man das böse.“*[20] Mechthild erlebte Reue, heilige Sehnsucht, geistliche Anstrengungen, schwere körperliche Krankheiten. Am stärksten belastete sie aber die *„gewaltige Macht der Minne [= Liebe]“*. Sie wandte sich schließlich an ihren Beichtvater, der ihr riet das Buch zu schreiben, dessen Abfassung eine Form der Selbsttherapie darstellte.[21]

Mechthilds gesamte religiöse Welt war sexualisiert: „Er [der Geliebte, Jesus] durchküßt sie mit seinem göttlichen Munde (...). Er liebt sie mit aller Macht auf dem Lager der Minne, und sie kommt in die höchste Wonne und in das innigste Weh (...).“[22] Direkten Kontakt mit einem mehr väterlich beschriebenen Gott beschrieb Mechthild folgendermaßen: „Da nahm er sie in seine göttlichen Arme und legte seine väterliche Hand auf ihre Brust und schaute in ihr Antlitz.“[23] Trotz der sexualisierten Kontaktaufnahme zu Gott wertete sie ihren eigenen Körper und auch sexuellen Kontakt zwischen Menschen extrem ab. Mechthild bezeichnete ihren Körper als Mörder und Feind, als „pfuhligen Kerker“, als toten stinkenden Hund und als Sack.[24] Über die Eheleute verkündete sie, daß sie umso mehr himmlische Wonne entzogen bekommen, je mehr sie sich an „irdischen Dingen“ sättigten, d.h. also sexuelle Lust erlebt haben.[25] Infantile Vorstellungen zur Sexualität scheinen auch grundlegend für Mechthilds Darstellung der Erschaffung der ersten Menschen zu sein. Diese hatten laut Mechthild keine „Glieder der Schande“, d.h. keine Genitalien. Ihre Kinder, so der behauptete göttliche Entwurf, sollten sie durch heilige Liebe zeuge, also offensichtlich ohne Sexualität. Erst nach dem Sündenfall wurden beide „schmählich verändert am Leibe“, also mit Genitalien ausgestattet.[26]

In einer Passage über die Passion der liebenden Seele für Gott beschrieb Mechthild ein Szenario sexualisierten Leidens. Die Seele wurde in der Liebe zu Gott verraten, verkauft, ergriffen, geschlagen und geohrfeigt, entkleidet und geschändet.[27] Diese Vergewaltigung erlitt sie vor den Augen Gottes. Sie erlebte alle Qualen, die Jesus am Kreuz erlitten hatte. Es handelte sich hierbei um eine Identifikation mit Jesu Leiden (*Imitatio Christi*) und läßt sexuelle Mißbrauchserlebnisse vermuten. In einer Fegefeuer-Vision sah sie die Bestrafung unkeuscher Priester, die verbrannt wurden, die Haut abgezogen bekamen, mit feurigen Gabeln gepeinigt, von den Schnäbeln der Teufel zerhackt, gefressen und ausgeschieden wurden, nur um von ihnen gekocht, erneut gefressen und verdaut zu werden.[28] Die Höllen-Visionen Mechthilds enthalten eine Fülle analer Aggressionen: So beschreibt sie etwa die Bestrafung des Geizigen, der vom Teufel gefressen wird und *„unter dem Schwanz herausge-*

druckt", d.h. defäkiert wird.[29] Sie sah Sünder, die vom Teufel verschluckt wurden und in seinem Bauch leben mußten. Der Teufel dieser Höllendarstellungen scheint mit einer archaischen Mutter-Imago verknüpft. Die Hölle, so Mechthild, habe ein *„Haupt, das ist so häßlich und hat viele, mannigfaltige, gräßliche Augen"*[30] – womöglich eine Reminiszenz an den mißlingenden, entgleisenden frühen Blickkontakt mit Mutter oder Amme. Die Hölle mit Kopf und Bauch ist natürlich der entwertete, aversive und quälende mütterliche Körper.

Auch die Elternbilder anderer Mystiker waren extrem ambivalent, manchmal völlig aversiv. Die mit 5 Jahren an ein Kloster weggegebene Gertrud von Helfta (1256-1302) beschrieb eine brutale Umsetzung primitiv-symbiotischer Wünsche einer Mutter: *„Sieh: eine Mutter hat ein kleines Kind, das sie sehr liebt und das sie immer in der Nähe haben möchte. Das Kind aber will weglaufen, denn es will mit Gleichaltrigen spielen. Da stellt die Mutter in der Nähe Puppen auf und anderes, das Angst erregt, damit das Kind erschrickt und in den Arm der Mutter zurückläuft."*[31] Ihre Auffassung von der Mutter-Kind-Beziehung wird in einem Dialog mit Jesus deutlich, der sie fragte: *„»Hast Du je eine Mutter gesehen, die ihr Kind liebkoste?« Sie schwieg, sie konnte sich dessen nicht entsinnen."*[32] Es wundert nicht, wenn diese aversiven Eltern-Imagines pädophil abgewehrt wurden und Gertrud sich wünschte, mit dem Jesuskind eingewickelt zu werden. Sie schrieb dazu: *„(...) nicht einmal die dünne Windel sollte Dich von mir trennen, dessen Umarmung und Küsse den Honig an Süße übertreffen."*[33]

Margaretha Ebner (1291-1351) wurde hierbei noch erheblich deutlicher. Sie beschrieb in ihren *Offenbarungen* ihren Umgang mit einer hölzernen Puppe des Jesuskindes. In bestimmten Verzückungszuständen erlebte sie diese Puppe als belebt und führte Dialoge mit ihr. Diese Puppe, d.h. das halluzinierte Jesuskind, verlangte von ihr: *„Säugst du mich nicht, so will ich mich dir entziehen, so du mich allergernst hast"*.[34] Sie nahm daher die Puppe/das Kind aus der Wiege und legt es an die entblößte Brust *„mit großer Lust und Süßigkeit"* und stillte sie. Margaretha drückte sich Kreuze so fest auf ihre Brust, bis Hämatome entstanden und verbrachte Jahre ihres Lebens in Lähmungs- und Verzückungzuständen halluzinierend im Bett. Spontanremissionen zeigen, daß hier nicht körperliches, sondern psychisches Leiden beschrieben wurde.

Eine Art aggressiv-pädophiler Mystik betrieb Friedrich Sunder (1254-1328). Er erwähnte seine selbstbeschädigenden Askesepraktiken Fasten, Kniefälle und starke Schläge.[35] Er ging davon aus, daß Gott und die Gottesmutter, Engel und die Heiligen mit ihm redeten und daß Seelen ihn um Hilfe baten. Über seine Eltern schrieb Sunder: *„Darum, daß der Bruder auf Erden weder Vater noch leibliche Mutter hatte, die (ihm) nach seinem Tod seiner Seele*

Gutes taten, (deswegen) ergötzte ihn unser Herr wohl mit himmlischen Verwandten, derer er ihm viele gab."[36] Sunder ging also davon aus, daß sie nicht in den Himmel gekommen waren. Damit bezeichnete er sie indirekt als Sünder. Er erhielt aber von Gott für diesen Mangel eine riesige Ersatzfamilie. Der Apostel Andreas wurde sein Vater, Cecilia seine Mutter, Agatha seine Gemahlin. Sunder erhielt die übrigen 11 Apostel als Brüder, über 50 Heilige als Söhne und über 20 Heilige als Töchter und zahlreiche weitere Verwandte. Die sollten ihm über Traumata und Deprivationen hinweghelfen: *„Mit den Heiligen und mit anderen, die im Himmel sind, hat Gott den Bruder ergötzt (wegen) der Gebrechen, die er an leiblichen Verwandten hatte auf Erden (...).*"[37] Außerdem wurde er Papst im Himmel und von Gott zum König gekrönt.[38] Die Wünsche nach einer Wiedergutmachung für eine deprivierte Kindheit sind überdeutlich. Sunder demonstriert mit seinen Ausführungen den Zusammenhang zwischen der familialen Sphäre und den aus Abwehrgründen idealisierten religiösen Ersatzbildungen.

Sunder halluzinierte permanent das Jesuskind, insbesondere zur Weihnachtszeit. Eine Szene aus dem Jahr 1323 beschreibt er folgendermaßen:

> „(...), da sprach die Seele [Sunders] zu dem Kindlein: »Man sagt oft, wie stark du seist, daß niemand Deiner Stärke gleichen kann. Nun will ich fürwahr sehen, ob ich dich überwinden kann.« Und [Sunders Seele] fiel um das göttliche Kindlein und drückte es geschwind an sich und sprach: »Ich lasse dich nicht, wenn du mich nicht segnest.«"[39]

Das Jesuskind verlangte daraufhin von Maria Hilfe, die sie verweigerte. Die Seele Sunders ließ nicht locker, erzwang den Segen und das Versprechen des Jesuskindes, sich nie mehr von Sunder zu trennen. An anderer Stelle beschrieb Sunder, wie er das Jesuskind gebar, es stillte und sich unter Aufsicht Marias mit dem Jesuskind im Hochzeitsbett vereinigte. Sunder beschrieb dabei kaum verhüllt, wie er mit dem Kind den Geschlechtsverkehr ausübte. In der Szene verlangte das Jesuskind von seiner Mutter, sie solle das Bett für die Gatten bereiten, in dem beide ihre „Kurzweil" haben können: *„(...), da legte sich Jesuslein in das Bettlein, und Maria, seine heilige Mutter, die vereinte die selige Seele mit dem Jesuslein. Und die hatten also minnigliche Freude und Kurzweil miteinander vom Halsen und vom Küssen, mit Lachen und mit aller göttlichen Kurzweil (...)*"[40] Auch hier findet sich die pädophile Thematik.

Pädophilie geht mit Verschmelzungs-Phantasien einher. Berner weist wiederholt darauf hin, daß Pädophile in ihren Phantasien sich für zärtlich und fürsorglich halten und sich ihrer Dominanz und der Aggressivität gegenüber den kindlichen Sexualobjekten nicht bewußt sind. Das Kind wird simultan als groß und klein, als mächtig und hilflos phantasiert, was die Erregung erst ergibt.[41] Genau dieses Agieren ist bei Sunder dargestellt.

Ätiologisch werden traumatische Bedingungen diskutiert. Frühe Verluste und zugehörige Racheimpulse werden vermutet.[42] Berner weist darauf hin, daß bestimmte Formen der Kastrationsangst eine wichtige Rolle im Phantasieleben Pädophiler spielen, wobei diese Angst – anders als bei ödipalen Beziehungsmustern – tendenziell mit der aversiven Mutter-Imago verknüpft ist. Generell neigen Pädophile zu dyadischen Beziehungsmustern, die präödipal organisiert sind.[43] Im Sinne einer *Identifizierung mit dem Angreifer*[44] identifiziert sich der spätere Pädophile bei wachsender Angst vor der Mutter mit ihr, während Selbstvorstellung nach außen projiziert werden. Die somit erfolgende Objektwahl ist vom narzißtischen Typus.

Pädophil wirken auch Szenen, wie sie Heinrich Seuse (1295-1366) beschrieb. Er ließ sich in einer Halluzination von der Muttergottes das Jesuskind reichen und *„umfing den Geliebten in einer Stunde um die 1000 Mal. Er erschaute seine hübschen Äuglein, er besah seine kleinen Händlein, er grüsste sein zartes Mündlein, und alle seine kindlichen Gliedlein des himmlischen Hortes [= Schatzes] durchsah er, und hob dann seine Augen auf und schrie auf vom Wunder in seinem Herzen, dass der Himmelsträger so gross und so klein ist (...)“*[45] Die Beschreibung wirkt wie die Darstellung eines Koitus mit einem Kind.

Seuse bezeichnete seine Mutter als große Dulderin, deren Leiden durch den weltlichen Vater verursacht gewesen sei.[46] Seuse war extrem mit seiner Mutter identifiziert, lehnte seinen Vater, der adlig war, offensichtlich ab. Er nannte sich „Seuse“ nach seiner Mutter, nicht „von Berg“ nach seinem Vater.[47] In einer Vision erschien Seuse der eigene Vater, der sich leidend im Fegefeuer befand und den Sohn um Hilfe bat.[48] Dagegen zeigte die verstorbene Mutter ihm den *„großen Lohn, den sie von Gott empfangen hatte.“*[49]

Seuse beschrieb häufig eine orale Kontaktaufnahme zu Phantasmen. Unter anderem erlebte er, von Maria gestillt zu werden.[50] Aversive orale Kontakte überwiegen allerdings. In einer Halluzination bohrte ihm eine „ungeheure höllische Person“ einen Bohrer in den Mund.[51] In einer anderen Szene speiten ihm Schlangen ins Gesicht.[52] Beide Bilder wirken wie Reinszenierungen einer oralen Vergewaltigung. Zahlreiche symbolische Bilder und Metaphern verweisen auf ein solches Trauma. Seuse malte ein Bild, das den Zustand kurz vor der Mundbohrung darstellt.[53] Tiere und Dämonen attackieren ihn, insbesondere am Kopf. Verlängert man die Bewegungsrichtung des dargestellten Raben, zielt dieser direkt auf eine Eule. Raben galten nach Seuses Zeitgenossen Konrad von Megenberg als Feinde der Eulen, die mittelhochdeutsch als *„säuser“* bezeichnet wurden.[54] Seuse stellte somit den Gegensatz seiner Eltern bildnerisch dar.

Seuse war selbst unter den Mystikern einer der aggressivsten Selbstbeschädiger: Er trug auf dem Rücken ein Nagelkreuz, dessen Nägel in die Haut eindrangen. Eine Kette, die er auf der Haut trug, verursachte ebenfalls ständige Verwundungen, ebenso Nägel in der Unterwäsche.[55] Er ließ sich häufig zur Ader und fesselte sich jahrelang vor dem Schlafen mit einem System von Gürteln, Riemen und Schlössern. Seuse fastete extrem und praktizierte Schlafentzug und zum Teil bizarre asketische Rituale.[56] Der Beginn seiner zahlreichen Halluzinationen ging einher mit der Einschneidung des IHS-Zeichens in die Haut über dem Herz.[57] Selbstbeschädigung hängt gewöhnlich mit Erfahrungen sexuellen Mißbrauchs zusammen, worauf gegen Ende des Artikels nochmals eingegangen wird.

Auf vergleichsweise höherem psychischen Funktionsniveau als die übrigen Mystiker befand sich Katharina Tucher (†1448). Auch sie beschrieb pädophile Wünsche: *„Ich wollte sie [Maria als Baby] gebadet haben, auf meinem Arm getragen haben, jetzt wollte ich sie geküßt haben in ihr Mündlein."*[58] Aber diese Stelle ist bei ihr singulär, während die meisten Mystiker sehr häufig derartige Wünsche artikulieren. Katharina war ca. 60jährig und seit kurzem verwitwet, als sie ihre *Offenbarungen* schrieb. Sie erlebte halluzinativ, wie Jesus sie des Ehebruchs beschuldigte, was klarerweise auf echtes sexuelles Interesse an einem erwachsenen Partner schließen läßt. Dieses Interesse ist in keinem anderen mystischen Text nachweisbar. Bei Katharina fehlen sowohl psychosomatisches Agieren als auch die extreme Askese und Selbstbeschädigung, allerdings war sie Alkoholikerin.

Die Phase der Weggabe (15. Jahrhundert)

Ausnahmslos alle Autobiographen im 15. Jahrhundert erlebten als Kind die Trennung von ihrer Familie. Die älteste deutsche säkulare Autobiographie stammt von Burkard Zink (1396-1476) aus Memmingen/Bayern. Er verlor seine Mutter mit 4 Jahren und wurde von der Stiefmutter und seinem Vater mit 11 Jahren weggegeben. Zusammen mit einem Schüler mußte er von Memmingen 400 Kilometer über die Alpen bis nach Slowenien zu einem Onkel ziehen. Dort lebte er nicht etwa bei ihm, sondern wurde in die Kost gegeben.[59] Beide Brüder wurden ebenfalls weggegeben und starben als Kinder in ihren Koststellen. Erst mit 18 Jahren kehrte Zink (für kurze Zeit) zu seinem Vater zurück, ohne davor irgendeinen Kontakt mit ihm gehabt zu haben.

Als erwachsener Mann verirrte sich Zink einmal in einem Wald. Er ritt zwei Reisenden hinterher, die plötzlich verschwanden. Dann erlebte er eine ausgedehnte halluziniert Szene: Er sah ein Schloß ohne Türen und Fenster, von Dornen umgeben. Voller Angst fragte er sich, *„ob böse oder untreue Leute darinnen wären, sie könnten dich ermorden."*[60] Dann erschienen zwei Schweine, die ihn mit aufgerissenen Mäulern bedrohten. Mit Mühe gelangte Zink aus dem Wald und erkannte, daß alles nur „Gespenster", also Halluzinationen, waren. In der Gegend gab es gar kein Schloß. Jedes Element der Szene kann auf infantile Erlebnisse rund um die Weggabe zurückgeführt werden. Das Schloß entspricht dem Elternhaus, die Leute darinnen ebenso wie die Schweine symbolisieren die aggressive Stiefmutter und den Vater. Zink erwähnte sogar ein Schloß auf seiner Reise zum Onkel, in dem er Zwischenstation machte.

Der Sänger und Arzt Johann von Soest (1448-1506) wurde als 1jähriges Kind bei einem Unfall vermutlich von seiner Mutter mit siedendem Öl verbrannt und verlor dabei ein Auge. Beide jüngeren Brüder wurden weggegeben (vermutlich bereits als Baby) und starben in ihren Koststellen bzw. bei ihren Ammen. Schon als 9jähriger versuchte Soest zusammen mit einem Gaukler von seiner Mutter wegzulaufen.[61] Die hatte nach dem Tod des Vaters wieder geheiratet. Mit ungefähr 10 Jahren verließ er selbständig Mutter und Stiefvater und wurde Sänger am Hofe eines Herzogs. Er kommentierte hierzu: *„Meine Mutter vergaß ich gänzlich“*.[62] Hier wird zwar keine echte Weggabe geschildert, sondern ein aktives Wegstreben des Kindes. Allerdings wird die gravierende Beziehungsstörung unmittelbar deutlich. Soest beschreibt undeutlich sein Leben am Hof des Herzogs und erwähnt dabei häufig seine dort sich zeigende „Wollust“ –, vermutlich sind sexuelle Ausschweifungen angesprochen.[63] Als zwei Sänger aus England ihn in der Sangeskunst übertrafen, wollte er von ihnen lernen, folgte ihnen gegen den Willen des Herzogs und brach mit ihm. Weitere Hinweise lassen auf eine narzißtische Persönlichkeit und große Kränkbarkeit schließen, u. a. kastrierte Soest einen Feind bei einem Streit.

Ludwig von Diesbachs (1452-1527) Vater starb vor der Geburt Ludwigs und hinterließ seine schwangere Ehefrau mit den beiden älteren Kindern. Die Verwandtschaft bestimmte das weitere Schicksal der Kinder. Anscheinend erfuhr die Witwe nur Unterstützung von dem 22jährigen Vetter Ludwigs. Über die Familie schrieb Diesbach:

> „Item, als nun mein Bruder und meine Schwester nach Bern gebracht wurden, wurde ich, Ludwig, bei einem Schuhmacher in Köln einer Amme übergeben. Darüber wurde unsere Mutter zornig; das war durchaus verständlich, denn sie hätte uns gerne da unten behalten, bis sie unser Pfandkapital wieder ausgelöst hätte. Da man ihr aber uns alle wegnahm, wandte sie sich auch von uns ab. Das war nicht gut, denn Mütter sind stets nützlicher bei ihren Kindern als getrennt von ihnen.“[64]

Diesbach schildert die familialen Vorgänge zwar in bezug auf Motive kaum verständlich, doch kann seinen Formulierungen entnommen werden, daß die Mutter Gelegenheit hatte, sich den Kindern wieder anzunähern und diese

Möglichkeit verweigerte. Ludwig verbrachte 8 Jahre bei der Amme, beschreibt diese Zeit jedoch mit keinem Wort.

Wie aggressiv Diesbach gegen seine Mutter gewesen sein muß, zeigt sich in einer Fehlleistung: Diesbach erwähnte den Namen seiner Mutter einmal in der Handschrift und verschrieb sich dabei: Er schrieb *„Enely"* (= Anna) statt *„Elisabeth"*. Anna war seine Pflegemutter, zu der er mit 8 Jahren kam.[65]

Johannes Butzbach (1478-1516) aus Miltenberg wurde als 9 Monate altes Baby zu einer kinderlosen Tante weggegeben. Die schlug ihn, wenn er nicht gehorsam war und nahm den kleinen Butzbach zu sich ins Bett, wenn ihr Ehemann über Nacht nicht anwesend war.[66] Die Tante starb, als Butzbach 10 Jahre alt war. Er erwähnte alle Trauernden - nur nicht sich selbst. Butzbach lebte dann ungefähr ein halbes Jahr bei seinen Eltern. In dieser Zeit ließ die Mutter ihren Sohn wegen Schuleschwänzen von einem Lehrer bestrafen, der Butzbach blutig prügelte. Wenig später wurde er von seinen Eltern an einen umherziehenden „fahrenden Schüler" weggegeben.[67] Der prügelte ihn, beutete ihn zum Betteln aus und war so sadistisch, daß Butzbach ihm nach zwei Jahren weglief. Butzbach traute sich aber nicht, nach Hause zurückzukehren, sondern schlug sich zunächst allein durch, wurde dann aber von einem böhmischen Adligen entführt. Bei ihm verbrachte er als erneut ausgebeuteter Diener seine Zeit bis zum 18. Lebensjahr. Dann floh er unter abenteuerlichen Umständen zurück nach Miltenberg.

Butzbach wurde Benediktinermönch im Kloster Maria Laach und war ein glühender Hexenhasser. In Gedichten feierte er den Hinrichtungstod einer angeblichen Hexe, die einen Abt mit einem vergiften Käse ermordet haben soll. Diese Frau beschimpfte Butzbach als *„giftmischende Zauberin"*, *„allerübelste Zauberin"*, *„böse(s) Weib"* und *„schändliche entstellte Alte, verbrecherische Hure, geschwätzige Hündin, bissige Diebin"*.[68] Butzbach hob hervor, wie sexuell gierig diese Frau gewesen sei: *„Ein Dämon war ihr Freier und Ehemann, der mit ihr schlief, sooft sie es wollte. Denn sie war überaus geil und unersättlich (...)."*[69] Die Zusammenhänge zwischen dem Hexengedicht und der vermutlich sexualisierten Objektbeziehung zur Tante habe ich an anderem Ort ausführlich aufgezeigt.[70]

Aus einer sehr reichen Augsburger Kaufmannsfamilie stammte Matthäus Schwarz (1497-1574). Schwarz konzipierte seine Autobiographie als Darstellung seiner Kleidung in verschiedenen Lebensabschnitten. Als 3jähriger wäre er beinahe lebendig begraben worden: *„Da lag ich 9 Stunden in Krämpfen, daß man meinte, ich wäre gestorben: (Ich) ward eingenäht und gegen Sankt Ulrich getragen. Erzähle es mir einer nach: Ich rührte einen Fuß!"*[71] Ein Bild zeigt ihn eingenäht in das Leichentuch, getragen von einer Hausangestellten, die die Bewegung des Kindes spürte und ihm damit das Leben rettete. Weder Vater noch Mutter waren anwesend. Shorter gibt historische Beispiele dafür, daß

Eltern häufig bei der Beerdigung von Kindern unter fünf Jahren nicht anwesend waren.[72] Schwarz war vom Kleidungsthema geradezu besessen. Es ist zu vermuten, daß die Besetzung der Kleidung sich auch dem Erlebnis verdankte, eingenäht im Leichentuch beinahe vergraben worden zu sein. Schwarz lernte die Lektion, daß man ohne richtige Kleidung für tot erachtet werden kann. Die Aufmerksamkeit-erregende Kleidung wird zum Ersatz für fehlende Beachtung durch die Eltern. Schwarz kaufte sich in späteren Jahren neue Kleider meist am 20. Februar - seinem Geburtstag - während festliche Gelegenheiten keinen Anlaß mehr für derartige Ausgaben darstellen.[73] Die kompensative und wohl auch tröstende Funktion der Kleidung zeigt sich deutlich.

Die Mutter starb als Schwarz 5 Jahre alt war. Nach einer konfliktreichen Arbeit mit einem Hofnarren ergaben sich Konflikte des 8jährigen mit seinem Vater, der ihn kurzerhand zu einem Pfarrer weggab. Dieser Pfarrer schlug das Kind und hätte ihn einmal beinahe ertränkt.[74] Daraufhin lief Schwarz weg und lebte vom 9. bis 11. Lebensjahr bettelnd auf der Straße. Dann kehrte er zu seinem Vater und seinen 30 Geschwistern und Halbgeschwistern zurück.

Aus einer ganz anderen sozialen Schicht stammte Thomas Platter (1499-1582). Er war Sohn eines Bergbauern, der starb, als Platter noch ein Baby war. Seine Mutter stillte ihn nicht, was er ausdrücklich und bedauernd erwähnt, und gab ihn als kleines Kind bereits zu weiblichen Verwandten zur Betreuung.[75] Es ist fraglich, ob Platter überhaupt mit seiner Mutter je zusammen gelebt hat. Die endgültige Trennung erfolgte nach der Wiederverheiratung der Mutter als Platter etwa 3 Jahre alt war.

Bereits als 6jähriger mußte Platter die extrem gefährliche Arbeit des Ziegenhütens im Hochgebirge verrichten. Er war schlecht gekleidet und schildert mehrmals, wie er beinahe abgestürzt wäre. Die Tante Franzi sorgte dafür, daß er einen ungefährlicheren Arbeitsplatz erhielt. Sie stellt eine der sehr seltenen Ausnahmen in bezug auf Verwandte dar: Sie sorgte uneigennützig und erfolgreich für die Verbesserung der Lage des Kindes.[76] Seine eigene Mutter intervenierte dagegen niemals. Andere Verwandte beuteten ihn sogar aus oder mißhandelten ihn.

Mit 10 Jahren wurde Platter an einen etwas älteren Vetter, der fahrender Schüler war, weggegeben. Zusammen mit einer Gruppe zogen sie jahrelang bettelnd durch Deutschland. Trotz reichlich erbettelter Nahrung gaben die älteren Schüler den jüngeren nur verschimmeltes Brot zu essen.[77] Platter beschrieb Erlebnisse, die denen Butzbachs z.T. bis in die Einzelheiten gleichen. Bei beiden war die asymmetrische Beziehung zwischen Kind und fahrendem Schüler von Ausbeutung und Sadismus geprägt.
Als Platter nach Jahren des Herumziehens zu seiner Mutter zurückkehrte, begrüßte sie ihn mit den Worten: „(...) es verdrießt mich, daß du so hin und

herschlampest und ohne Zweifel nichts lernst. Lerntest du werken, wie dein Vater selig auch getan hat! Du wirst doch kein Priester, ich bin nicht so selig, daß ich einen Priester erziehe."[78] Die Mutter unterstützte ihren Sohn zwar niemals, aber sie delegierte ihn im Sinne Stierlins.[79]

In welchem Ausmaß sich traumatische Kindheitserfahrungen auf späteres Erleben auswirken können, zeigt sich in folgenden szenischen Zusammenhängen. Eine Predigt von Zwingli über Johannes 10, 11f. erlebte Platter, als *„zöge mich einer bei dem Haar über sich; zeigte auch an, wie Gott das Blut der verlorenen Schäfchen würde an den Händen der Hirten suchen, die an ihrem Verderben schuldig wären"*.[80] Daraufhin beschloß der katholisch aufgewachsene Platter zur protestantischen Religion zu konvertieren. Das Konversionserlebnis wurde von Platter dargestellt analog einer Kindesmißhandlung, die er bei dem Pfarrer erlebte, der ihm Lesen beibringen sollte und der denselben Namen wie sein Vater (Anthoni Platter) trug. Platter schreibt über seine Behandlung durch diesen Priester: *„Dieser schlug mich grausam übel und nahm mich viele Male bei den Ohren und zog mich von dem Boden auf, daß ich schrie wie eine Geiß, die am Messer steckt, daß oft die Nachbarn über ihn schrien, ob er mich wolle morden."*[81] Platter waren natürlich die Gleichnisse aus dem Erfahrungsbereich des Hirten besonders eingängig. In der Kindheitsszene erlebte Platter einen katholischen Priester, der ihn mißhandelte und damit alles andere als ein guter Hirte war. Dessen Hände waren – in metaphorischer Sprache – voll Blut unschuldiger Schafe. Thomas identifizierte sich mit diesem Schaf: Er hatte sich zuvor selbst als Geiß beschrieben, die am Spieß steckte – also litt und blutete. In der Konversionsszene erlebte er, wie Zwingli den Peinigern die Rache Gottes androht. Die Konversion ging mit der Reinszenierung eines Kindheitstraumas einher, wobei das begleitende Körpergefühl aus realen Kindheitserlebnissen Platters stammte. Gleichzeitig erfolgte der Austausch der bösen Vaterfigur (des Priesters Anthoni Platter) gegen die gute Vaterfigur (Zwingli). Platter beschrieb seine Abkehr von der mütterlichen Delegation zum Priesterberuf und vom Katholizismus: *„(...) ade, Pfaffenwerk! kein Pfaff werd ich nimmermehr."*[82] Er ersetzte die feindlichen Figuren der Kindheit und den Katholizismus, der ihm im Leben nicht weiterhalf, durch neue Vater-Figuren und den Protestantismus.

Kindheit nach der Reformation (ab dem 16. Jahrhundert)

Hermann von Weinsberg (1518-1597) stammte aus einer bürgerlichen katholischen Familie in Köln. Als Baby wurde er von seiner Mutter dadurch entwöhnt, daß sie ihre Brust schwarz färbte, um das Kind zu erschrecken und vom Trinken abzuhalten.[83] Einige Passagen verweisen auf ambivalente Gefühle der Mutter dem Kind gegenüber. Im Sample einzigartig ist eine Tröstungsszene mit dem Vater. Weinsberg hatte mit 18 Monaten eine Kinderkrankheit, war unruhig und schlief nachts nicht: *„(...) und wie mir oft gesagt wurde war ich damals gar ungeduldig und lästig gewesen, daß mein Vater nachts oft hat aufstehen müssen, mir auf einem Becken gespielt und gepfiffen, daß ich schweigen sollte.“*[84] Der Vater zeigte damit empathische Fürsorge, wie sie für keinen anderen Elternteil des Samples nachweisbar ist.

Weinsberg schreibt von körperlichen Bestrafungen durch beide Eltern, vor allem die Mutter habe ihn oft geschlagen.[85] Als sie den 6jährigen einmal sehr geschlagen hatte, rannte er zum Vater und beklagte sich darüber. Der hatte Verständnis für seinen Sohn und fragte ihn: *„Wohlan, was rätst du dazu? Wollen wir deine Mutter aus dem Haus treiben, oder wollen wir oben auf dem Saal wohnen und deine Mutter unten im Haus wohnen lassen?“*[86] Weinsberg begnügte sich mit ersterer Lösung. Das Mutter-Sohn-Verhältnis scheint wiederum konfliktreicher als das Vater-Sohn-Verhältnis. Der Vater nahm seinen Sohn ernst und schlug phantasmatische Lösungen vor, die der Aggression des Jungen einen Raum gewährten.

1536 glaubte die Mutter Weinsbergs, verhext zu sein.[87] Herz- und Brustschmerzen führte die Mutter auf eine vermeintliche Hexe zurück, eine Frau aus der Nachbarschaft. Auffällig ist die Tatsache, daß die Mutter sich an derjenigen Körperregion von einer Frau verzaubert fühlte, die für den Sohn bei der Entwöhnung erschreckend-schwarz gefärbt wurde: die Brust. Die vermeintliche Hexe kann als Repräsentantin ihrer frühen Mutter im Zusammenhang mit mißlingenden Objekterfahrungen verstanden werden. Weinsberg und sein Vater wollten der Mutter diese „Phantasie“ ausreden. Die Mutter bestand aber darauf, ihre Schmerzen mit christlichen Messen und mit magischen Methoden zu behandeln, bei denen Knochen von Toten verwendet wurden. Der 19jährige Weinsberg und sein Vater entwickelten dagegen die Theorie, daß die Brustschmerzen vom Spinnen kamen. Die Mutter solle die einseitige Belastung vermeiden. Sie folgte dem Rat, und daraufhin trat tatsächlich eine Besserung ein. Weinsbergs Reaktion auf die Phantasien der Mutter entsprach seinen Besetzungen der beiden elterlichen Objekte: Es gelang ihm, seine vermutlich problematischen Früherfahrungen mit seiner Mutter dadurch zu kompensieren, daß er sich mit dem realistischeren und auch emotional zugewandteren Vater identifizierte. Tatsächlich läßt sich nicht eine einzige sinnvolle und zugewandte Interaktion mit der Mutter rekonstruieren; dagegen sprechen mehrere rekonstruierbare Interaktionen mit dem Vater schon im Kleinstkindalter für eine weitgehend normale Zuwendung.

Der Autor Weinsberg artikulierte selten echte eigenständige Stellungnahmen zu politischen oder weltanschaulichen Fragen. Zum Problem der Existenz von Hexen und Magie äußerte er sich allerdings recht dezidiert. Er schrieb, daß es „böse Leute“ seien, die andere Personen der Zauberei beschuldigten und sie dadurch in Verruf brächten.[88] Er erkannte also die sozialen Ursachen und Folgen der Denunziationen. Er analysierte sogar, wie das Gerücht entstand, daß jemand eine Hexe sei und wie sich die Evidenz lediglich durch den Verdacht sowie dessen ungeprüfte Weitergabe ergab. Seine hier echt moderne Skepsis hing mit seiner Beziehung zum Vater und dessen Ansichten zusammen und entsprach einer Distanzierung zu Auffassungen seiner Mutter.

In der Familie von Bartholomäus Sastrow (1520-1603) gab es eine Tradition der Gewalt. Sein Großvater wurde ermordet, und sein Vater sah diesen Mord als Kind. Der Vater tötete einen Mitbürger im Streit um eine kleine Menge Butter. Sastrow wurde von seinem Vater häufig verprügelt. Man versteht, warum „Erwachsen-Werden“ von Sastrow als „der Rute entwachsen“ bezeichnet wird.[89] Beinahe hätte ihn sein Vater sogar getötet:

> „Meine Eltern erzogen ihre Kinder zwar wohl; mein Vater war etwas hastig, und wenn die *Cholera* [=Wut] überhand nahm, konnte er kein Maß halten. Denn einstmals erzürnte er sich über mich; er stand im Stall, ich aber unter der Tür des Stalls. Er erwischte die Steckengabel, warf die nach mir. Ich entsprang dem Wurf, der war so geschwinde, daß die Gabel in einen eichenen Badstubenständer so tief zu stecken kam, daß man sie mit Gewalt herausziehen mußte. Da hat denn der gnädige Gott des Teufels Vorhaben, gegen meinen Vater und mich, vorsichtig verhindert.“[90]

Hervorzuheben ist das Weltbild Sastrows, das es ihm erlaubte, die mörderische Aggression des Vaters auf die Teufels-Imago zu verschieben. Die Mutter wird als nicht so aversiv wie der Vater dargestellt. Unempathische Beziehungen prägten jedenfalls Sastrows Kindheit. Er sah im Alter von elf Jahren eine Hinrichtung, deren Details er genau beschrieb.[91] Allerdings wurde Sastrow nicht weggegeben, wenn auch immerhin bei einem Umzug der Mutter für längere Zeit beim Großvater zurückgelassen. Unterstützung bei der beruflichen Ausbildung erhielt er nicht. Sastrow konvertierte als Erwachsener zum Protestantismus.

Als erster Autobiograph des Samples wuchs Felix Platter (1536-1614) bereits als Kind in der protestantischen Konfession auf. Seine Versorgung als Baby scheint von Ammen übernommen worden zu sein. Bereits als Baby entwickelte Platter eine Abscheu vor dem verstümmelten Finger einer Amme, mit dem sie ihm Brei fütterte.[92] Außerdem wurde Platter als Baby von der Mutter in den Finger geschnitten. Beide Erlebnisse scheinen den Boden für eine extrem gesteigerte Kastrationsangst bereitet zu haben, an der Platter zeitlebens litt. Sie zeigte sich in seinem Ekel vor vielen Dingen und dem Symptom einer Ringphobie. In einer Szene steckte sich seine Schwester Ursel eine Art Ring aus einer zerschnittenen Gurgel an den Finger und wollte ihren 12jährigen Bruder damit berühren. Felix floh davor, und die Schwester jagte ihm nach. Später hatte er vor Ringen aus jedem Material sowie runden Objekten mit Loch Ekel empfunden. Die Abscheu vor Ringen bzw. die Ringphobie scheint also auffällig mit einer sexuellen Symbolik verknüpft. Der Szene mit der Schwester ging das Erleben mehrerer Hinrichtungen von Sexualstraftätern voraus, die z.T. durch Enthauptung hingerichtet wurden. Schon im Alter von neun Jahren sah er seine erste Hinrichtung, zu der ihn sein Vater *„an der Hand hinausführte"*.[93] Felix Platters Darstellungen von Hinrichtungen sind sehr zahlreich und weisen als gemeinsames Merkmal auf, daß sie betont kühl, sachlich und distanziert sind.[94] Er beschreibt die Details der Hinrichtung wie beispielsweise das Foltern mit glühenden Zangen. Der Eindruck eines derartigen Geschehens auf ein Kind ist natürlich extrem. Der erzieherische Hintergrund, das Erschrecken und die Demonstration von Gewalt bei einem Verstoß gegen die Ordnung, wird sehr deutlich. Platter verdichtet in dem Symptom der Ringphobie Erfahrungen von durchtrennten Hälsen, Kastrations- und Mordimpulsen und prekären sexuellen Wünschen. Felix Platter wurde später ein berühmter Arzt. Als Sublimierung früher Sexualneugier und Bearbeitung der Kastrationsangst ist wohl seine Entdekkung und Beschreibung des Hymens anzusehen. Auch auf psychiatrischem Gebiet war Platter bedeutend.

Felix Platter wurde von seinem Vater Thomas Platter manchmal schwer geschlagen, bekam von ihm aber auch Zuwendung, insbesondere wenn er die geforderten Delegationen erfüllte. Er wurde regelrecht von seinem Vater emotional erpreßt, eine Karriere als Arzt zu absolvieren. Thomas Platter schrieb im September 1555 an seinen 19jährigen Sohn, der in Montpellier Medizin studierte: *„(...) oh, daß Gott wolle, daß ich das [Promotion und Heirat des Sohnes] erlebe (...), sonst wollte ich, du wärest auch mit deinen anderen Schwesterlein längst vergraben."*[95] Die Schwestern waren Jahre zuvor an der Pest gestorben. Platter erfüllte die Wünsche seines Vaters und war ein gehorsamer Sohn.

Veit Konrad Schwarz (1541-ca. 1587), der Sohn von Matthäus Schwarz, wurde wie Felix Platter im Hause der Eltern von Ammen und Dienstmädchen aufgezogen. Auch er wurde als Kind nicht weggegeben. Sein Vater schrieb ein (nicht erhaltenes) Buch über die Bosheiten seiner drei Kinder. Neben der Konzentration auf die negativen Eigenschaften der Kinder ist aber auch Zuwendung des Vaters zu erkennen. Er schenkte seinem Sohn etwa ein goldene Uhr. Deutlich wird, daß er seinem Sohn Veit erheblich mehr Empathie entgegenbrachte als er selbst erhalten hatte. Ausgeprägte Ambivalenz prägte somit die Vater-Sohn-Beziehung.

Andreas Ryff (1550-1603), der Sohn eines protestantischen Baseler Tuchhändlers, wurde als Kind geschlagen und zeitweise weggegeben: Als 10jähriger wurde er im Austausch gegen einen anderen Jungen nach Genf gebracht. Dort ging er manchmal zur Schule, meist aber mußte er für seinen neuen Herrn in dessen Gasthaus Arbeit verrichten, *„als ob ich sein verdingter Knecht gewesen wäre"*.[96] Ryff wurde danach zur Lehre bei verschiedenen Handwerkern und Gewerbetreibenden untergebracht. Anders als bei zahlreichen Autobiographen des 15. Jahrhunderts blieb aber der Kontakt zum Elternhaus lebenslang erhalten.

Auch Augustin Güntzer (1596 bis ca. 1656) gehörte der protestantischen Konfession an. Bereits als Kind war er von zahlreichen Krankheiten befallen und schrieb darüber und über sein angstvoll zugebrachtes *„sündliches Leben"*.[97] Im Alter von 12 Jahren wurde Güntzer vom Vater nach Lothringen verdingt. Güntzer kommentiert das Verlassen der Familie folgendermaßen: *„Mit Freuden zog ich von Hause weg, damit ich doch etwas lernen möge."*[98] Zwei Jahre später wurde er vom Vater zurückgeholt, nachdem die Mutter zwei Tage zuvor gestorben war.[99] Zurück bei seinem Vater mußte Güntzer enorm hart arbeiten und erkrankte schwer:

> „Viel Leute geben meinem Vater Unrecht, daß er mich also hart hielte, er aber gab denselbigen zur Antwort: Müßiggang macht böse Buben und Schelmen und giebt endlich gern Galgenschwingel. Er predigt mir Tag und Nacht und dräuet mir meinen Untergang und schändlichen Tod, sofern ich mich nicht werde fromm und ehrlich halten. Ich verstund zwar selber nicht, wie er es so gut gegen mir gemeint und so ein lieber Vater war, daß er mich so streng hielt. Wollte zu Zeiten einmal heimlich hinweggehen, aber hernach dankte ich ihm oftmalen."[100]

Am Ende identifizierte Güntzer sich also doch mit dem aggressiven Vater und dankte ihm für die harte Erziehung. Güntzer war zeitlebens – wohl psychosomatisch bedingt – krank, zeigte eine gravierende depressive Symptomatik, kämpfte gegen Suizidimpulse und litt wohl an Alkoholismus. Trotz all dem dankte er der Vater-Imago Gott, daß dieser ihn züchtigte *„mit mancherlei Kreuz und Plagen, damit meine Seele nicht in Wollust ersäufet."*[101]

Als Sohn eines protestantischen Pfarrers wurde der zu seiner Zeit bekannte Barockdichter Sigmund von Birken (1626-1681) geboren. Er ist ein prototypischer Vertreter des psychisch intrusiven Erziehungsmodus, der sofortigen Gehorsam und die Erzeugung von Schuldgefühlen beinhaltet:

> „So stamme ich von frommen Eltern ab und wurde von ihnen auch fromm erzogen, in der Ordnung und Zucht des Herrn (Eph. VI. 4). Die Bosheit der mutwilligen Jugend – wie wir denn von Natur aus zum Abweichen von der geraden Bahn neigen – straften sie streng mit Worten und Schlä-

gen. Das Bemühen um Frömmigkeit ist mir von klein auf ernstlich eingeprägt worden. (...) Bei ihrem Aufgang und bei ihrem Untergang sah uns die Sonne singen, beten, die Psalmen und Bibelauszüge vorlesen. (...) Solche Frömmigkeitsübung begleitete uns, wenn wir zu Tisch und zu Bett gingen und wenn wir uns wieder erhoben. (...) Hinzu kam täglich dreimal eine Lesung aus der Heiligen Schrift. So lasen wir sie in einem Jahr von Anfang bis Ende."[102]

Eph. 6, 4 lautet: *„Ihr Väter, reizt eure Kinder nicht zum Zorn, sondern erzieht sie in der Zucht und Weisung des Herrn."* Birken schildert also die strenge Erziehung seiner Eltern und nennt dabei einen Bibelvers, der die Eltern zur Einhaltung von Mäßigung bei der Ausübung elterlicher Erziehungsgewalt mahnt. Diese Nennung scheint eine hintergründige Kritik an den Handlungen der Eltern, evtl. besonders des Vaters darzustellen. Die Erwähnung der Mahnung zur Mäßigung enthält vermutlich den Nebensinn, daß dieses Maßhalten zumindest manchmal nicht erfolgte. Die unterschwellige Kritik an den Eltern durch Birken erfolgt in den Formulierungen des Bibelwortes, das absolute Autorität für die protestantischen Eltern darstellte. Weggabe spielt in dieser Kindheit keine Rolle.

Der Barockschriftsteller Johann Beer (1655-1700) stammte aus einer protestantischen Familie aus Ober-Österreich und hatte 15 Geschwister. Sein Leben wurde überschattet von einem tragischen Unfall: Der 4jährige Beer und seine beiden jüngeren Brüder spielten im Garten „Kuchen essen" mit giftigen Früchten. Während er die Früchte hinter sich warf, aßen beide Brüder davon und starben am nächsten Tag.[103] Kurze Zeit später wurde er zu seiner Großmutter weggegeben, wo er einen Unfall hatte.[104] Die chronikalische Autobiographie enthält die Darstellung und Nennung von sehr vielen Unfällen -, Beer war geradezu besessen von diesem Thema. Psychodynamisch geht es dabei um die Externalisierung der kaum bewältigbaren Schuldgefühle wegen des tragischen Todes der Brüder. Die Weggabe zur Großmutter hatte diese Schuldgefühle wohl weiter verstärkt. Beer scheint unbewußt geglaubt zu haben, daß ein Unfall, den er erleidet, seine Schuld verringern und büßen würde. Nach der Rückkehr von dem einjährigen Aufenthalt bei der Großmutter wurde er erneut weggegeben, diesmal an die kinderlose Schwester des Vaters. Danach folgten Aufenthalte in diversen Schulen bzw. Internaten. Nicht nur Beer wurde von der Familie weggegeben, sondern auch Geschwister.[105]

In literarischen Zusammenhängen sann Beer beiden Eltern den Erschießungstod an. So ließ Beer seinen Helden in einer fiktiven Autobiographie sich darüber freuen, daß sein Vater *„mit einer Stück-Kugel zu Tode geschossen"* wurde.[106] In einem weiteren Roman Beers, findet sich eine Passage, die als aggressive Phantasie zur Mutter-Kind-Beziehung verstanden werden kann.

Der von der Welt enttäuschte Held verbringt eine Zeit als Einsiedler auf einem Berg. Dort begegnet ihm eine Bärin, die er erschießt und deren Jungen er aufzog.[107] Die Interpretation der Szene beruht auf der Gleichheit des Nachnamens *Beer* mit dem Opfer der Aggression des Helden: Das Tier wurde in barocker Orthographie mit „Beer" bezeichnet. Insofern ist die Szene mit der Tötung des Bären als exzessive, wenngleich literarisch sublimierte Aggressionsentbindung gegen die Mutter zu interpretieren. Das Aufziehen der Jungen durch den Helden artikuliert die Phantasie, den Bären-Jungen eine bessere Mutter zu sein. Als zentral erscheint die Tatsache, daß Beer Vater und Mutter literarisch den Tod durch Erschießen ansann, genau die Todesart, an der Beer tragischerweise selbst starb: Er erlitt einen Jagdunfall und wurde dabei in den Hals geschossen.[108] Dabei legieren sich das Unfall-Thema und die Erschießungsphantasien. Das Wirken extremer unbewußter Schuldgefühle aus der frühen Kindheit, aber auch die Wut über weggebende Eltern könnte nicht eindringlicher für ein historisches Subjekt belegt werden.

Die historische Entwicklung elterlicher Empathie

Was läßt sich nun anhand des dargelegten Materials über den Wandel der Kindheit – also den Wandel der Objektbeziehungen – in Deutschland vom 13. bis 17. Jahrhundert aussagen? Innerhalb des Samples sind drei Kindheitsphasen zu erkennen, die eng korreliert sind mit religiösen Strukturen: Zunächst finden sich die infantizid-sexualisierten Kindheiten der Mystiker. Es folgt eine Phase der Weggabe. Ungefähr ab der Reformation (Thesenanschlag Luthers: 1517, Zwingli in Zürich 1523, Bauernkrieg: 1524) entsteht eine Vielfalt von Beziehungsformen. Der Wandel des Gottes-Phantasmas geht mit dem Wandel der Eltern-Imagines bzw. dem Wandel der Eltern-Kind-Beziehungen einher. Es ist dabei zunächst nicht entscheidbar, welcher Wandel als kausal bedeutsamer einzuschätzen ist. Der Wandel der Familienbeziehungen könnte den Wandel religiöser Strukturen verursachen, ebenso auch umgekehrt.[109] Der Fall des Katholiken Weinsberg beispielsweise zeigt, daß die reformatorischen Prozesse unmöglich ursächlich relevant für die emotionalen Fähigkeiten seines Vaters sein können. Aus psychohistorischer Sicht stellt der Wandel der Kindheit einen eigenständigen Funktions- und Untersuchungszusammenhang dar, der sich nicht auf religiöse oder materielle Wirkfaktoren reduzieren läßt. Weinsbergs veränderte Kindheit wurde klarerweise nicht von der Veränderung der sozialen Institution Kirche verursacht, sondern von anderen Wirkkräften. Innerhalb psychohistorischer Theoriebildungen kann als eine mögliche Verursachung die spontane Tendenz von Familien zur Vergrößerung empathischer Zuwendung ins Auge gefaßt werden. DeMause vermutete die Existenz einer geschichtsmächtigen Wirkkraft, die dadurch entsteht, daß Eltern ihre abgewehrten Ängste vor dem eigenen Kind sukzessive bearbeiten und integrieren. Wenn diese zweite Angstbearbeitung – unter günstigen Umständen – stattfindet, kommt es dazu, daß Eltern (etwas) empathischer zu ihren Kindern sind als sie es selbst erlebt haben. Diesen spontan auftretenden Durcharbeitungsprozeß vergleicht deMause mit dem Durcharbeiten von Kindheitskonflikten innerhalb der psychoanalytischen Therapie, *„zu dessen charakteristischen Merkmalen ebenfalls die Regression und eine zweite Gelegenheit, sich mit den Ängsten der Kindheit auseinanderzusetzen, gehören."*[110] Durch diese zweite Angstbearbeitung verändern sich Familien spontan, so deMause. Es entstehen dabei historisch neue Persönlichkeiten, deren Auftreten historischen Wandel kausal bewirkt. Die historisch neuen Persönlichkeiten haben, folgt man der vorzulegenden empirischen Evidenz, weniger gravierende Traumata erlebt als ihre Vorgänger. Psychoanalytisch ausgedrückt bedeutet das, daß historisch neue Objektbeziehungen auf jeweils höherem Reife- und Integrationsniveau entstehen.[111]

Dieser evolutionäre Wandel der Kindheit – d.h. die im historischen Verlauf feststellbare Verringerung von deprivierenden und traumatisierenden Kindheitsbedingungen – wird im weiteren mit Hilfe des psychogenetischen Schemas herausgearbeitet. Dazu wird das psychogenetische Schema auf die hier untersuchten autobiographisch dargestellten Eltern-Kind-Beziehungen angewendet. Aufgrund der rekonstruierten Beziehungserfahrungen der einzelnen Autobiographen wird er jeweils einem psychogenetischen Modus zugewiesen. Ich habe anderenorts diese Zuweisung ausführlich begründet;[112] an dieser Stelle seien skizzenartige Hinweise hierzu ausgeführt.

Alle Mystiker sind einem Beziehungsmodus unterhalb des Weggabe-Modus zuzuweisen, den man mit deMause den „infantiziden" nennen könnte. Tatsächlich finden sich in den mystischen Biographien und Autobiographien Hinweise auf infantizide Impulse der Eltern, aber auch der Mystiker selbst.[113] Insbesondere ist an dieser Stelle die extreme Sexualisierung der Beziehungen hervorzuheben, insofern könnte man den zugehörigen Modus auch den *„sexualisierten Modus"* nennen. Einschränkungen hierzu sind in bezug auf den Fall der Katharina Tucher zu machen, die tatsächlich einen Übergang zwischen Mystikern und säkularen Autobiographen bzw. zwischen dem infantizid-sexualisierten und dem weggebenden Modus bildet. Mystiker spalten ihre Objekt- und Selbstbilder und bringen unter Einsatz der sogenannten „primitiven Idealisierung" im Sinne von Kernberg die „total guten" und „total bösen" Objekt-Imagines hervor.[114] Sie zeigen damit in ihren religiösen Phantasien, in ihren exzessiven Selbstbeschädigungen, in ihrer unintegrierten Aggression und in ihrer prekären Sexualität die typischen Merkmale des Borderline-Syndroms. Dieses Störungsbild kommt zwei- bis dreimal häufiger bei Frauen als bei Männern vor. Rohde-Dachser arbeitet in bezug auf die Ätiologie des Borderline-Syndroms die Rolle des sexuellen Mißbrauchs heraus und macht darauf aufmerksam, daß sexueller Mißbrauch bei Mädchen häufiger vorkommt als bei Jungen und für das Überwiegen weiblicher Patientinnen womöglich verantwortlich zu machen ist.[115] Entsprechend vermute ich, daß der große Überhang weiblicher Erlebnismystiker durch häufigeren sexuellen Mißbrauch von Mädchen auch in der Vergangenheit zu erklären ist.[116]

Die säkularen Autobiographen weisen erheblich integriertere Persönlichkeitstrukturen auf. Auch dies ist ursächlich mit spezifischen Kindheitserfahrungen zu erklären. Zink, Soest, Diesbach, Butzbach, Matthäus Schwarz, Thomas Platter und Beer sind klarerweise dem Weggabe-Modus zuzuweisen. Die übrigen Zuordnungen sind etwas komplexer zu begründen. Im folgenden soll die Kategorisierung skizziert werden, wobei die Zuordnung entsprechend dem Elternteil mit dem höheren psychogenetischen Modus vorgenommen wird. Weinsbergs Vater zeigt empathische Zuwendung für seinen Sohn im Babyalter, während die Mutter häufig problematische Beziehungsformen zeigt. Weinsberg hatte den mit Abstand zugewandtesten Vater innerhalb des Samples. Dem älteren Sohn galt häufig eine intrusive Form der Zuwendung, dem Baby gegenüber kann sogar eine Zuweisung oberhalb des intrusivem Modus gerechtfertigt werden. Sastrow wurde nicht weggegeben, allerdings einige Zeit bei dem Großvater „zurückgelassen". Eine Zuweisung zum ambivalenten Modus scheint insgesamt gesehen angemessen. Felix Platter wurde sowohl intrusiv mit Hilfe der Erzeugung extremer Schuldgefühle erzogen als auch körperlich schwer gestraft. Für den intrusiven Modus spricht, daß der Vater seinem Sohn bei der Erfüllung der geforderten Delegation (Arztberuf) hilft, etwas, das bei Sastrows Familie nicht zu erkennen ist. Die Zuweisung Sastrows ergibt daher einen Modus zwischen der Ambivalenz und der Instrusion. Veit Konrad Schwarz wurde nicht wie sein Vater weggegeben, sondern zu Hause von Ammen und Kindermädchen betreut. Mehrere Hinweise auf den ambivalenten Modus liegen vor, darunter die literarische Konzentration des Vaters auf die Bosheit seine Sohnes. Ryff ist im ambivalenten Modus aufgewachsen; seine Kindheit weist sogar Weggabeaspekte auf. Güntzers Kindheit weist Aspekte des ambivalenten Modus auf; die ausgeprägte religiöse Unterweisung ist als intrusiv zu bezeichnen. Insgesamt gesehen, wird Güntzer zwischen den beiden genannten Modi eingeordnet. Birken schildert eine religiös eingebundene Erziehung, die dem intrusiven Modus zuzuordnen ist. Beer, wie gesagt, ist eindeutig im Weggabe-Modus aufgewachsen. In der Übersichtstabelle (S.66) sind einige relevante Kenndaten des Samples zusammengetragen.

Auf die Phase der mystischen Autobiographien folgen säkulare Autobiographien. In bezug auf die Aspekte der Kindheit erkennt man innerhalb der Graphik im wesentlichen drei Abschnitte: Auf die „infantizide" bzw. „sexualisierte" Kindheit der Mystiker (hier: vom 13. bis 15. Jahrhundert) folgt eine Phase der Weggabe (15. Jahrhundert). Zeitlich synchron mit der Reformation ergeben sich Modi oberhalb der Weggabe. Mit Weinsberg tritt 1518 bereits ein relativ hochentwickelter Modus auf. Verbreiteter sind allerdings ambivalente Erziehungsformen.

Während der Fall Felix Platter lediglich geringfügig vom psychogenetischen Modell abweicht, erzwingt der Fall Weinsberg eine zeitliche Revision. Insgesamt ergibt sich der Eindruck, daß – in bezug auf den deutschsprachigen Raum – bis zum 16. Jahrhundert die psychogenetischen Vorhersagen die affektive Qualität der Kindheit überschätzen und ab dann unterschätzen.

Es ist nun zu fragen, inwiefern die obige Graphik individueller Kindheiten den Wandel bzw. die Evolution der Kindheit der damaligen Gesamtbevölkerung wiedergibt. Der hier gewählte Zugang zur Kindheit basiert auf Autobiographien. Das Herstellen von Texten war damals nur einer winzigen Bevölkerungsgruppe möglich. Diese extreme Selektion zwingt zur Vorsicht beim Schluß von der Stichprobe auf die Population. Für die säkularen Autobiographien gilt klarerweise, daß sie ein Bild der Kindheit ergeben, daß für die weitaus privilegiertesten Personen ihrer Zeit gilt: a) Die Autoren hatten ihre Kindheit überlebt; b) konnten lesen und schreiben; c) hatten materielle Ressourcen frei, eine Autobiographie zu schreiben und hatten d) keine schwerwiegenden seelischen oder geistigen Defekte, die eine Abfassung der Autobiographie unmöglich machten. Mit gesteigerter Wahrscheinlichkeit lag e) die Abstammung aus materiell privilegierten Schichten und f) gute Bildung vor. Daraus läßt sich ableiten, daß der Autobiograph tendenziell gute materielle Kindheitsbedingungen hatte. Kindheit dürfte somit durch die Vertreter des Samples nach „oben abzuschätzen" sein, d.h. historische Kindheit war wohl kaum „besser", als aufgrund der Autobiographien des Samples zu rekonstruieren ist.[117] Insofern sind die psychogenetischen Vorhersagen, die sich auf ganz Europa beziehen, in bezug auf Deutschland zu präzisieren: Der Weggabe-Modus war in Deutschland auch für privilegierte Schichten bis zum 16. Jahrhundert weit verbreitet, und der ambivalente Modus wurde womöglich erst nach der Reformation entwickelt.

Diese Abschätzung nach oben läßt sich so klar für die mystischen Texte nicht belegen. Schon zu ihrer Zeit waren die Mystiker, insbesondere aber die Mystikerinnen, auffällig und marginalisiert. Andererseits gilt auch in bezug auf die Gruppe der Mystiker, daß sie großteils aus materiell privilegierten Schichten stammten. Gleichwohl könnte es sich um eine Subgruppe von

Tabelle 1: Übersicht über Kenndaten des Samples

Nr	Name	Datum	Konfession	Hinweis auf Schicht	Schicht U=Unter- M=Mittel- O=Oberschicht	Alter bei Trennung von der Familie	Modus der Orientierungsfamilie	Früher Verlust von Elternteilen; Alter bei Verlust (bis max. 14 Jahre)	Anzahl der Geschwister
1	Mechthild v. Magdeburg	1207-1290	kath.	Eltern: adlig	O	nach 12	infantizid/ sexualisiert		mind. ein Bruder
2	Friedrich Sunder	1254-1328	kath.	?	?	früh (?)	infantizid/ sexualisiert	früh	?
3	Gertrud v. Helfta	1256-1302	kath.	?	?	5	infantizid/ sexualisiert		?
4	Margaretha Ebner	1291-1348	kath.	Eltern: wohlhabende Bürger	O	?	infantizid/ sexualisiert		Geschwister
5	Heinrich Seuse	1295-1366	kath.	Vater: adlig	O	13	infantizid /sexualisiert		mind. eine Schwester
6	Katharina Tucher	† 1448	kath.	Ehemann: reicher Kaufmann	O	?	*integrierter als die übrigen*		?
7	Burkard Zink	1396-1476	kath.	Vater: Handwerker	M	11	Weggabe	Mutter (mit 5 J.)	3
8	Johann v. Soest	1448-1506	kath.	Vater: Handwerker	M	10	Weggabe	Vater (mit 3 J.)	2
9	Luwig v. Diesbach	1452-1527	kath.	Eltern: adlig	O	1	Weggabe	Vater (mit 1 J.)	2

10	Johannes Butzbach	1478-1516	kath.	Vater: Handwerker	U (?)	1	Weggabe		?
11	Matthäus Schwarz	1497-1574	kath.	Vater: reicher Kaufmann	O	8 ½	Weggabe	Mutter (mit 5 J.)	30 Geschwister und Halbgeschw.
12	Thomas Platter	1499-1582	kon-vert.	Eltern: Bergbauern	U	1	Weggabe	Vater (mit ca. 1 J.)	5
13	Hermann v. Weinsberg	1518-1597	kath.	Vater: Kaufmann	M	13	Intrusion/ Sozialisation		10
14	Bartholomäus Sastrow	1520-1603	kon-vert.	Vater: Kaufmann	M	8	Ambivalenz		7
15	Felix Platter	1536-1614	prot.	Vater: Lehrer, Buchdrucker	M	-	Ambivalenz/ Intrusion		3
16	Veit Konrad Schwarz	1541-1587	kath.	Vater: reicher Kaufmann	O	13	Ambivalenz		2
17	Andreas Ryff	1550-1620	prot.	Vater: Handwerker	M	10	Ambivalenz		5
18	Augustin Güntzer	1596-1656	prot.	Vater: Handwerker	M	12	Ambivalenz/ Intrusion	Mutter (mit 14 J.)	8
19	Sigmund v. Birken	1626-1681	prot.	Vater: Pfarrer	M	-	Intrusion	Mutter (mit 7 J.)	5
20	Johann Beer	1655-1700	prot.	Vater: Gastwirt	U (?)	5	Weggabe		15

In der folgenden Graphik werden die Modi und Konfessionen des untersuchten Samples in ihrem historischen Verlauf dargestellt.

Tabelle 2: Zeitliches Auftreten der psychogenetischen Modi und Konfessionen in Deutschland (grau unterlegter Bereich entspricht den theoretischen Vorhersagen des psychogenetischen Ansatzes)

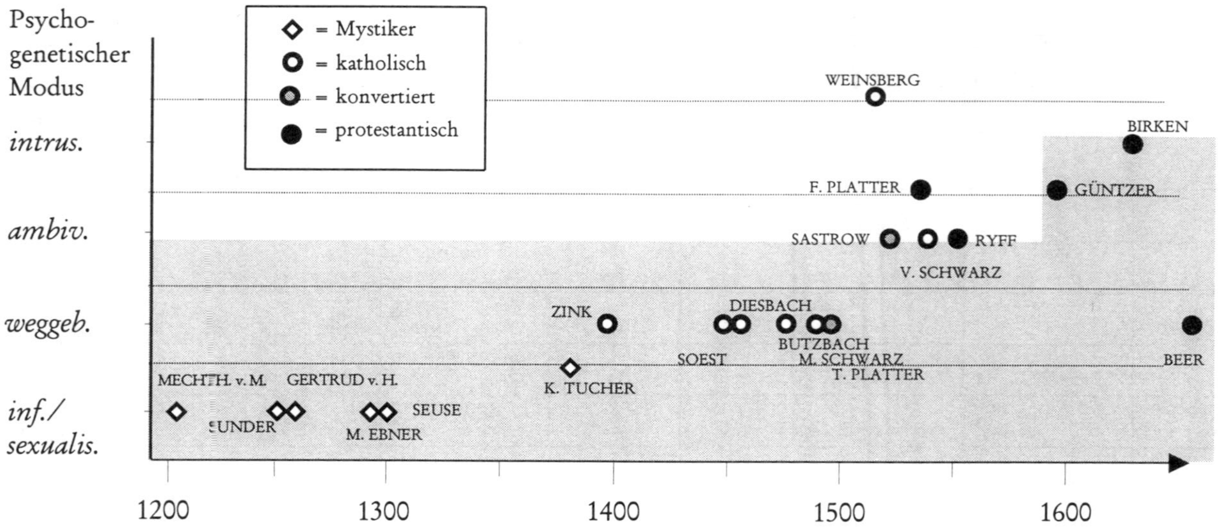

Schwersttraumatisierten mit relativ guten materiellen Voraussetzungen handeln. Ich vermute, daß eine große Anzahl der mittelalterlichen Zeitgenossen nicht unter derart problematischen Eltern-Kind-Beziehungen litten, wie ich sie für die Gruppe der Mystikerinnen und Mystiker rekonstruiert habe.

Festzuhalten ist somit, daß obige Graphik repräsentativ für die *schriftliche Darstellung* individueller Kindheit in Deutschland zwischen 1200 und ca. 1650 ist. Das bedeutet: Die Untersuchung der *schriftlichen autobiographischen Quellen* zur Kindheit ergibt den dargestellten Verlauf. Ich vermute allerdings, daß die mystischen Texte von niedrigeren Psychoklassen, d.h. also von Angehörigen eines niedrigen psychogenetischen Modus, verfaßt wurden. Dadurch wird das rekonstruierbare Bild der Kindheit in dem entsprechenden Zeitabschnitt stark in Richtung des infantiziden (bzw. sexualisierten) Modus verschoben. Zur damaligen Zeit haben sicher religiöse Laien und Virtuosen gelebt, deren Kindheit auf höherem psychogenetischen Niveau angesiedelt war. Diese Vermutung bedarf allerdings der empirischen Überprüfung.

Wie bereits gesagt wurde, ist davon auszugehen, daß zunächst nur die empathieärmeren Beziehungsmodi existierten und die späteren Formen sich langsam entwickelten. Die sozusagen „fossilen" Beziehungsformen blieben allerdings jeweils erhalten. Die heutige Kindheitssituation in beliebigen westlichen Gesellschaften besteht daher in einer komplexen Koexistenz äußerst unterschiedlicher Formen der Eltern-Kind-Beziehung.[118] Auch heute werden noch infantizide Impulse von Eltern ausagiert, wenngleich in viel geringerer Häufigkeit als früher. Formen der Weggabe existieren nach wie vor, manchmal ganz offen (Heimeinweisungen, Weggabe an soziale Institutionen wie Internate und psychiatrische Kliniken), manchmal eher verdeckt (langdauernde Weggaben innerhalb von Familien). Sexueller Mißbrauch spielt eine große Rolle in heutigen Familien. Die heutzutage offenere Diskussion dieses Phänomens und die Entwicklung eines breiten öffentlichen Bewußtseins von dieser Familienpathologie gibt leider häufig Anlaß zu der Vermutung, sexueller Mißbrauch würde derzeit zunehmen -, eine Annahme, für die jeglicher empirische Beweis fehlt. Ambivalente und intrusive Formen der Zuwendung zum Kind sind heute ebenso vorfindbar, wie auch die beiden höheren psychogenetischen Modi der Sozialisation und der empathischen Unterstützung von Kindern. Empathische und traumatisierte Kindheiten ebenso wie alle Mischformen existieren heute also nebeneinander. Erst kürzlich wurde physischer Mißbrauch von Kindern durch ihre Eltern von den behandelnden Kinderärzten gefilmt, die damit einen weiteren wichtigen empirischen Beleg für unglaublich grausame heutige Kindheit in westlichen Gesellschaften lieferten.[119] Man muß m. E. genauer darüber nachdenken, wieso Eltern häufig so wenig Empathie für ihre Kinder aufbringen können. Die Ursache dafür scheint in transgenerationalen Wiederholungszwängen zu liegen, deren Überwindung womöglich in historischen Zeiträumen abläuft. Die Evolution der Kindheit basiert somit auf der gleichzeitig stattfindenden Evolution der Empathie. Obwohl unsere heutigen Kindheitsformen z.T. weitaus empathischer sind als dies in der Vergangenheit der Fall war, gibt es keinen Anlaß für zufriedenes Räsonieren. Nur ein Teil der Kinder - vielleicht ein kleiner Teil - erlebt reife, empathische Fürsorge, während ein großer Teil der Kinder nach wie vor problematische Beziehungsformen bis hin zu Deprivation, physischem und psychischem Mißbrauch erlebt. Gleichwohl gilt es, die entwickelte Empathie und die fortlaufende Weiterentwicklung von Kindheit zu erkennen und anzuerkennen. Dabei scheint eine Position angemessen, die weder generellem Kulturpessimismus, Idealisierung und Verklärung der Vergangenheit noch fortschrittsgläubigem Optimismus verfällt.

Anmerkungen

[1] Vgl. Frenken 1999a, 2000a
[2] DeMause 1989, 82. Mittlerweile wurden diese zeitlichen Angaben revidiert (vgl. deMause 1990, 13 f., 1999, 661 ff
[3]Vgl. hierzu Frenken (1999 a), S. 138 ff.
[4]Vgl. hierzu Frenken (2000 b), S. 7 ff.
[5]Vgl. zur Kritik an der Psychohistorie und eine Gegenkritik in: Frenken (1999), S. 116 ff. und (2000 b), S. 15 ff.
[6]Vgl. insbesondere Dinzelbacher (1993), S. 304-331, ferner (1994), S. 18 ff., (2000), S. 115.
[7]Vgl. Dinzelbacher (2000), S. 115.
[8] Vgl. hierzu etwa Klaiber 1921, 1 ff.; Ulrich in: Westphal 1923, 15 ff.; Misch 1967, Bd. 4/1, 98 ff.
[9] Vgl. Mechthild v. M. 1955, 242
[10] Vgl. Mechthild v. M. 1955, 393
[11] Mechthild v. M. 1955, 393
[12] Vgl. zum Thema des „Gebunden-Seins" u. a. Mechthild v. M. 1955, 108, 114-118, 346, 352
[13] Vgl. Mechthild v. M. 1955, 114 ff.
[14] Vgl. Mechthild v. M. 1955, 116
[15] Mechthild v. M. 1955, 352
[16] Mechthild v. M. 1955, 180
[17] Mechthild v. M. 1955, 361
[18] Mechthild v. M. 1955, 174
[19] Mechthild v. M. 1955, 333

[20] Vgl. Mechthild v. M. 1955, 175
[21] Vgl. Mechthild v. M. 1955, 174
[22] Mechthild v. M. 1955, 110
[23] Mechthild v. M. 1955, 124
[24] Vgl. Mechthild v. M. 1955, 56, 117, 137, 232
[25] Vgl. Mechthild v. M. 1955, 129
[26] Vgl. Mechthild v. M. 1955, 142
[27] Vgl. Mechthild v. M. 1955, 144 f.
[28] Vgl. Mechthild v. M. 1955, 232
[29] Vgl. Mechthild v. M. 1955, 159
[30] Mechthild v. M. 1955, 161
[31] Gertrud 1989, 165 (Buch III, Kap. LXII).
Zum Thema Erschrecken von Kindern vgl. deMause 1989a, 27 ff.
[32] Vgl. Gertrud 1989, 126 (Buch III, Kap. XXX)
[33] Gertrud 1989, 38 (Buch II, Kap. XVI)
[34] Ebner 1882, 87
[35] Vgl. Sunder 1980, 391
[36] Sunder 1980, 396
[37] Sunder 1980, 397
[38] Vgl. Sunder 1980, 398, 406
[39] Sunder 1980, 413 f.
[40] Sunder 1980, 415 f.
[41] Vgl. Berner 1996, 1044
[42] Vgl. Berner 1985, 17
[43] Vgl. Berner 1985, 19
[44] Ferenczi prägte wohl als erster diesen Begriff bzw. die m.E. präzisere Bezeichnung „Introjektion des Angreifers“ (vgl. Ferenczi 1933, 308; vgl. hierzu auch Berner 1985, 21)
[45] Vgl. Seuse 1907, 30; Seuse 1911, 26; (Übertragung: R.F.; weicht in Details von Lehmann ab)
[46] Vgl. Seuse 1907, 142 f.; Seuse 1911, 124 f.
[47] Vgl. Bihlmeyer in: Seuse 1907, 66*
[48] Vgl. Seuse 1907, 23 f.; Seuse 1911, 20
[49] Vgl. Seuse 1907, 24; Seuse 1911, 21
[50] Vgl. Seuse 1907, 50; Seuse 1911, 42 f.
[51] Vgl. Seuse 1907, 61; Seuse 1911, 52
[52] Vgl. Seuse 1977, 479 ff.
[53] Vgl. hierzu Frenken 1999a, 213 ff.
[54] Konrad 1861, 223 f.
[55] Vgl. Seuse 1907, 39; Seuse 1911, 33
[56] Vgl. Seuse 1907, 47; Seuse 1911, 40.
[57] Vgl. Seuse 1907, 15 f; Seuse 1911, 14 f.
[58] Tucher 1998, 62

[59] Vgl. Zink 1866, 104
[60] Zink 1866, 106
[61] Soest 1811, 88
[62] Soest 1811, 91
[63] Vgl. Soest 1811, 99-101, 108-110, wo er „Wollust“ 11 Mal erwähnt.
[64] Diesbach 1986, 33
[65] Vgl. Diesbach 1986, 29
[66] Vgl. Butzbach 1991, 143
[67] Vgl. Butzbach 1991, 151
[68] Vgl. Hansen 1901, 602 ff.
[69] Hansen 1901, 604
[70] Vgl. Frenken 1999a, 353 f.
[71] Schwarz 1966, 101
[72] Vgl. Shorter 1975, 262
[73] Vgl. Fink in: Schwarz 1963, 93
[74] Vgl. Schwarz 1963, 103
[75] Vgl. Platter 1911, 19
[76] Vgl. Platter 1911, 26
[77] Vgl. Platter 1911, 48
[78] Platter 1911, 58
[79] Vgl. Stierlin 1982
[80] Platter 1911, 64
[81] Platter 1911, 31
[82] Platter 1911, 64
[83] Vgl. Weinsberg, Liber iuventutis, S. 6, Rückseite; Transkription von R.F. in: Frenken 1999a, 418 f.
[84] Weinsberg 1886, 26
[85] Weinsberg 1886, 37
[86] Weinsberg 1886, 37
[87] Vgl. Weinsberg 1886, 113
[88] Vgl. Weinsberg IV 1898, 69
[89] Vgl. Sastrow 1823, 79
[90] Sastrow 1823, 77
[91] Vgl. Sastrow 1823, 81
[92] F. Platter 1976, 54; neuhochdeutsche Übertragungen von R.F.
[93] F. Platter 1976, 98
[94] Die Darstellungen von Hinrichtungen alleine in Basel finden sich in: F. Platter (1976) auf den Seiten 60 f., 96 ff., 126, 260 f., 350 ff., 354 f., 367; die meisten davon Enthauptungen. Hinrichtungen waren allgegenwärtig; in Frankreich hingen Gehenkte für jeden sichtbar an den Bäumen (vgl. a.a.O., 144)
[95] T. Platter 1890, 80
[96] Ryff 1870, 50
[97] Güntzer 1896, 8

[98] Güntzer 1896, 19
[99] Vgl. Güntzer 1896, 20
[100] Güntzer 1896, 21
[101] Güntzer 1896, 149
[102] Birken 1988, 17, 65
[103] Vgl. Beer 1965, 128
[104] Vgl. Beer 1965, 16 f.; neuhochdeutsche Übertragungen von R.F.
[105] Vgl. Beer 1965, 114
[106] Vgl. Beer 1981, 16
[107] Beer 1978, 220
[108] Vgl. Beer 1965, 93 f.
[109] Vgl. hierzu ausführlicher Frenken 1999a, 691 ff.
[110] Vgl. deMause 1989, 14
[111] Vgl. zum Aspekt der Objektbeziehungen innerhalb psychohistorischer Ansätze Frenken 2000b
[112] Vgl. Frenken 1999a, 2000a
[113] Von den 9 Kindern der Mystikerin Margaretha Beutlerin starben 8 Kinder (vgl. Beutler 1907, 22 f.); genauso starben 8 der 9 Kinder der Mystikerin Dorothea von Montau (vgl. Dorothea 1863, 228)
[114] Vgl. Kernberg 1991, 44 ff.
[115] Vgl. Rohde-Dachser 1994, 81 ff., 1995, 141
[116] Vgl. zum Überwiegen weiblicher Mystikerinnen Dinzelbacher 1993, 7
[117] Vgl. hierzu ausführlicher: Frenken 1999a, 142 f.
[118] Vgl. hierzu Frenken 1999b
[119] Vgl. Southall et al. 1997, 735 ff.

Quellen

Beer, Johann, Sein Leben von ihm selbst erzählt. Hrsg. v. Adolf Schmiedecke. Göttingen 1965

Beer, Johann, Der verliebte Österreicher. Faksimiledruck nach der Ausgabe von 1704. Bern, Frankfurt am Main, Las Vegas 1978

Beer, Johann, Sämtliche Werke. 1. Band. Hrsg. v. Ferdinand van Ingen, Hans-Gert Roloff. Bern, Frankfurt am Main, Las Vegas 1981

Birken, Sigmund von, Prosapia / Biographia. Hrsg. v. Dietrich Jöns, Hartmut Laufhütte. Tübingen 1988

Diesbach, Ludwig von, Die autobiographischen Aufzeichnungen Ludwig von Diesbachs: Studien zur spätmittelalterlichen Selbstdarstellung im oberdeutschen und schweizerischen Raum. Hrsg. v. Urs Martin Zahnd. Bern 1986

Dorothea von Montau, Das Leben der heiligen Dorothea von Johannes Marienwerder. Hrsg. v. Max Toeppen. In: Scriptores rerum Prussicarum (Die Geschichtsquellen der preußischen Vorzeit). Band 2. Hrsg. v. Theodor Hirsch, Max Toeppen, Ernst Strelke. Leipzig 1863. (179-374)

Ebner, Margaretha, Heinrich von Nördlingen, Ein Beitrag zur Geschichte der deutschen Mystik. Hrsg. v. Philipp Strauch. Freiburg im Breisgau, Tübingen 1882 (Nachdruck Amsterdam 1966)

Güntzer, Augustin, Augustin Güntzers merkwürdige Lebensgeschichte. Ein Kulturbild aus dem Jahrhundert des 30jährigen Krieges. Erzählt von ihm selbst. In: Barmer Bücherschatz, 3. u. 4. Band. Barmen 1896

Konrad von Megenberg, Das Buch der Natur: die erste deutsche Naturgeschichte in deutscher Sprache. Hrsg. v. Franz Pfeiffer. Stuttgart 1861 (Nachdruck Hildesheim, New York 1971)

Mechthild von Magdeburg, Das fließende Licht der Gottheit. Einsiedeln, Zürich, Köln 1955

Gertrud von Helfta, Gesandter der göttlichen Liebe. (Legatus divinae pietatis). Heidelberg 1989

Platter, Thomas, Thomas Platters Briefe an seinen Sohn Felix. Hrsg. v. Achilles Burkhardt. Basel 1890

Platter, Thomas, Thomas und Felix Platters und Agrippa d'Aubignés Lebensbeschreibungen. Hrsg. v. Otto Fischer. München 1911

Platter, Felix, Tagebuch (Lebensbeschreibung) 1536-1567. Hrsg. v. Valentin Lötscher. Basel, Stuttgart 1976

Ryff, Andreas, Selbstbiographie des Andreas Ryff (bis 1574). In: Beiträge zur vaterländischen Geschichte. 9. Band. Basel 1870

Sastrow, Bartholomäus, Bartholomäi Sastrowen Herkommen, Geburt und Lauff seines gantzen Lebens. 1. bis 3. Band. Hrsg. v. Gottlieb Christian Friedrich Mohnike. Greifswald 1823/24.

Schwarz, Matthäus, Schwarz, Veit Konrad, Die Schwarzschen Trachtenbücher. Hrsg. von August Fink. Berlin 1963

Seuse, Heinrich, Deutsche Schriften. Hrsg. v. Karl Bihlmeyer. Stuttgart 1907 (unveränderter Nachdruck Frankfurt am Main 1961)

Seuse, Heinrich, Heinrich Seuses deutsche Schriften. 1. u. 2. Band. Übertr. u. eingel. v. Walter Lehmann. Jena 1911

Soest, Johann von, Johanns von Soest eigne Lebensbeschreibung. In: Frankfurtisches Archiv für ältere deutsche Literatur und Geschichte. Hrsg. v. J. C. v. Fichard. Frankfurt am Main 1811, 84-139

Sunder, Friedrich, Das Gnadenleben des Friedrich Sunder, Klosterkaplan zu Engelthal. In: Siegfried Ringler (Hrsg.). Viten- und Offenbarungsliteratur in Frauenklöstern des Mittelalters: Quellen und Studien. Zürich, München 1980, 391-444

Tucher, Katharina, Die „Offenbarungen" der Katharina Tucher. Hrsg. v. Ulla Williams, Werner Krapp-Williams. Tübingen 1998

Weinsberg, Hermann von, Liber iuventutis: Gedenck Boich der Jaren Hermanni von Weinsberch von im selbst sampt den sinen auch von anderen (hohes und nideren standes) Luden vermeldende. Historisches Archiv der Stadt Köln, Chroniken und Darstellungen, Nr. 49 (zitiert als: Liber iuventutis)
Weinsberg, Hermann von, Das Buch Weinsberg: Kölner Denkwürdigkeiten aus dem 16. Jahrhundert. 1. Band. Bearb. v. Konstantin Höhlbaum. Leipzig 1886
Weinsberg, Hermann von, Das Buch Weinsberg: Kölner Denkwürdigkeiten aus dem 16. Jahrhundert. 4. Band. Bearb. v. Friedrich Lau. Bonn 1898
Zink, Burkard, Chronik des Burkard Zink. In: Die Chroniken der deutschen Städte vom 14. bis ins 16. Jahrhundert. 5. Band. Hrsg. v. Carl Hegel. Leipzig 1866

Literatur

Berner, W., Das Selbstvertauschungsagieren Pädophiler. In: Psychotherapie und medizinische Psychologie, 35, 1985, 17-23
Berner, W., Imre Hermanns „Anklammerung“, die Pädophilie und eine neue Sicht der Triebe. In: Psyche, 50 (11), 1996, 1034-1054
DeMause, L., Evolution der Kindheit. In: deMause, L. (Hrsg.), Hört ihr die Kinder weinen: eine psychogenetische Geschichte der Kindheit. Frankfurt am Main 1989
DeMause, L., The History of Child Assault. In: The Journal of Psychohistory, 18 (1), 1990, 1-29
DeMause, L., Childhood and Cultural Evolution. In: The Journal of Psychohistory, 26 (3), 1999, 642-723
Dinzelbacher, P., Mittelalterliche Frauenmystik. Paderborn, München, Wien, Zürich 1993
Dinzelbacher, P., *Christliche Mystik im Abendland.* Paderborn, München, Wien, Zürich 1994.
Dinzelbacher, P., Sozialgeschichte, Psychohistorie und Mentalitätsgeschichte: Am Beispiel kollektiver Bekehrungen hochmittelalterlicher Adeliger. In: Frenken, R., Rheinheimer, M. (Hrsg.), *Die Psychohistorie des Erlebens.* (= Psychohistorische Forschungen, Band 2), Kiel 2000 b. (105-162)
Ferenczi, S., Sprachverwirrung zwischen den Erwachsenen und dem Kind (1933). In: Ferenczi, S., Schriften zur Psychoanalyse, 2. Band. Hrsg. v. Michael Balint. Frankfurt am Main 1982
Frenken, R., Kindheit und Autobiographie vom 14. bis 17. Jahrhundert: Psychohistorische Rekonstruktionen. (= Psychohistorische Forschungen, Band 1/1 u. 1/2). Kiel 1999 a
Frenken, R., Die Bedeutung der psychogenetischen Evolutionstheorie von Lloyd deMause für die Beurteilung heutiger Kindheit. In: Jahrbuch für Pädagogik, 1999b, 33-53
Frenken, R., Die Kindheit deutscher Mystikerinnen und Mystiker vom 13. bis 15. Jahrhundert. In: Mediaevistik 2000 a (im Druck)

Frenken, R., Die Psychohistorie des Erlebens: eine einleitenden Programatik. In: Frenken, R., Rheinheimer, M. (Hrsg.), Die Psychohistorie des Erlebens. (= Psychohistorische Forschungen, Band 2), Kiel 2000 b

Hansen, J., Quellen und Untersuchungen zur Geschichte des Hexenwahns und der Hexenverfolgung im Mittelalter. Bonn 1901

Kernberg, O. F., Borderline-Störungen und pathologischer Narzißmus. Frankfurt am Main 1991

Klaiber, T., Die deutsche Selbstbiographie: Beschreibungen des eigenen Lebens, Memoiren, Tagebücher. Stuttgart 1921

Misch, G., Geschichte der Autobiographie. 4. Band. Frankfurt am Main 1967

Rohde-Dachser, C., Warum sind Borderline-Patienten meistens weiblich? Über die Rolle des Traumas in der Borderline-Entwicklung. In: Rohde-Dachser, C., Im Schatten des Kirschbaums. Bern, Göttingen, Toronto, Seattle 1994

Rohde-Dachser, C., Das Borderline-Syndrom. Bern 1995

Shorter, E., Der Wandel der Mutter-Kind-Beziehungen zu Beginn der Moderne. In: Geschichte und Gesellschaft, 1 (2/3), 1975, 256-287

Southall, D. P., Plunkett, M. C. B., Banks, M. W., Falkov, A. F., Samuels, M. P., Covert Video Recordings of Life-Threatening Child Abuse: Lessons for Child Protection. In: Pediatrics, 100 (5), 1997, 735-760

Stierlin, H., Delegation und Familie: Beiträge zum Heidelberger familiendynamischen Konzept. Frankfurt am Main 1982

Westphal, M., Die besten deutschen Memoiren, Lebenserinnerungen und Selbstbiographien aus sieben Jahrhunderten. Leipzig 1923

Sexueller Mißbrauch in seiner Bedeutung für die Entwicklung von Kindern und Jugendlichen

Mathias Hirsch

Sexueller Mißbrauch, besonders in seiner intrafamiliären Form – meist durch männliche Familienmitglieder, durch Väter oder Stiefväter – von materiell und emotional abhängigen Kindern – meist ist es die Tochter – beeinträchtigt die Entwicklung von Kindern und Jugendlichen massiv und ist als ursächlicher Faktor für die Entstehung einer Reihe von psychischen bzw. psychosomatischen Symptomkomplexen kaum zu unterschätzen. Heute nimmt man an, daß praktisch in jedem Fall von Borderline-Syndrom, d.h. schwererer psychischer Störung, die auch die Veränderung der Persönlichkeit betrifft, eine im Prinzip eruierbare und definierbare reale schwere Traumatisierung stattgefunden hat (vgl. Herman, Perry, van der Kolk 1989; Sachsse 1995). Rohde-Dachser (1991) vermutet insbesondere bei Frauen mit einer Borderline-Persönlichkeitsstörung regelhaft vorliegenden sexuellen Mißbrauch in der Kindheit. Allerdings wird man eine einfache kausale Aufeinanderfolge von inzestuöser Gewalt und einer spezifischen Symptomatik nicht erwarten können. Seine zerstörerische Kraft erhält der Mißbrauch erst durch die Einbettung in ein Beziehungsgeschehen der Erwachsenen zu einem Kind.

Sexueller Mißbrauch in der Familie bedeutet eine Form von traumatischer Gewalt, die die körperlich-sexuellen sowie psychischen Grenzen des sich in der Entwicklung befindenden Kindes überrollt. Innerhalb einer lange vorher bestehenden Beziehung zu dem ewachsenen Täter erfährt das Kind das Überstülpen einer Erwachsenen-Sexualität, die es nicht verstehen kann; neben der Angst entsteht eine Konfusion über den Begriff der Liebe, der für das Kind plötzlich eine völlig neue Bedeutung bekommt, wie Ferenczi (1933) es beschrieben hat, dazu in der Regel das Verbot, mit einem Dritten darüber zu sprechen. Das ist ein Verrat und der Bruch des Versprechens, primär als Eltern für das Kind dazusein.

Daß es sich um Kinder handelt und die Täter-Opfer-Beziehung schon lange Zeit intensiv vorher besteht, bedeutet einen Unterschied zum erwachsenen Opfer traumatischer Gewalt; die Abwehrmechanismen, die ein Überleben ermöglichen, sind sich jedoch ähnlich. Es sind zwei Hauptgruppen der Abwehr: Internalisierung der Gewalterfahrung und der entsprechenden Beziehung in Form von Introjektion, einer Art In-sich-hinein-Nehmen, und Identifikation mit dem Aggressor (vgl. Ferenczi 1933; vgl. Hirsch 1993a; 1997) sowie Dissoziation von Gefühlen wie Angst, Auflehnung, Wut und

Dissoziation von Teilen des Körper-Selbst vom integrierten Gesamt-Selbst (vgl. Hirsch 1989a). Als zentrale psychodynamische bzw. affektive Bereiche des Inzestopfers, die integriert werden müssen, sind besonders die immense Angst (vgl. Shengold 1989), die ungeheure Wut (vgl. Shengold 1989; Becker 1990; Briere 1989; Hirsch 1987, 1993b, 1997) sowie die komplexe Schulddynamik (Hirsch 1987, 1993a, 1997) beschrieben worden. Alle diese Bereiche sind Ausdruck einer Kombination aus traumatischer Angst sowie durch das Trauma extrem verstärkter Trennungsangst. Diese ist es, die paradoxerweise zu einem starken und allzuoft therapieresistenten Anklammern an die traumatischen introjizierten Objekte führt und die Befreiung von dem zuerst von außen implantierten, dann introjizierten inzestuösen traumatischen Geschehen und der anschließenden Identifikation mit ihm (vgl. Hirsch, 1993b) so schwer macht.

Ursprünglich hatte Freud (1896a) *realen* sexuellen Mißbrauch als Wurzel jeder Konversionsneurose angesehen, also jeder psychischen Störung, die mit Körpersymptomen einhergeht, damals insbesondere der Hysterie. Später sah er den Schwerpunkt der Neurosenentstehung in der konfliktuösen inzestuösen *Phantasie* des Kindes, in seinem unbewältigten Ödipuskomplex. Aber von Anfang an trennte er äußeres (sexuelles) Trauma und intrapsychische Verarbeitung (Abwehrphantasien) nicht völlig, beide zusammen waren für das Zustandekommen der Neurose verantwortlich, wenn Freud dann auch das äußere Trauma nur mehr akzidentell verstand und für die Entstehung der Neurose primär den ungelösten Ödipuskonflikt verantwortlich machte. Heute versuchen wir eher das Beziehungsgeflecht in der Familie als Ganzes zu sehen, um pathogene Faktoren zu verstehen; die Idee ist nicht neu (vgl. Devereux 1953), daß erst die inzestuösen Konflikte *der Erwachsenen*, ihre Ängste und Verleugnungen, den Ödipuskomplex schädlich werden lassen. Die Feststellung der Realität der inzestuösen Gewalterfahrung ist wichtig, um den Patienten durch Fehleinschätzung des Zusammenspiels von innerer und äußerer Realität nicht in seinem Bedürfnis nach Verständnis und Parteinahme zurückzuweisen und um in der Bearbeitung der verinnerlichten Konfusion von Liebe und Gewalt innerhalb lebensnotwendiger kindlicher Beziehungen einen festen Grund zu installieren.

Definition

Sexueller Mißbrauch ist immer eine Form der Kindesmißhandlung, mag die sexuelle Aktivität auch noch so gewaltlos erscheinen. Der Mißbrauch umfaßt keineswegs nur genitalen Koitus – dieser ist eher selten –, sondern jeden Angriff mit der Absicht, ein Kind zur eigenen sexuellen Erregung zu benutzen, es selbst auch zu diesem Zweck sexuell zu stimulieren. Es kommt also auf die sexuelle Erregung des Erwachsenen an, den Gewinn, den *er* sich verspricht; so ist auch die Grenze zwischen legitimer elterlicher Zärtlichkeit, die Körperkontakt einschließt, und Mißbrauch berücksichtigt. Inzestuöse Gewalt kann durchaus auch ohne Körperkontakt geschehen: Voyeurismus, ständige verbale obszöne Verfolgung zum Beispiel, ein in die Badezimmertür gebohrtes Loch ... Grundlegend ist ein Empathiedefekt des Täters bzw. der Eltern. Grenzen von Privatheit, Körperlichkeit und Sexualität der Kinder werden nicht eingehalten, sondern egoistisch zugunsten der eigenen sexuell-narzißtischen Bedürfnisse überschritten. „Sexueller Mißbrauch wird definiert als die Inanspruchnahme von abhängigen, entwicklungsmäßig unreifen Kindern und Adoleszenten für sexuelle Handlungen, die sie nicht gänzlich verstehen, in die einzuwilligen sie in dem Sinne außerstande sind, daß sie nicht die Fähigkeit haben, Umfang und Bedeutung der Einwilligung zu erkennen, oder die soziale Tabus von Familienrollen verletzen" (vgl. Kempe, Kempe 1978).

Psychodynamik

Das inzestuöse Geschehen erscheint ödipal, es ist aber in seinem Wesen narzißtisch. Aus inadäquat beantworteten frühen oralen Bedürfnissen des Kindes entsteht eine Vatersehnsucht, in die der seinerseits narzißtisch bedürftige Vater seine sexuellen Bedürfnisse einbringt. Auf eine Art „Muttertrauma" des Nicht-willkommen-Seins und des emotionalen Mangels folgt also ein „Vatertrauma" des sexuellen Mißbrauchs. Früh deprivierte Kinder sind prädestiniert für späteren Mißbrauch; mit einem solchen Kind kann man es sozusagen machen, es hat es nicht anders verdient. Auch in seinen subtilen Formen wirkt Inzest immer als Implantation von Gewalt in das kindliche Selbst; dieser Angriff ist als „Seelenmord" treffend beschrieben worden (vgl. Shengold 1989), er bedeutet die traumatische Schwächung der Ich-Organisation wie bei Folter, KZ-Haft, Gehirnwäsche: ein Angriff auf die Kohärenz des Identitätsgefühls. Aus der einen Hauptabwehrmaßnahme der Dissoziation resultiert ein tranceartiger Ich-Zustand, in dem, wie Ferenczi (1933, 309) bereits bemerkt, „der Angriff als starre äußere Realität zu existieren" aufhört, es handelt sich um eine Art von Anpassung, deren Ergebnis ein „mechanisch-gehorsames Wesen" (a.a.O.) ist. Shengold (1989) weist darauf hin, daß bei wiederholt einwirkenden Traumen auch die Abwehr chronisch wird. Das bedeutet, daß sie ein Teil des Charakters wird und ebenso auch die spätere Symptomatik bestimmen wird. Ich möchte den Befunden der Dissoziationsmechanismen Ferenczis und Shengolds eine weitere häufige Abwehrmöglichkeit hinzufügen, die Abspaltung des Körper-Selbst nämlich. Schon während der inzestuösen Vergewaltigung wird der Körper und damit das, was mit ihm gemacht wird, wie fremd, abgelöst vom beobachtenden und leidenden Selbst erlebt. Inzestopfer sind während des Mißbrauchs „passiv und regungslos“ oder machen sich „steif wie ein Brett“, sie sehen ihren Körper „wie ein benutztes Kleidungsstück“ (Wassmo 1981, 138). Eine solche Abspaltung des Körper-Selbst tritt in späterem Alter in regressiven Zuständen wieder auf und bildet die Grundlage für selbstdestruktives Körper-Agieren (vgl. Hirsch 1989a), das gerade bei Opfern sexueller, aber auch körperlicher Gewalt so häufig ist.

Der andere Hauptabwehrmechanismus liegt in der Identifikation mit dem Aggressor, der Introjektion *der* Schuldgefühle, die der Täter eigentlich haben müßte (vgl. Ferenczi 1933). Im Zentrum der Psychopathologie steht die für das Kind zwar lebensnotwendige, später aber zerstörerische Dynamik: Um sich den so dringend benötigten Vater und die ganze Familie zu erhalten, sucht das Kind die Ursache des Gewaltgeschehens in sich selbst, gibt sich die Schuld, entlastet dadurch den Täter und kann so die Familie weiter akzeptieren. Das Kind übernimmt die Meinung der Erwachsenen, daß es nichts anderes verdient habe. Die Folgen werden schwere Selbstwertproblematik und Selbstbestrafungstendenzen sein sowie eine zentrale, vielfältig determinierte Schulddynamik (vgl. Hirsch 1993a; 1997). Beide betreffen insbesondere auch die Identität als Frau, die meist in einer unterwerfenden, „weiblich-masochostischen“ Identifikation an der immer wiederholten Opferrolle festhält. Männliche Opfer dagegen neigen eher – entsprechend ihrer männlichen Sozialisation – zur Wiederholung des Mißbrauchs Schwächeren gegenüber in Form derselben – sexuellen – Gewalt, die sie einmal selbst erlitten hatten. Dem liegt eine sekundäre, nachahmende Identifikation mit dem Täter zugrunde nach dem Motto: „Mir haben die Prügel nicht geschadet, also schlage ich meine Kinder auch, damit ‘mal ‘was aus ihnen wird ...“. Die „weiblich“ identifizierten Opfer dagegen unterwerfen sich dem Täter und seinen Nachfolgern und bleiben oft lebenslang Opfer. Es gibt also zwei verschiedene Arten der Identifikation mit dem Aggressor (vgl. Hirsch 1996), einmal Ferenczi (1933) folgend in Form der Unterwerfung unter die einmal erlittene Gewalt, wodurch man weiter Opfer bleibt, zum anderen eher nach Anna Freud (1936) als sekundäre Identifikation mit dem Täter, so daß man ihm nacheifert und andere zu Opfern macht.

Schuldgefühlkomponenten des Inzest-Opfers

Durch die unterwerfende Form der Identifikation wird durch introjektives Hineinnehmen dem Täter die Schuld abgenommen und fortan als Schuldgefühl erlebt, hervorgerufen durch ein traumatisches Introjekt, das wie ein feindliches Über-Ich wirkt. Schuldgefühle sind gerade auch ein Moment starker Bindung an den Täter bzw. das traumatische System. Die Schuldgefühle geben dem Täter sozusagen Recht; alle Opfer jeder Gewaltform entwickeln paradoxerweise Schuldgefühle, obwohl sie unschuldig sind, während die Täter jede Schuld von sich weisen (vgl. Hirsch 1997). Besonders Inzestopfer sind vielfältig in Schuldgefühle verstrickt (vgl. Hirsch 1993a), häufig auch im Sinne eines Dilemmas: Sowohl Partizipation am Inzest als auch der Wunsch nach Befreiung von ihm machen Schuldgefühle, dazu kommen solche aus der ödipalen Konstellation und der Unfähigkeit, die Verantwortung aus der aufgebürdeten, aber auch angenommenen Rollenumkehr zu erfüllen.

Wie komplex die Schuldgefühldynamik des Opfers familiären sexuellen Mißbrauchs zusammengesetzt sein kann, möchte ich hier mit einem kurzen Überblick darstellen (vgl. Hirsch 1987, 92-105):

1. Die umfangreichste Schuldgefühlkomponente beruht auf der *Introjektion der Schuld des Täters*, wie es oben beschrieben wurde. Hier ist die Paradoxie begründet, daß das Opfer sich schuldig fühlt, wertlos, oft lebenslang die Opferrolle perpetuiert.
2. Darüber hinaus finden sich regelrecht einer Gehirnwäsche ähnelnde Vorgehensweisen des Täters, die dem Opfer obendrein Schuldgefühle *machen*, seine Persönlichkeit und Körperlichkeit entwerten und sein Selbstwertgefühl aktiv erniedrigen. Man kann hier geradezu von *Implantation des Schuldgefühls* (nicht Implantation der Gewalt) sprechen.
3. *Die eigene Sexualität* wird schuldhaft erlebt, besonders wenn sie schon längst mit Strafen belegt war; die Verwirrung ist beträchtlich, wenn die Verfolgung der kindlichen Sexualität vom späteren Inzesttäter ausgegangen war.
4. Das größte Schuldgefühl, auch schwere Schamgefühle, entstehen im Zusammenhang mit der *eigenen sexuellen Lust* des Inzestopfers während des Mißbrauchs. In einer eindrucksvollen Falldarstellung von Ehrenberg (1992) bedeutete die Entdeckung der Patientin, daß sie nicht nur einfach Opfer der sexuellen Übergriffe des Vaters gewesen war, sondern diese jahrelang als einzig erreichbare Form der Zuwendung auch gewollt und initiiert hatte, einen Wendepunkt der Therapie und geradezu eine emotionale Befreiung aus einem Zustand des Nicht-Wissens, der Abspaltung eines Erfahrungsbereichs. Wird der eigenen Lust nachgegeben, muß man bereits in der Adoleszenz auch von einem Anteil realer Mit-Schuld, einer Kollaboration sprechen, wenn auch in tragischer Verstrickung, ebenso, wenn nun in sekundärer Identifikation sexuelle mißbräuchliche Handlungen Schwächeren gegenüber ausgeübt werden.
5. Schuldgefühle entstehen durch die *ödipale Komponente*: Trotz des Mißbrauchscharakters wird sich innerhalb der typischen Inzest-Familie immer ein Bündnis von Vater und Tochter gegen die Mutter herstellen.

6. Die *Rollenumkehranforderung*, die für die Inzest-Familie typisch ist, macht immer Schuldgefühle; dem Inzest-Opfer wird nicht nur die Verantwortung für die sexuelle Befriedigung des Vaters, sondern auch die Sorge für den Haushalt und die jüngeren Geschwister übertragen. Da das Kind der ihm übergestülpten und von ihm übernommenen Elternrolle nicht gerecht wird, entstehen Schuldgefühle, potenziert durch entsprechende Vorwürfe der Eltern.
7. Das Bestreben des Opfers, das Inzestgeschehen öffentlich zu machen, es *aufzudecken*, macht schwere Schuldgefühle, die teils einem Trennungs-Schuldgefühl entsprechen, teils aber auch auf einer vorweggenommenen Schuld beruhen, die Familie zu zerstören, den Vater ins Gefängnis zu bringen.
8. Mit zunehmenden Alter kann ein Bewußtsein der adoleszenten Tochter entstehen, nun ihrerseits Macht über den (nun als schwach erkannten) Vater zu haben. Aggressionen bis hin zu Todeswünschen können mit einem *Triumph* über ihn verbunden sein, gleichwohl entstehen schwere Schuldgefühle.

Folgen für die Entwicklung in der Kindheit

Die klassische Psychoanalyse versteht sexuellen Mißbrauch als massive Einwirkung auf die psychosexuelle Entwicklung, d.h. die Schädigung entsteht durch einen übermäßig starken sexuellen Reiz in einer Zeit, in der Psyche und Körper in keiner Weise adäquat reagieren können (vgl. Freud, A. 1981). Das ist Freuds (1926d) Modell des durchbrochenen Reizschutzes, und es wird seine Berechtigung haben. Das Modell Ferenczis (1933) nimmt auch einen das Ich überwältigenden Reiz an, darüber hinaus aber werden die Abwehrmechanismen – Internalisierung und Dissoziation – auch in ihrer destruktiven, Symptome erzeugenden Potenz gesehen. In allen Lebensaltern kann man die Auswirkungen beider Notmaßnahmen gegen die gewaltsamen Übergriffe sehen: Symptome aufgrund der unterwerfenden, „weiblich"-masochistischen Identifikation (Opfer bleiben), aufgrund der nachahmenden, sekundären „männlich"-sadistischen Identifikation (eher vorziehen, es dem Täter nachzumachen, als Opfer zu sein) und aufgrund der Dissoziation (insbesondere Selbstbeschädigung, dissoziative Ich-Zustände wie Überschwemmtwerden von Angst und Verfolgungserleben, Panikreaktionen).

Es gibt eine Vielzahl von Symptomen, die in ihrer Gesamtheit wie eine Ansammlung von Indizien den Verdacht auf reales sexuelles Mißbrauchsgeschehen in der Vergangenheit – oder im Falle von Kindern und Jugendlichen noch anhaltend – nahelegen, die aber für sich genommen *unspezifisch* sind, d.h. auch in anderen Formen von Mißhandlung vorkommen bzw. Ausdruck einer Pathologie sind, die nicht unbedingt durch reale Gewalt verursacht worden ist. Aber es gibt eine Ausnahme: Sexualisiertes Verhalten bereits von früher Kindheit an im sozialen Kontakt mit Gleichaltrigen oder Erwachsenen.

Wenn die mit dem Mißbrauch verbundene Gewalt subtiler bleibt, wird die Symptomatik in der frühen Kindheit und in der Latenz, der Vor-Pubertät also, unspezifisch und eher verhalten sein und sich erst in der Adoleszenz voll entfalten. Andererseits sieht man bereits im Vorschulalter unter Umständen eine deutliche Sexualisierung, entweder in Form übermäßiger Masturbation oder auch sexueller Verfolgung anderer Kinder oder sexualisierter Kontaktsuche Erwachsenen gegenüber, verbunden mir aggressiven Verhaltensstörungen. Im Kleinkindalter sieht man eher unspezifische Angst- und Anklammerungsreaktionen, Schlaf- und Eßstörungen. Im ödipalen Alter kommt es zu regressiven Erscheinungen wie Daumenlutschen, Nägelkauen, Einnässen und Einkoten, auch unangemessenem sexualisierten Verhalten. Verhaltensstörungen wie Lügen und Stehlen können hier beginnen und sich in der Grundschulzeit verstärken, man findet dann auch Lernstörungen und aggressives Verhalten, vor allem aber massiven sozialen Rückzug. Wahrnehmungs- und Lernstörungen können das Ausmaß einer Pseudodebilität annehmen mit entsprechenden Sonderschulmaßnahmen. Schmerzsyndrome treten nun auf, insbesondere Schmerzen im Unterbauch- und Genitalbereich, auch Kopfschmerzen. Schon in diesem Alter kann ein Rollenumkehrverhalten einen Versuch darstellen, mehr Akzeptanz zu finden, das Selbstwertgefühl zu stärken und Schuldgefühle zu besänftigen.

Adoleszenz

Selbst die durchschnittliche Entwicklung des nicht traumatisierten Adoleszenten geht durchaus krisenhaft mit Gefühlen von Angst, Scham und auch Schuld einher, denn das selbstverständliche Gleichgewicht der Latenzzeit wird erschüttert, die Kindheit ist zu Ende, die Einheit mit Familie, Umwelt und Körper ist zerbrochen. Die Veränderung des sexuellen Körpers erzwingt eine Neuorientierung, sie stellt die bisherige, selbstverständliche Beziehung zum eigenen Körper in Frage. Die Angst ist natürlich eine vor dem Unbekannten, dem unbekannten Selbst, das sich in eine selbstverantwortete individuelle Identität entwickeln soll, vor dem Körper, der sich verändert, vor den anderen Menschen, die es sozusagen noch nicht gibt, die das neue Selbst jedenfalls ansehen und beurteilen werden. Der Jugendliche steht sich selbst nun in einer neuen Ich-Spaltung gegenüber, beurteilt sich selbst, verurteilt sich auch. Wenn er seinem Ich-Ideal nicht entspricht, entsteht Scham über sein So-Sein; wenn ein nun oft erst einmal unerbittliches Über-Ich interveniert, entsteht Schuldgefühl wegen schuldhaften Handelns. Und die Sexualität ist schließlich *der* Schauplatz der Identitätskämpfe des Jugendlichen; kaum je kann man so genau *erkannt* werden, wie in der sexuellen Begegnung. Die Scham entsteht am nackten Körper, besonders an den Geschlechtsteilen, an denen der Hader mit dem (geschlechtlichen) So-Sein festgemacht wird. Die Aufgabe der individuellen Entwicklung wäre, sich in seinem Selbstbewußtsein derart neu zu ordnen und zu finden, daß man (überwiegend) wieder einverstanden sein kann mit seinem So-Sein, auch ohne die ursprüngliche Sicherheit der umgebenen Familie.

Die Adoleszenzphase wird im Falle vorher bestehender Traumata immer empfindlich beeinträchtigt. Traumatisierte Kinder, mögen sie in der Latenz auch kaum Symptome entwickelt haben, haben es entsprechend schwer, zu sich selbst zu finden, da sie schon früher in der gestörten Familie nicht genügend akzeptiert worden waren und darüber hinaus ein späteres Trauma wie sexueller Mißbrauch die psychosexuelle und Identitätsentwicklung massiv beeinträchtigt haben wird. Es ist zwar logisch, aber doch irgendwie paradox und ungerecht, daß es gerade die Kinder, die es nicht so gut getroffen hatten, schwerer haben, sich abzulösen, abhängiger bleiben, und auch von den Eltern nicht so entlassen werden, wie die mehr geliebten Kinder. Solche Kinder werden die Identitätsforderung der Adoleszenz eher mit einer überwältigenden Angst vor dem Neuen beantworten, der Verlust des relativen, wenn vielleicht auch prekären Gleichgewichts der Latenz kann als Bedrohung der psychischen Integrität erlebt werden. Das bedeutet entweder völliger Rückzug, denn eine Abgrenzung durch Auseinandersetzung mit den Eltern ist beiderseits kaum möglich. Oder der oder die traumatisierte Jugendliche braucht massive Abwehrmaßnahmen, um die drohende Desintegration, die Psychose, zu vermeiden. Das *Sein* ist so wenig aushaltbar, daß an seine Stelle unbedingt ein *Tun* gesetzt werden muß, das ist ein Grundprinzip der Angstabwehr bei den für die Adoleszenz typischen Krankheitsbildern. Das Sein bedeutet passives Opfer-, also Ausgeliefert-Sein, Tun dagegen bedeutet Macht-Haben, Bewirken-Können, Überlegen-Sein.

Die Zweifel an der neuen Körperlichkeit nehmen bei Inzestopfern bedrohliche Ausmaße an, ebenso Scham und Schuldgefühl, auch erneute Verwirrung über die Qualität des Mißbrauchgeschehens, das jetzt anders eingeordnet und verstanden werden kann. Das jetzt stärker werdende Abgrenzungsbedürfnis kollidiert mit der gewohnten Unterwerfung unter den Mißbrauch und ruft starke Angst und Schuldgefühl hervor, denn Abgrenzung gegen den Mißbrauch bedarf der Hilfe von außen und bedeutet Aufdecken des Inzests und damit Gefährdung des Familienzusammenhalts. Und erst in der Adoleszenz entstehen nun dem Trauma entsprechende Symptome. Bereits Freud (1896a) hat im Zusammenhang mit seiner ersten Theorie der hysterischen Neurose, der Verführungstheorie, von *Nachträglichkeit* gesprochen, d.h. die mit dem Trauma verbundenen Affekte und Erinnerungsspuren werden verdrängt und erst nachträglich in der Adoleszenz aufgrund andrängender Triebe und Körperveränderungen wiederbelebt, wirken nun erst traumatisch im Sinne der erneuten Ich-Bedrohung und Symptombildung.

Bei Jugendlichen begründen folgende Verhaltensweisen den Verdacht auf sexuellen Mißbrauch: Von zu Hause *weglaufen* („run away"), um den unerträglichen Verhältnissen zu entkommen; *Schule schwänzen und Suzidalität*, um auf die Not aufmerksam zu machen; gestörtes *Eßverhalten* bzw. *Suchtmittelabhängigkeit*, um sich das Gefühl von Selbstbestimmung zu geben; *Waschzwang*, um die Schuld abzuwaschen; Vermeiden von körperlicher und emotionaler Nähe aus Abgrenzungsbedürfnis; manipulatives Verhalten anderen gegenüber, und am meisten spezifisch: promiskuöses Verhalten und unangemessene Sexualisierung von Beziehungen.

Man kann die dem Inzest folgenden Symptomgruppen auf die verschiedenen Abwehrformen zurückführen:

– *Aufgrund der unterwerfenden Identifikation mit dem Aggressor* sieht man frühe Schwangerschaft und frühe Heirat, Abhängigkeit vom Partner, wieder sexuelle Verfolgung durch den Partner, körperliche Mißhandlung, gescheiterte Ausbildungs- und Berufskarriere etc. Als einziges spezifisches Symptom entsteht ein Verführerisch-Sein, u. U. bereits im Kindergartenalter, später Promiskuität und Prostitution. Wenn man vergißt, daß das Kind erst dazu gemacht worden ist, kann diese Tatsache für ein „blaming the victim", also die Beschuldigung des Opfers, benutzt werden: Das verführerische Mädchen ist schon immer als Urheberin des Mißbrauchs angesehen worden!

– *Aufgrund der sekundären, nachahmenden Identifikation entstehende Symptome sind:*

Prügeln der eigenen Kinder; oder das Inzestopfer läßt es zu, daß sie wieder sexuell mißbraucht werden; besonders, aber nicht nur bei männlichen Opfern sexuellen Mißbrauchs: Vergewaltigung von Schwächeren als Ausdruck der Opfer-Täter-Umkehr.

– *Aufgrund von Abgrenzung, von Rebellion gegen den Inzest entstehende Symptome*

erscheinen weitaus positiver als die Symptome aufgrund der Identifikation mit dem Aggressor (Widerstand bedeutet mehr Ich-Stärke), obwohl sie oberflächlich eher als Devianz oder Verwahrlosung verstanden werden. Dazu gehören Schulversagen und Weglaufen. Weibliche Homosexualität kann z. T. als Flucht vor männlicher Sexualität verstanden werden. Auch in sexuellen Funktionsstörungen ist eine Verweigerung enthalten; oft sind auch nur zärtliche Kontakte unerträglich, weil sie dem mißbräuchlichen Körperkontakt entsprechen.

– *Aufgrund von dissoziativer Abwehr entstehende Symptome äußern sich* in Abschalten, tranceartigen Zuständen („fugue states"), black outs, Angst- und Panikattacken, flash-backs, Alpträumen. Selten kommen hysterische Anfälle vor, die auch eine verborgene Mitteilung an die Öffentlichkeit bedeuten. Selbstbeschädigung und psychogener Schmerz geschehen mit Hilfe der Dissoziation von Körper und Selbst wie während des Attentats, enthalten immer einen Anteil an Selbstbestrafung, können aber auch als Symbol für die Verbindung mit dem *auch* benötigten, *auch* geliebten Täter verstanden werden. Durch habituell häufige Operationen macht man sich ebenso wieder zum Opfer und findet mit Sicherheit den entsprechenden kollusiv agierenden Täter im Medizin-System.

Als besonders typische Verhaltensweisen von weiblichen Inzestopfern will ich die Dynamik von Selbstbeschädigung und Promiskuität skizzieren. Adoleszente Mädchen mit Selbstbeschädigungsverhalten sind sehr häufig Inzestopfer; Sachsse (1987) gibt eine Zahl von 66 % an. Durch eine Dissoziation des Körper-Selbst vom Gesamtselbst läßt sich der Körper wie ein Objekt verwenden (vgl. Hirsch 1989a), er bekommt die Funktion, ein fehlendes oder ungenügendes Objekt zu ersetzen, richtet aber auch eine Grenze gegen intrusive verschlingende Objekte auf, so daß die Illusion der Autarkie im Sinne einer Pseudo-Autonomie entsteht. Die beschädigte, schmerzende Haut bildet eine Körpergrenze, die die fragile Ich- oder Selbst-Grenze ersetzen bzw. stabilisieren soll. Manischer, masochistischer Triumph ist oft damit verbunden, die Patientinnen sagen: „Mein Körper gehört mir, und damit kann ich machen, was *ich* will!" (vgl. Podvoll 1969; Hirsch 1989b) und nicht, was die Mutter will. Dieses Moment des Selbsterschaffens und -beherrschens läßt an das Übergangsobjekt (Winnicott 1953) denken, also das selbstgeschaffene, tröstende Mutterobjekt, etwa der Teddybär. Von mehreren Autoren ist der so abgespaltene, gehandhabte Körper, gerade auch im Zusammenhang mit Selbstbeschädigung, durchaus mit ihm gleichgesetzt worden. (vgl. Pao 1969; Podvoll 1969; Kafka 1969; Sachsse 1987; Hirsch 1989b). Die Mutter ist überhaupt häufig Objekt des Hasses in der Adoleszenz; dahinter verbirgt sich die Phantasie, daß *sie* es ursprünglich war, die die Jugendliche und den Jugendlichen so gemacht hat, wie sie sich erleben: unvollkommen, schlecht, wertlos, ein Nichts. Im Falle des inzestuösen Mißbrauchs war sie es auch, die die Tochter nicht geschützt hatte. Fehlendes Selbstgefühl wird am Körper festgemacht, für dessen Beschaffenheit häufig ebenfalls die Mutter verantwortlich gemacht wird, als ob der Vater ihr Werk durch das mißbräuchliche Benutzen nur fortgesetzt hätte.

Der Auslöser für die Selbstbeschädigungshandlungen ist oft eine Trennungssituation; die Jugendlichen fühlen sich leer, unfähig, allein zu sein. Solche Zustände, zu denen auch in der Regel eine ungeheure körperlichpsychische Spannung gehört, können eine extreme, psychosenahe Angst vor Desintegration enthalten. Der auslösende Zustand wird auch als „Grauen" beschrieben (Sachsse 1989, 103), eine Patientin aus meiner Praxis nannte ihn „großes graues Tier". Um das rudimentäre frühe Selbst zu retten, wird das Körperselbst durch Dissoziation von ihm getrennt, dieses ist nun sowohl ein böses, verfolgendes Objekt, aber außerhalb; andererseits ist es „gut", denn es ist anwesend, beherrschbar, tröstet auch.

Die Herstellung künstlicher Körpergrenzen durch die Selbstdestruktion soll die Jugendliche lebendig machen, sich wirklich fühlen lassen. Damit wird ein protosymbolischer Kontakt mit dem Mutterobjekt im Körper hergestellt. Eine Patientin berichtete, sie habe ihren diffusen seelischen Zustand als körperlichen Schmerz „sichtbar" gemacht, also besser handhabbar. Der Schmerz beim Selbstbeschädigungsverhalten, der typischerweise nach einer schmerzfreien Anfangsphase verzögert auftritt, und das Blut, das warm über die Haut rinnt, beenden einen typischen tranceartigen Zustand, in dem das Agieren stattfindet („Blut tut gut", Sachsse 1989). Es folgt das Gefühl von Befreiung und Erleichterung, oft auch eine Art Hochgefühl, „etwas Produktives" geschaffen zu haben. Die Erschaffung eines Mutterobjekts aus eigener Kraft (hier im Körper) bedeutet Autonomie, Freiheit vom zu negativ Erleben.

Verführerisch-Sein, sexualisiertes Verhalten und Promiskuität sind Ausdruck der Reinszenierung des Traumas im Wiederholungszwang. Männliche Jugendliche allerdings kompensieren ihre Identitätsunsicherheit überwiegend, indem sie grandiose Phantasien in die Realität hineinagieren (vgl. Streeck-Fischer 1995), also eher Täter als Opfer sein wollen. Als Täter ist man stark, wird anerkannt, bewundert ... Hat jemand einen solchen Weg der – wie stets nicht gelingenden – Bewältigung des Traumas eingeschlagen, wird er sich kaum selbst ändern wollen und einen Therapeuten aufsuchen, vielmehr versuchen, seine Opfer zu beschuldigen; auch hier eine Wiederholung. In einem Fall litt ein junger Mann, auf seinen Prozeß wegen Mißbrauchs von Kindern wartend, unter der Ungewißheit, die ihn lähmte, und wollte eine Therapie beginnen. Nebenbei erwähnte er den selbst erlittenen sexuellen Mißbrauch durch die Mutter im Kleinkindalter: Sie reinigte seine Genitalgegend jahrelang regelmäßig mit Hilfe eines Bidets, verbunden mit engem, sie offenbar erregenden Körperkontakt. Auf diese frühe Sexualisierung folgten sexuelle Übergriffe durch zwei Brüder der Mutter im späteren Kindesalter des Patienten. In seiner ersten Gruppensitzung zog er es vor, sich in einer Art Flucht nach vorn aggressiv als Mißbrauchstäter zu erkennen zu geben. Auch wenn er dadurch eher Abscheu und Ablehnung erntete, fühlte er sich sicherer, als wenn er sich als Opfer dargestellt hätte.

Im Falle der unterwerfenden Identifizierung kann man die Reinszenierung der inzestuösen Beziehung im Wiederholungszwang einerseits als Reparationsversuch (vgl. Shengold 1989, 314) verstehen, als Ausdruck der unbewußten Phantasie, der Vater werde sich eines Tages doch kindgerecht, nicht ausbeuterisch, verhalten, andererseits ist sie das Ergebnis der Introjektion des sexuellen Traumas und des damit verbundenen Verschmolzen-Seins mit dem traumatischen Objekt. Insbesondere jugendliche Patientinnen werden - oft völlig unbewußt - männlichen Bezugspersonen gegenüber alle Mittel der Verführung einsetzen. Gestik, Mimik, Make-up und Kleidung sowie kindlich-verführerisches Verhalten entsprechen eindeutig dem „Verführerisch-Sein", mit dem man dem Inzestopfer seit jeher die Verantwortung für den Inzest zu geben versuchte. Dabei ist solch sexualisiertes Verhalten gar nicht Ausdruck eines tatsächlich sexuellen Bedürfnisses, sondern entspricht einer Vermischung von sexuellen Zügen mit anderen emotionalen Bedürfnissen in Beziehungen. Nichtsdestoweniger ist es ein sexuelles Beziehungsangebot, oft verbunden mit panischer Angst vor der möglichen Realisierung, mit erneuter Wut wegen der befürchteten Ausbeutung, aber auch mit Wut wegen einer erlebten Zurückweisung. Die so entstehende Beziehung kann auch den Charakter des Machtkampfs annehmen, wie zwischen Inzestvater und einer inzwischen jugendlichen Tochter, die sich zunehmend triumphierend an der Abhängigkeit des bisher so mächtig erlebten Vaters weidet (vgl. Hirsch 1987). Frühe promiskuöse Sexualität ist natürlich nicht Ausdruck von Reife, sie verhindert gerade ihre Entwicklung. Auch die Schwangerschaft einer Jugendlichen, sehr typisch für Inzestopfer, mag ihr zuerst das Gefühl verschaffen, nun unabhängig und erwachsen zu sein und der Familie zu entfliehen, meist jedoch entspricht die Partnerwahl eben dem Mißbrauch, so daß sie vom Regen in die Traufe kommt.

Schlußbemerkung

Auf den identitätszerstörenden Angriff des sexuellen Mißbrauchs reagiert ein Kind mit Somatisierung und Rückzug. Wenn es im späteren Alter sich unbewußt wehrt und Verhaltensstörungen entwickelt, wird es dafür verantwortlich gemacht; jedenfalls aber bleibt es auf die Familie angewiesen. Inzest und Adoleszenz waren die Pole, an denen Freud die „Nachträglichkeit", die Wiederkehr des Verdrängten durch die verschlüsselnde Symptomatik entdeckte. Das adoleszente Opfer ist vor die Aufgabe gestellt, sich aus einer durch den Mißbrauch geschaffenen übergroßen Abhängigkeit zu lösen, und es scheitert oft genug daran, perpetuiert vielmehr den Mißbrauch in verschiedener Weise: durch Re-Inszenierung, Wendung gegen das Selbst oder richtet ihn nach außen durch Gewalt gegen Schwächere. Wenn schon die durchschnittliche Adoleszenz große Anforderungen stellt, sich zu lösen und eine autonome Identität zu entwickeln, ist die in der Kindheit sexuell mißbrauchte Jugendliche vor unüberwindliche Aufgaben gestellt. Die Adoleszenz ist aber auch der erste Ort, an dem eine Therapie zur Befreiung des Individuum aus teils noch äußeren, teils bereits inneren Abhängigkeiten beitragen kann.

Literatur

Becker, D., Ohne Haß keine Versöhnung. Aus der therapeutischen Arbeit mit Extremtraumatisierten in Chile. In: Herdieckerhoff, E. et al. (Hrsg.), Hassen und Versöhnen. Göttingen 1990

Briere, J., Therapy for adults molested as children. Beyond survival. New York 1989

Devereux, G., Why Oedipus killed Laios. A note on the complementary oedipus complex in Greek drama. In: Int. J. Psycho-Anal 34, 1953, 132-141

Ehrenberg, D. B. (1992), Jenseits der Wörter. Zur Erweiterung der psychoanalytischen Interaktion. Stuttgart 1996

Ferenczi, S. (1933), Sprachverwirrung zwischen den Erwachsenen und dem Kind. In: Schriften zur Psychoanal, Bd. II. Frankfurt a. M., 1972

Freud, A. (1936), Das Ich und die Abwehrmechanismen. München 1980

Freud, A., A psychoanalysts view of sexual abuse by parents. In: Mrazek, P. B., Kempe C. H. (eds.), Sexually abused children and their families. Oxford, New York 1981

Freud, S. (19896c), Zur Ätiologie der Hysterie. G.W. I. Frankfurt a.M. 1964

Freud, S. (1926a), Hemmung, Symptom und Angst. G.W. XIV. Frankfurt a.M. 1972

Herman, J. K., Perry, C., van der Kolk, B. A., Childhood trauma in borderline personality disorder. In: Am J. Psychiatry 146, 1989, 490-495

Hirsch, M. (1987), Realer Inzest. Psychodynamik des sexuellen Mißbrauchs in der Familie. Berlin, Heidelberg, 3. Aufl. 1994

Hirsch, M. (1989a), Der eigene Körper als Objekt. In: Hirsch, M. (Hrsg.), Der eigene Körper als Objekt. Zur Psychodynamik selbstdestruktiven Körperagierens. Berlin, Heidelberg. Neuaufl., Gießen 1998

Hirsch, M. (1989b), Der eigene Körper als Übergangsobjekt. In: Hirsch, M. (Hrsg.): Der eigene Körper als Objekt. Zur Psychodynamik selbstdestruktiven Körperagierens. Berlin, Heidelberg, New York, Tokyo, HongKong. Neuaufl., Gießen 1998

Hirsch, M., Schuld und Schuldgefühl des weiblichen Inzestopfers als Beispiel von Introjektions- und Identifikationsschicksalen traumatischer Gewalt. In: Zschr. psychoanal. Theor. Prax. 8, 1993a, 289-304

Hirsch, M., Psychoanalytische Therapie mit Opfern inzestuöser Gewalt. In: Jahrb. Psychoanal. 31, 1993b, 132-148

Hirsch, M., Zwei Arten der Identifikation mit dem Aggressor – nach Ferenczi und Anna Freud. In: Prax. Kinderpsychol. Kinderpsychiat. 45, 1996, 198-205

Hirsch, M., Schuld und Schuldgefühl. Psychoanalyse von Trauma und Introjekt. Göttingen 1997

Kafka, J. S., The body as transitional object: a psycho-analytic study of a self-mutilating patient. In: Brit. J. med. Psychol. 42, 1969, 207-212

Kempe, C. H., Kempe, R. S., (1978) Kindesmißhandlung. Stuttgart 1980

Pao, P. N. The syndrome of delicate self-cutting. In: Br. J. med. Psychol. 42, 1969, 195-206

Podvoll, E. M., Self-Mutilation an within a hospital setting: a study of identity and social compliance. In: Br. J. med. Psychol. 42, 1969, 213-221

Rohde-Dachser, C., Expedition in den dunklen Kontinent. Weiblichkeit im Diskurs der Psychoanalyse. Berlin, Heidelberg, New York 1991

Sachsse, U., Selbstbeschädigung als Selbstfürsorge. Zur intrapersonalen und interpersonellen Psychodynamik schwerer Selbstbeschädigung der Haut. In: Forum Psychoanal. 3, 1987, 51-70

Sachsse, U. (1989), „Blut tut gut". Genese, Psychodynamik und Psychotherapie offener Selbstbeschädigung der Haut, 1989. In: Hirsch, M. (Hrsg.), Der eigene Körper als Objekt. Zur Psychodynamik selbstdestruktiven Körperagierens. Gießen 1998

Sachsse, U., Die Psychodynamik der Borderline-Persönlichkeitsstörung als Traumafolge. In: Forum Psychoanal. 11, 1995, 50-61

Shengold, L., Soul murder – die Auswirkungen von Mißbrauch und Vernachlässigung in der Kindheit. Frankfurt a. M. 1989

Streeck-Fischer, A., Gewaltbereitschaft bei Jugendlichen. In: Praxis Kinderpsychol. Kinderpsychiat. 44, 1995, 209-215

Wassmo, H., Das Haus mit der blinden Glasveranda. München 1981

Winnicott, D.W., Transitional objects and transitional phenomena. In: Int. J. Psycho-Anal. 34, 1953, 89-97

Bedeutung von Vernachlässigung und Gewalt gegenüber Kindern und Jugendlichen aus der Sicht der Bindungstheorie

Karl Heinz Brisch

Der englische Psychiater und Psychoanalytiker John Bowlby begründete in den 50er Jahren die Bindungstheorie (vgl. Bowlby 1975, 1976, 1983). Diese besagt, daß der Säugling im Laufe des ersten Lebensjahres auf der Grundlage eines biologisch angelegten Verhaltenssystems eine starke emotionale Bindung zu einer Hauptbezugsperson entwickelt, die er bei Schmerz oder Gefahr aufsucht. Das Bindungsverhalten drückt sich insbesondere im Suchen der Bindungsperson, Weinen, Nachlaufen, Festklammern an der Bindungsperson aus. Es wird durch Trennung von der Bindungsperson sowie durch äußere oder innere Bedrohung und das Erleben von Angst bei Gefahr aktiviert. Ist die Hauptbindungsperson nicht erreichbar, so können auch andere Bezugspersonen anstelle dieser ersatzweise aufgesucht werden. Hauptfunktion der Bindungsperson ist es, den Säugling in Situationen von Bedrohung zu schützen und ihm Sicherheit zu geben. Für das unselbständige menschliche Neugeborene und Kleinkind ist die Schutzfunktion durch eine Bezugsperson von lebenserhaltender Bedeutung. Die Pflegeperson bietet als zuverlässige Bindungsperson in Gefahrensituationen einen sicheren Hafen. Dorthin kann sich der menschliche Säugling retten und Schutz und Hilfe erwarten. Das Bindungssystem, das sich im ersten Lebensjahr entwickelt, bleibt während des gesamten Lebens aktiv. Auch Erwachsene suchen in Gefahrensituationen die Nähe zu anderen Personen auf, von denen sie sich Hilfe und Unterstützung erhoffen. Werden diese Bedürfnisse befriedigt, so wird das Bindungssystem beruhigt und es kann als Ergänzung zum Bindungssystem das System der Erkundung aktiviert werden. Ein Säugling, der sich sicher und geborgen fühlt, kann etwa von seiner Mutter als sicherem Hafen aus die Umwelt erforschen.

Werden die Bindungsbedürfnisse nicht befriedigt oder mißachtet oder nur in sehr unzuverlässiger Weise beantwortet, so führt dies zu Wut und Enttäuschung, wie auch zu zwiespältigen Gefühlen gegenüber der Bindungsperson.

Die Konzepte der Bindungsforschung

Eine Mitarbeiterin von John Bowlby, Mary Ainsworth, begründete durch ihre Forschungsarbeiten das Konzept der Feinfühligkeit für das Pflegeverhalten der Bezugsperson (vgl. Ainsworth 1977). Sie fand heraus, daß Säuglinge sich an diejenige Pflegeperson binden, die ihre Bedürfnisse in einer feinfühligen Weise beantworten. Dies bedeutet, daß die Signale des Säuglings durch seine Pflegeperson wahrgenommen werden, daß sie richtig interpretiert und ohne Verzerrungen durch eigene Bedürfnisse und Wünsche der Pflegeperson wiedergegeben werden können. Weiterhin muß die Pflegeperson die Bedürfnisse angemessen und prompt entsprechend dem Alter des Säuglings beantworten. Je älter der Säugling wird, um so länger können auch die Zeiten sein, die dem Säugling bis zur Bedürfnisbefriedigung zugemutet werden. So ist etwa in den ersten Lebenswochen die aushaltbare Frustrationsspannung nur kurz. Wenn der Säugling zeigt, daß er hungrig ist, wird eine feinfühlige Mutter ihn relativ rasch stillen.

Werden die Bedürfnisse des Säuglings in dieser von Ainsworth geforderten feinfühligen Art und Weise von einer Pflegeperson beantwortet, so bindet sich der Säugling überzufällig häufig an diese Person in Form einer *sicheren* emotionalen Bindung. Dies bedeutet, daß er diese spezifische Person bei Bedrohung und Gefahr als sicheren Hort und mit der Erwartung von Schutz und Geborgenheit aufsuchen wird. Wird die Pflegeperson eher mit Zurückweisung auf seine Bindungsbedürfnisse reagieren, so besteht eine höhere Wahrscheinlichkeit, daß der Säugling sich an diese Pflegeperson mit einer unsicher vermeidenden Bindungshaltung bindet.

Ein *unsicher-vermeidend* gebundenes Kind wird in Notsituationen eher die Bindungsperson meiden oder nur wenig von seinen Bindungsbedürfnissen äußern. Es hat eine Anpassung an die Verhaltensbereitschaften seiner Bindungsperson gefunden. Nähewünsche werden von ihm erst gar nicht so intensiv geäußert, da der Säugling weiß, daß diese von der Pflegeperson auch nicht so intensiv mit Bindungsverhalten im Sinne von Schutz und Geborgenheit gewähren beantwortet werden.

Werden die Signale manchmal zuverlässig und feinfühlig, ein anderes Mal aber eher mit Zurückweisung und Ablehnung beantwortet, so entwickelt sich eine *unsicher-ambivalente* Bindungsqualität zur Pflegeperson. Diese Säuglinge reagieren auf Trennungen von ihrer Hauptbindungsperson mit einer intensiven Aktivierung ihres Bindungssystems, das heißt sie weinen lautstark und klammern sich intensiv an die Bindungsperson. Über lange Zeit sind sie kaum zu beruhigen und können nicht mehr zum Spiel in ausgeglichener emotionaler Verfassung zurückkehren. Einerseits klammern sie sich an die Mutter, andererseits zeigen sie aber auch aggressives Verhalten. Wenn sie etwa bei der Mutter auf dem Arm sind, strampeln sie und treten nach der Mutter, während sie gleichzeitig klammern und Nähe suchen. Dieses Verhalten wird als Ausdruck ihrer Bindungsambivalenz interpretiert (vgl. Ainsworth, Blehar, Waters, Wall 1978).

Erst später wurde noch ein weiteres Bindungsmuster gefunden, das als desorganisiertes und desorientiertes Muster bezeichnet wurde. Diese Kinder zeigen Sequenzen von stereotypen Verhaltensweisen, oder sie halten im Ablauf ihrer Bewegungen inne und erstarrten für die Dauer von einigen Sekunden. Dies wird dahingehend interpretiert, daß diese Kinder keine aktuelle Bindungsverhaltensstrategie zur Verfügung haben (vgl. Main, Solomon 1986).

Einfluß von Gewalt und Mißhandlung auf die Bindungsentwicklung

Kinder nach Mißhandlung und Vernachlässigung in der frühen Kindheit waren häufiger unsicher gebunden als Kinder, bei denen keine Mißhandlung vorlag (vgl. Crittenden 1985, 1995, 1996, 1997, 1988, 1999; Lyons-Ruth, Connell, Zoll 1989; Lyons-Ruth, Connell, Zoll, Stahl 1987). Besonders die desorganisierte Bindung wurde wesentlich häufiger bei mißhandelten Kindern gefunden (vgl. Lyons-Ruth, Repacholi, McLeod, Silva 1991; Lyons-Ruth, Alpern, Repacholi 1993; Lyons-Ruth, Block 1996; Lyons-Ruth 1996; Carlson, Sroufe 1995; Carlson, Cicchetti, Barnett, Braunwald 1989a, b). Die Kinder zeigten häufiger aggressives und weniger prosoziales Verhalten schon im Kindergarten, sie hatten häufiger Konflikte mit Gleichaltrigen, waren distanzloser und andererseits mißtrauischer gegenüber fremden Personen. In ihrer Neugier und ihrem Interesse, die Umwelt und andere Beziehungen zu erkunden, waren sie eingeschränkt (vgl. Sroufe 1983; Cicchetti, Toth 1995). Die Eltern von mißhandelten Kinder, also die Täter, hatten selbst bis zu 90% eine unsichere Bindungsrepräsentation und in der Regel waren beide Elternteile unsicher gebunden. Hierbei wurde folgender Unterschied deutlich: Solche Eltern, die eher ihre Kinder *mißhandelten*, zeigten selbst häufiger eine *unsicher distanzierte* Bindungshaltung. Dagegen waren solche Bezugspersonen, die ihre Kinder eher *vernachlässigten*, häufiger in ihrer Bindungshaltung *unsicher-verstrickt* (vgl. Crittenden, Partridte, Claussen 1991).

Auch Drohungen und angstmachendes Verhalten der Bindungsperson gegenüber dem Kind kann zu Desorganisation führen (vgl. Hesse, Main 1999), da das Kind in einer Notsituation in einen großen Konflikt gerät: einerseits möchte es sich seiner Bindungsperson annähern und bei ihr Schutz suchen, andererseits wird diese Person aber gleichzeitig auch als bedrohlich erlebt, so daß das Kind die Nähe vermeiden muß. Dies ist eine typische Dilemmasituation, die das Kind aus Bindungssicht nicht zu lösen vermag und die vermutlich mit erhöhter innerer Erregung und gehäuft mit dem Verhaltensmuster der Desorganisation in vielen Fällen einhergeht. So ist es zu verstehen, daß mißhandelte Kinder einerseits in einer angstmachenden Situation oder nach einer Trennung von ihrer Bindungsperson zwar auf diese zulaufen, dann aber plötzlich auf halbem Wege stehen bleiben, sich umdrehen und weglaufen. Oder sie geraten in einen tranceartigen Zustand, der dem der Dissoziation sehr ähnlich ist, wie wir ihn von erwachsenen Patienten nach früher Traumatisierung kennen (vgl. Liotti 1992). In diesen Zuständen werden heftige affektive Erinnerungen wachgerufen, die vorher abgespalten waren und die noch nicht verarbeitet und damit auch noch nicht psychisch integriert sind.

In klinischen Studien fanden sich Zusammenhänge mit unsicheren Bindungsrepräsentationen und Desorganisation, etwa bei Patienten mit Borderline-Persönlichkeitsstörung und bei Adoleszenten mit suizidalem Agieren (vgl. Atkinson 1997; Fonagy, Target 1995; Fonagy et al. 1996; Cicchetti, Cummings, Greenberg, Marvin 1990; Cicchetti, Barnett 1991; Cicchetti, Toth 1995; van Ijzendoorn, Bakermans-Kranenburg 1996). Von solchen Patientengruppen wiederum ist bekannt, daß Traumatisierungserlebnisse etwa durch sexuellen Mißbrauch und Gewalterfahrungen sehr häufig berichtet werden (Osofsky 2000).

Bindungsstörung

Die sichere und die unsicheren Bindungsqualitäten sind nach den vorliegenden Studien der Entwicklungspsychopathologie spezifische Adaptationsmuster im Rahmen durchschnittlich normaler Eltern-Kind-Beziehungen. Ein Kind kann etwa auch mit einem vermeidenden Beziehungsmuster eine Bindung zu seiner Bindungsperson aufrechterhalten, wenn es dabei teilweise auch auf seine Wünsche nach Nähe verzichten muß. Das vermeidende Verhalten ist vermutlich für diese Kinder wie auch für ihre Eltern eine gute Passung, um die durch eine Aktivierung des Bindungssystems hervorgerufenen Nähewünsche in einer gemeinsamen Verhaltensstrategie von Mutter und Kind zu regulieren, wenn auch diese Kinder nach physiologischen Messungen eine große Streßaktivierung in ihren Hormonen wie etwa dem Cortisol zeigen.

Im Gegenteil hierzu können die bizarren „desorganisierten" Verhaltensweisen nicht mehr als adaptive Strategien angesehen werden. Main (1990) nimmt an, daß diese Kinder zeitweise kein einheitliches in sich kongruentes Bindungsverhaltensmuster zur Verfügung haben oder mehrere sich widersprechende Arbeitsmodelle von Bindung gleichzeitig aktiviert werden. So kann ein Kind in einer angstauslösenden Situation einerseits auf ein inneres Arbeitsmodell zurückgreifen, das in ihm ein Bindungsverhalten mit Nähesuchen bei der Mutter motiviert, andererseits könnte ein Arbeitsmodell aktiviert werden, daß ein Weglaufen von der Mutter bewirkt, weil das Kind bei

Annäherung in Trennungs- und Angstsituationen die Erfahrungen machte, daß es von der Mutter weggestoßen, mißachtet, nicht ernst genommen oder mißhandelt und vernachlässigt wurde. Auf diesem inneren widersprüchlichen Hintergrund erklärt sich, daß für einige Sekunden oder auch in kurzen gehäuften Sequenzen entgegengesetzte Verhaltensweisen zustande kommen, wie Hinlaufen zur Mutter, Stehenbleiben, Umkehren, Einfrieren der Bewegungen, motorische Stereotypien, die als desorganisiertes oder desorientiertes Verhalten imponieren. Sie werden bei Kindern mit traumatischen Erfahrungen von Mißbrauch und Mißhandlung sowie andererseits bei Kindern von Eltern, die ihrerseits selbst in ihrer Vergangenheit Trennungen und Traumata durch Gewalt und Mißbrauch erlebt haben und diese noch nicht verarbeiten konnten, wesentlich häufiger beobachtet als in einer unbelasteten Gruppe von Eltern und Kindern.

In der klinischen Arbeit mit traumatisierten Kindern fallen solche auf, die eine erhebliche Störung in ihrem Bindungsverhalten zeigen. Sie tun dies nicht nur vorübergehend oder in belasteten Situationen, sondern haben verschiedene auffällige Bindungsstrategien als durchgängiges Verhaltensmuster ausgebildet, die auch als Bindungsstörungen beschrieben werden (vgl. Lieberman, Pawl 1990; Zeanah, Mammen, Lieberman 1993; Brisch 1999).

Bei mißbrauchten, mißhandelten oder vernachlässigten Kindern fanden sich besondere Verhaltensmuster wie etwa eine Mischung aus einem unsicher-vermeidenden und einem ambivalenten Bindungsverhalten, sowie eine Kombination mit Anteilen von Vermeidung und Desorganisation (vgl. Crittenden 1985, 1995). Für das Vorschulalter wurden einerseits Kinder mit einem zwanghaften Fürsorgeverhalten sowie solche mit extremer Überangepaßtheit und Hilflosigkeit beschrieben, andererseits aber auch Kinder mit aggressivem Drohverhalten. Vom Schulalter bis in die Adoleszenz erweitert und verändert sich das Spektrum der psychopathologischen Auffälligkeiten in den traumatisierten Risikogruppen. Es finden sich Verhaltensauffälligkeiten mit bestrafendem Verhalten sowie ein Muster mit Rückzug und drohendem bis paranoidem Verhalten. Es ist nicht verwunderlich, daß diese Kinder und Jugendlichen erhebliche Beeinträchtigungen in ihren kognitiven Fähigkeiten – trotz guter Intelligenz – sowie in ihrer Affektsteuerung aufwiesen mit deutlichen Tendenzen zum Agieren und zu Impulshandlungen. Der Übergang von noch grenzwertig normalen Adaptationsprozessen der Bindungsentwicklung und deutlich psychopathologischen Bindungsmustern ist fließend. Viele dieser Kinder erreichen selbst bis in die Spätadoleszenz keine Fähigkeit zu einer zielkorrigierten Partnerschaft, die es ermöglicht, unterschiedliche Ziele und Interessen mit einer Bindungsperson zu verhandeln und kreative und konstruktive Lösungen für ein abgestimmtes Handeln zu finden. Sicher gebundene Kinder haben diese Fähigkeit in der Regel bis zum Kindergartenalter erreicht.

Die hier beschriebenen Entwicklungsschwierigkeiten weisen Parallelen zum Borderline-Syndrom im Kindes- und Jugendalter auf (vgl. Bürgin, Meng 2000), so daß diskutiert wird, ob die grundlegende Störung des Boderline-Syndroms eine Bindungsstörung auf dem Hintergrund von teilweiser multipler Traumatisierung ist (vgl. Dulz, Jensen 2000).

Die Möglichkeiten, Bindungsstörungen in den klassischen Manualen wie den ICD-10 und dem DSM III-IV zu diagnostizieren, ist allerdings sehr eingeschränkt. Lediglich zwei unterschiedliche Muster können differenziert werden: eine reaktive Bindungsstörung im Kindesalter und eine Bindungsstörung des Kindesalters mit Enthemmung. Ähnliche Diagnosekategorien finden sich im DSM-III-R (vgl. Wittchen, Saß, Zaudig, Koehler 1991) und DSM-IV (vgl. Saß, Wittchen, Zaudig 1996).

Mit dem Typ I in der ICD-10 werden Kinder beschrieben, die in ihrer Bindungsbereitschaft gegenüber fremden Personen sehr gehemmt sind und mit Ambivalenz und Furchtsamkeit reagieren. Kinder vom Typ II zeigen ein entgegengesetztes Verhalten mit enthemmter distanzloser Kontaktbereitschaft gegenüber unterschiedlichsten vollkommen fremden Personen. Beide Verhaltensweisen werden als direkte Folge von extremer emotionaler und/oder körperlicher Vernachlässigung und Mißhandlung oder als Folge von ständigem Wechsel der Bezugspersonen angesehen (vgl. Remschmidt, Schmidt 1994).

Schon in den früheren Versionen des ICD wurden Beziehungsschwierigkeiten in Verbindung mit Aggressivität, Destruktivität oder anderen Formen einer Störung des Sozialverhaltens sowie eine abnorme Trennungsangst und Hospitalismus bei Kindern und etwa eine Störung des Sozialverhaltens bei fehlenden sozialen Bindungen, Störungen mit Trennungsangst des Kindesalters und Störungen mit sozialer Ängstlichkeit im Kontext einer gestörten Bindungsentwicklung aufgeführt. Hierbei werden schwerwiegende Milieuschäden oder Deprivationserfahrungen als entscheidender ursächlicher Wirkfaktor für diese Entwicklungsschwierigkeiten angenommen. Auch im Multiaxialen Klassifikationssystem für psychische Störungen des Kindes- und Jugendalters (vgl. Remschmidt, Schmidt, 1994) werden unter assoziierte aktuelle abnorme psychosoziale Umstände (Fünfte Achse) abnorme intrafamiliäre Beziehungen mit Mangel an Wärme in der Eltern-Kind-Beziehung, Disharmonie in der Familie zwischen Erwachsenen, etwa mit feindseliger Ablehnung gegenüber dem Kind, mit körperlicher Mißhandlung und mit sexuellem Mißbrauch als bedeutende Wirkfaktoren für eine emotionale Entwicklungsstörung der Bindungs- und Beziehungsfähigkeiten eines Kindes angesehen. Erziehung in einer Institution, Verlust einer liebevollen Bezugsperson, bedrohliche Umstände infolge Fremdunterbringung, Ereignisse, die zur Herabsetzung der Selbstachtung führen, sexueller Mißbrauch und unmittelbar beängstigende Erlebnisse werden als belastende Erfahrungen aufgeführt, die an der Entstehung einer Bindungsstörung beteiligt sein können. Dies ist besonders von Bedeutung, da etwa Mißbrauch und Vernachlässigung des Kindes durch seine Bezugspersonen schließlich zu einer Herausnahme des Kindes aus dem belastenden Milieu, zu einer Trennung von seiner mißbrauchenden Bezugsperson und zu einer Fremdunterbringung führen kann. Die Trennung und die Fremdplazierung ist ein oft unvermeidliches zusätzliches Trauma. Das Kind ist jetzt vor weiterem Mißbrauch geschützt, muß aber auch den Verlust der Täterperson verarbeiten, mit der es in der Regel durch hohe emotionale Ambivalenz verbunden ist. Die Täter kommen zur größten Zahl aus dem unmittelbaren familiären Umfeld und stehen mit dem Kind in einer Beziehung. Aus diesem Grund ist das Kind nach der Trennung vom Täter psychisch nicht nur entlastet, sondern zeigt oft auch eine Trauerreaktion. Unter diesen Umständen kann es zu einer schweren Beeinträchtigung im Bindungs- und Beziehungserleben des Kinde kommen.

Auch das speziell für Säuglinge und Kleinkinder entwickelte System Diagnostische Klassifikation: 0-3 (vgl. ZTTDC: 0-3 1994) weist darauf hin, daß sich auf dem Hintergrund von Deprivation und Mißhandlung reaktive Beziehungsstörungen entwickeln können. Als Ursache werden länger dauernde Vernachlässigung und Mißbrauch durch die Eltern angenommen, die so ausgeprägt sind, daß sie das grundlegende Gefühl des Kindes von Bindungssicherheit untergraben können. Außerdem kann die körperliche wie auch emotionale Verfügbarkeit der Eltern so unbeständig und unzuverlässig werden – etwa bei einer depressiven Erkrankung eines Elternteils oder Drogenmißbrauch –, daß es für das Kind unmöglich wird, eine kohärente Bindungsstrategie an eine Pflegeperson aufzubauen. Belastende Umweltbedingungen können den Aufbau einer sicheren Bindungsbeziehung ebenso beeinträchtigen, wie ein langdauernder Heim- oder Krankenhausaufenthalt und ständig wechselnde Pflegepersonen.

Auf dem Hintergrund der Bindungstheorie wurden Typologien von Bindungsstörungen beschrieben, die teilweise auch im Zusammenhang mit Traumata von Vernachlässigung und Mißhandlung sowie Mißbrauch gesehen werden (vgl. Brisch 1999).

Bindungsstörung mit aggressivem Bindungsverhalten

Bei Kindern mit dieser Bindungsstörung steht in der Regel ihr aggressives Beziehungs- und Kontaktverhalten ganz im Vordergrund. In der Vergangenheit haben diese Kinder bereits vielfach die Erfahrung gemacht, daß ihre

Bindungswünsche nicht beantwortet wurden, es zu massiven Enttäuschungen und Ablehnungen gekommen ist. Sie erwarten daher grundsätzlich eher eine Zurückweisung ihrer Bindungswünsche in neuen Beziehungen bei gleichzeitig großen Hoffnungen auf eine sichere Bindungsbeziehung. Obwohl diese Kinder und Jugendlichen in auffallender Weise über aggressive Interaktionen erste Kontakte herstellen, können sie sich dann aber rasch beruhigen, sobald ihr versteckter Beziehungswunsch gesehen wird und sich eine Bindung zu entwickeln beginnt. Leider ist dies eher selten, da verständlicherweise Gleichaltrige und auch Erwachsene die versteckten Bindungswünsche sowie Näheängste nicht verstehen und es öfters zu einer Spirale von Aggression, Ablehnung durch andere und zu erneuter körperlicher und verbaler Aggression durch das Kind kommt. Die Kinder haben große Angst, daß keine Bindung zustande kommt und ihre Bindungswünsche immer wieder frustriert werden, wie in vielen kränkenden und traumatischen Beziehungserfahrungen zuvor. Aggression bietet die paradoxe Möglichkeit, mit einer fremden Person geradezu körperlich nah in Beziehung zu treten, auf diese alle Bindungswünsche und Sehnsüchte zu übertragen und sich doch vor erneuten Enttäuschungen und Verletzungen durch geradezu vorbeugende oder vorweggenommene aggressive Verhaltensweisen zu schützen. Die Darstellung von Bindungswünschen wird aggressiv kämpferisch inszeniert.

Bindungsstörung mit Promiskuität

Manche Kinder mit Erfahrungen von extremer Vernachlässigung, vielfachen Trennungen und wechselnden Heimunterbringungen reagieren manchmal auf diese Weise, daß sie sich jedem auch noch so fremden Menschen gegenüber scheinbar vertraut und undifferenziert freundlich verhalten, als ob diese Person die primäre Bindungsperson sei. In Situationen mit Angst und Aktivierung des Bindungsverhaltens wenden sie sich pseudo-vertrauensvoll an die nächste Person, die sie finden können und suchen bei dieser auch körperliche Nähe. Ist diese Person nicht mehr verfügbar, so kann sie auch ohne Probleme durch die nächste fremde Person ersetzt werden. Diese Promiskuität im Bindungsverhalten weist auf eine erhebliche Störung hin, weil sich vermutlich wegen der vielen Trennungen, die diese Kinder erlebt haben, nur ein rudimentäres inneres Arbeitsmodell von Bindung angelegt haben könnte.

Bindungsstörung mit Rollenumkehr

Diese Kinder haben eine Pflegeperson, an die sie gebunden sind. Diese ist aber aufgrund verschiedener Ursachen – wie etwa einer Suchterkrankung, einer psychiatrischen Erkrankung mit schwerwiegender Depression, Borderline-Persönlichkeitsstörung oder Psychose –, in Krankheitsphasen nur unzureichend oder unvorhersehbar emotional für die Signale des Kindes verfügbar. Es fehlt phasenweise eine feinfühlige Verhaltensweise, auf die Bedürfnisse des Kindes einzugehen, und es kann schließlich zur chronischen Vernachlässigung wegen mangelnder elterlicher Fürsorge kommen. Das Kind konnte zwar vermutlich ein inneres Arbeitsmodell von Bindung zu seiner Pflegeperson ausbilden, durch die chronischen Mikrotraumata der Vernachlässigung und emotionalen Unerreichbarkeit durch die Bezugsperson entwickelt das Kind eine Rollenumkehr im Bindungsverhalten, indem es selbst für die Pflegeperson zur sicheren emotionalen Basis wird. Mit hoher Sensibilität werden die Befindlichkeiten und Bedürfnisse der kranken Bindungsperson überwacht, um hierauf sorgend, entängstigend und tröstend zu reagieren, so daß die emotionale Stabilität der Pflegeperson so gut wie möglich gewährleistet wird. Hierbei müssen allerdings eigene kindliche Bedürfnisse aufgegeben oder verleugnet werden, da sich die Kinder in Notsituationen mit Aktivierung ihres Bindungssystems nicht an ihre Bindungspersonen wenden können, weil diese etwa durch die Einnahme von Suchtmitteln oder wegen einer schweren Depression nicht ansprechbar oder nicht ausreichend verläßlich reaktiv ist.

Bindungsstörung ohne Bindungsverhalten

Diese Extremform findet sich nach massiver wiederholter Traumatisierung, wie nach häufiger Gewaltanwendung mit Todesbedrohung durch Bezugspersonen, die als Bindungspersonen für die Kinder bedeutungsvoll waren. Diese Kinder gehen schließlich in eine Art innere Emigration, da ihr inneres Arbeitsmodell vermutlich überwiegend als bedrohlich und verfolgend erlebt wird. Sie leben schließlich so, als benötigten sie keine Bindungsperson als einen „sicheren“ Hafen, da dieser von ihnen öfters als extrem bedrohlich erlebt wurde. Deswegen wenden sie sich auch in großen Bedrohungssituationen an keinen Menschen, sondern versuchen, pseudo-autark diese Bedrohungen zu überstehen. Eher würden sie sterben und alleine untergehen, als sich hilfesuchend an einen Menschen zu wenden.

Zusammenfassung

Erfahrungen von Vernachlässigung, Gewalt, Mißhandlung und Mißbrauch in den unterschiedlichsten Formen sowie häufige unvorhergesehene Trennungen und Verluste, die nicht verarbeitet werden können, stellen insgesamt für die Bindungsentwicklung des Kindes eine extreme Risikokonstellation dar. Es können sich psychopathologische Auffälligkeiten bis hin zu schwerwiegenden Bindungsstörungen entwickeln, die sich vermutlich auf die gesamte psychische Strukturbildung des Kindes schädigend auswirken. Damit werden nicht nur die emotionale Entwicklung, sondern auch die Ich-Funktionen mit Einschränkungen in der Realisierung von kognitiven Fähigkeiten und mit Wahrnehmungsstörungen begünstigt.

Patienten mit Boderline-Persönlichkeitsstörungen, wie wir sie im späteren Kindes- und Jugendalter finden, berichten ebenfalls häufig über Trauma-Erlebnisse in der frühen Kindheit. Solche Patienten fallen – neben anderen psychopathologischen Merkmalen – auch durch bizarre Bindungsverhaltensweisen auf, die auf eine Störung in ihrem inneren Arbeitsmodell der Bindung hinweisen.

Die Entwicklung eines sicheren Bindungsmusters in der frühen Kindheit wird heute allgemein als ein Schutzfaktor angesehen, der die Ausbildung einer gesunden psychischen Struktur und einer psychischen „Widerstandskraft" fördert. Eine sichere Bindungsqualität schützt nicht vor Traumatisierungen, aber sie kann konstruktivere und soziale Bewältigungsstrategien aktivieren, sich in solchen Notsituationen Hilfe zu holen und sich vertrauensvoll an vorhandene oder potentielle Bindungspersonen zu wenden. Daher kommt der sicheren Bindungsentwicklung eine primär präventive Funktion zu. Die Bindungstheorie ist aber auch für die Behandlung von Kindern und Jugendlichen nach Traumatisierung von Bedeutung, da sie einen theoretischen Rahmen bildet, wie im therapeutischen Prozess eine sichere Bindungsbeziehung zwischen Patient und Therapeut entwickelt werden kann, die eine notwendige Voraussetzung und eine Basis für die Bearbeitung des Traumas darstellt (vgl. Brisch 1999).

Literatur

Ainsworth, M.D.S., Feinfühligkeit versus Unempfindlichkeit gegenüber Signalen des Babys. In: Grossmann, K.E. (Hrsg.), Entwicklung der Lernfähigkeit in der sozialen Umwelt. München 1977, 98-107

Ainsworth, M.D.S., Blehar, M.C., Waters, E., Wall, S., Patterns of attachment: Assessed in the strange situation and at home. Hillsdale 1978

Atkinson, L., Attachment and psychopathology: from laboratory to clinic. In: Atkinson, L. and Zucker, K.J. (Hrsg.), Attachment and Psychopathology. New York, London 1997

Bowlby, J., Bindung. Eine Analyse der Mutter-Kind-Beziehung. München 1975

Bowlby, J., Trennung. Psychische Schäden als Folge der Trennung von Mutter und Kind. München 1976

Bowlby, J., Verlust – Trauer und Depression. Frankfurt 1983

Brisch, K.H., Bindungsstörungen – Von der Bindungstheorie zur Therapie. Stuttgart 1999

Bürgin, D., Meng, H., Gibt es Borderline-Störungen bei Kindern und Jugendlichen? In: Kernberng, O.F., Dulz, B. and Sachsse, U. (Hrsg.), Handbuch der Boderline-Störungen. Stuttgart, New York 2000, 755-770

Carlson, E.A. Sroufe, A.L., Contribution of attachment theory to developmental psychopathology. In: Cicchette, D., Cohen, D.J. (Hrsg.), Developmental Psychopathology, (Vol. Theory and Methods). New York 1995

Carlson, V., Cicchetti, D., Barnett, D., Braunwald, K.G., Finding order in disorganization: Lessons from research on maltreated infants' attachments to their caregivers. In: Cicchetti, D., Carlson, V. (Hrsg.), Child maltreatment., Cambridge, MA, 1989a, 494-528

Carlson, V., Cicchetti, D., Barnett, D., Braunwald, K., Disorganized/disoriented attachment relationships in maltreated infants. In: Dev Psychol, 25, 1989b, 525-531

Cicchetti, D., Barnett, D., Attachment organization in maltreated preschoolers. Development and Psychopathology: Attachment and Developmental In: Psychopathology, 3(4), 1991, 397-412

Cicchetti, D., Cummings, M.E., Greenberg, M.T., Marvin, R.S., An organizational perspective on attachment beyond infancy: implications for theory, measurement, and research. In: Greenberg, M.T., Cicchetti, D., Cummings, E.M. (Hrsg.), Attachment in the preschool years. Chicago 1990

Cicchetti, D., Toth, S.L., Child maltreatment and attachment organization: Implications for intervention. In: Goldberg, S., Muir, R. and Kerr, J. (Hrsg.), Attachment theory: Social, developmental, and clinical perspectives. Hilldale, NJ, 1995, 279-308

Crittenden, P.M., Maltreated infants: Vulnerability and resilience. In: J Child Psychol Psychiat, 26, 1985, 85-96

Crittenden, P.M., Relationships at risk. In: Belsky, J., Nezworski, T. (Hrsg.), Clinical implications of attachment. New Jersey 1988, 136-176

Crittenden, P.M., Attachment and psychopathology. In: Goldberg, S., Muir, R., Kerr, J. (Hrsg.), Attachment theory: Social, developmental, and clinical perspectives. Hillsdale, NJ, 1995, 367-406

Crittenden, P.M., Entwicklung, Erfahrung und Beziehungsmuster: Psychische Gesundheit aus bindungstheoretischer Sicht. In: Prax Kinderpsychol Kinderpsychiat, 45, 1996, 147-155

Crittenden, P.M., Patterns of attachment and sexual behavior: risk of dysfunction versus opportunity for creative integration. In: Atkinson, L. and Zucker, K.J. (Hrsg.), Attachment and psychopathology. New York, London 1997, 47-96

Crittenden, P.M., Klinische Anwendung der Bindungstheorie bei Kindern mit Risiko für psychopathologische Auffälligkeiten oder Verhaltensstörungen. In: Suess, G.J., Pfeifer, W.-K.P. (Hrsg.), Frühe Hilfen – Die Anwendung von Bindungs- und Kleinkindforschung in Erziehung, Beratung, Therapie und Vorbeugung. Gießen 1999, 65-106

Crittenden, P.M., Partridte, M.F., Claussen, A.H., Family patterns of relationship in normative and dysfunctional familise. In: Development and Psychopathology: Attachment and Developmental Psychopathology, 3(4), 1991, 491-512

Dulz, B., Jensen, M., Aspekte einer Traumaätiologie der Borderline-Persönlichkeitsstörung: psychoanalytisch-psychodynamische Überlegungen und empirische Daten. In: Kernbern, O.F., Dulz, B., Sachsse, U. (Hrsg.), Handbuch der Boderline-Störungen. Stuttgart, New York 2000, 167-194

Fonagy, P., Leigh, T., Steele, M., Steele, H., Kennedy, R., Mattoon, G., Target, M., Gerber, A., The relation of attachment status, psychiatric classification and response of psychotherapy. In: J Consult Clin Psychol, 64, 1996, 22-31

Fonagy, P., Target, M., Understanding the violent patient: The use of the body and the role of the Father. In: Int J Psychoanal, 76, 1995, 487-501

Hesse, E., Main, M., Second-generation effects of unresolved trauma in non maltreating parents: Dissociated, frightened, and threatening parental behavior. In: Psychoanal Inq, 19 (4), 1999, 481-540

Lieberman, A.F., Pawl, J.H., Disorders of attachment and secure base behavior in the second year of life: conceptual issues and clinical intervention. In: Greenberg, M.T., Cicchetti, D., Cummings, E.M. (Hrsg.), Attachment in the preschool years. Chicago 1990, 375-398

Liotti, G., Disorganized/disoriented attachment in the etiology of the dissociative disorders. In: Dissociation, 4, 1992, 196-204

Lyons-Ruth, K., Attachment relationships among children with aggressive behavior problems: the role of disorganized early attachment patterns. In: J Consult Clin Psychol, 64 (1), 1996, 64-73

Lyons-Ruth, K., Alpern, L., Repacholi, B., Disorganized infant attachment classification and maternal psychosocial problems as predictors of hostile-aggressive behavior in the preschool classroom. In: Child Dev, 64, 1993, 572-585

Lyons-Ruth, K., Block, D., The disturbed caregiving system: relations among childhood trauma, maternal caregiving, and infant affect and attachment. In: Infant Ment Hea J, 17(3), 1996, 257-275

Lyons-Ruth, K., Connell, D.B., Zoll, D., Patterns of maternal behavior among infants at risk for abuse: Relations with infant attachment behavior and infant development at 12 months of age. In: Cicchetti, D. and Carlson, V. (Hrsg.), Child maltreatment. Cambridge, MA, 1989, 464-493

Lyons-Ruth, K., Connell, D.B., Zoll, D., Stahl, J., Infants at social risk: Relations among infant maltreatment, maternal behavior and infant behavior. In: Dev Psychol, 23, 1987, 223-232

Lyons-Ruth, K., Repacholi, B., McLeod, S., Silva, E., Disorganized attachment behavior in infancy: Short-term stability, maternal and infant correlates, and risk-related subtypes. In: Development and Psychopathology: Attachment and Developmental Psychopathology, 3(4), 1991, 377-396

Main, M., Solomon, J., Discovery of an insecure-disorganized/disoriented attachment pattern. In: Brazelton, T.B., Yogman, M. (Hrsg.), Affective development in infancy. Norwood, New York 1986, 95-124

Main, M., Solomon, J., Procedures for identifying infants as disorganized/disoriented during the Ainsworth Strange Situation. In: Greenberg, M.T., Cicchetti, D. and Cummings, E.M. (Hrsg.), Attachment in the preschool years. Chicago 1990, 121-160

Osofsky, J.D., Aspekte der frühen Entwicklung als Verständnisgrundlage der Borderline-Persönlichkeitsorganisation. In: Kernberng, O.F., Dulz, B., Sachsse, U. (Hrsg.), Handbuch der Boderline-Störungen. Stuttgart, New York 2000, 743-754

Remschmidt, H., Schmidt, M.H. (Hrsg.), Multiaxiales Klassifikationsschema für psychische Störungen des Kindes- und Jugendalters nach ICD-10 der WHO. Bern 1994

Saß, H., Wittchen, H.-U., Zaudig, M. (Hrsg.), Diagnositisches und statistisches Manual psychischer Störungen. DSM-IV. Engl.: American Psychiatric Association (1994): Diagnostic and statistical manual of mental disorders. Washington D.C., Göttingen, Bern, Toronto, Seattle 1996

Sroufe, A.L., Infant-caregiver attachment and patterns of adaption in preschool: the roots of maladaption and competence. In: Perlmutter, M. (Hrsg.), The Minnesota symposia on child psychology. Hillsdale, NJ 1983, 41-84

van IJzendoorn, M.H., Bakermans-Kranenburg, M.J., Attachment representations in mothers, fathers, adolescents and clinical groups: a meta-analytic search for normative data. In: J Consult Clin Psychol, 64(1), 1996, 8-21

Wittchen, H. U., Saß, H., Zaudig, M., Koehler, K. (Hrsg.), Diagnostisches und Statistisches Manual psychischer Störungen DSM-III-R. Engl.: American Psychiatric Association (1987): Diagnostic and statistical manual of mental disorders DSM-III-R. Washington, D.C. Weinheim, Basel 1991

Zeanah, C.H., Mammen, O.K., Lieberman, A.F., Disorders of attachment. In: Zeanah, C.H. (Hrsg.), Handbook of infant mental health. New York, London, 1993, 332-349

ZTTDC: 0-3, Diagnostic Classification of Mental Health and Developmental Disorders of Infancy and Early Childhood. Zero To Three. Arlington 1994

Die Bedeutung der Institution des Frankfurter Feministischen Frauengesundheitszentrums für Beratung und psychoanalytische Behandlung sexuell mißbrauchter Frauen

Marianne Rauwald
Traute Schönenberg

Psychoanalytische Beratung und Therapie in einem autonomen Frauenprojekt – was ist das Besondere, Kennzeichnende, an dieser Arbeit, gibt es überhaupt definierbare Unterschiede zu psychoanalytischer Beratung und Therapie in anderen Institutionen? Was macht das Angebot so attraktiv für viele Frauen, insbesondere Frauen, die wegen traumatischer Erfahrungen wie sexuellem Mißbrauch, Vergewaltigung, oder auch lebensbedrohlichen Erkrankungen wie z.B. Brustkrebs ganz gezielt Institutionen aufsuchen wie das Frankfurter Feministische Frauengesundheitszentrum, in dem die Autorinnen als Psychoanalytikerinnen im Arbeitsbereich „Psychologische Beratung und Therapie" mitarbeiten?

Das FFGZ ist ein Ort, von dem Frauen erwarten, auf andere Frauen zu treffen, die sich als Expertinnen auf politischer, institutioneller, fachlicher und auch persönlicher Ebene mit frauenrelevanten Themen auseinandergesetzt haben: Historisch entstand das FFGZ als ein autonomes Selbsthilfezentrum aus der Frauengesundheitsbewegung heraus, die sich Ende der 70er Jahre in Deutschland mit den Themen der Geburtshilfe, der Verhütung und Abtreibung in eigenen Zentren außerhalb der gesellschaftlich etablierten Institutionen organisierte. Von dort her wurden diese Themen teilweise mit großem Erfolg auch in männlich dominierte Wissenschaftsbetriebe, Praxen und Kliniken hineingetragen und führten hier zu verbesserten Bedingungen für Frauen. Von Beginn an war die Auseinandersetzung mit der Gewalt, mit der Frauen in unserer Gesellschaft konfrontiert sind, ein integraler Bestandteil der Arbeit im FFGZ, der mit der zunehmenden Professionalisierung der Mitarbeiterinnen immer mehr Gewicht bekam: Vergewaltigung, Mißhandlung, Mißbrauch waren und sind zentrale Themen unserer Beratungsarbeit. Aus der feministischen Frauenbewegung heraus wurde im Anschluß an die Diskussionen in den USA erstmals wieder nach jahrzehntelangem Tabu das Thema des sexuellen Mißbrauchs aufgegriffen und ermöglichte, daß das

Thema auch öffentlich diskutiert werden konnte. Es kam langsam zu einer breiteren Rezeption und einem wachsenden öffentlichen Bewußtsein für die Relevanz dieses Themas.

Die frauenpolitischen Themen und Diskussionen bilden auch heute noch den gesellschaftspolitischen Hintergrund unserer Arbeit und unserer persönlichen politischen Verankerung. Im Rahmen unserer psychoanalytischen Arbeit reflektiert sich dieser Hintergrund zum einen in dem besonderen Interesse für die Weiblichkeitsentwicklung, zum anderen in der Beschäftigung mit der Bedeutung traumatischer Erfahrungen für psychisches Erleben. Beides hat in der Psychoanalyse eine lange Tradition. Schon für Freud waren Fragen der differentiellen Entwicklung der Geschlechter von hohem Interesse, Antworten auf Fragen nach dem Wesen und einer gelungenen Entwicklung von Weiblichkeit waren für ihn jedoch auf einem „dark continent" angesiedelt. Doch gibt es schon in der ersten AnalytikerInnengeneration eine ganze Reihe von Autorinnen, die sich engagiert, ideenreich, streitbar und lustvoll zu Fragen der Bedeutung der frühen Mutterbeziehung, des Penisneids, der weiblichen ödipalen Entwicklung u.v.a. geäußert haben (vgl. Deutsch 1925; Horney 1932; Lampl de Groot 1927; Müller 1925). Auch wenn das Thema innerhalb der main stream Analyse bis heute eher randständig geblieben ist, wurde die frühe Tradition weitergeführt mit Autorinnen wie Torok, Chasseguet-Smirgel, McDougall (vgl. Chasseguet-Smirgel 1974) und heute z.B. Chodorow (1978), Poluda-Korte (1992) oder Benjamin (1990), die sich aus einer spezifisch feministisch-psychoanalytischen Position heraus zu einer bedeutenden Vertreterin des heute besonders in den USA populären Intersubjektivismus entwickelte. Bis heute allerdings ist in der Psychoanalyse die Libido so konzipiert, daß die Weiblichkeitsentwicklung eine Serie von Verdrängungsschüben der Libido darstellt. Es gibt keine „weibliche" Libido, sie ist allenfalls geschlechtsneutral, in einer monistischen Phase für beide Geschlechter vorhanden. Vielleicht muß dies auch so lange so bleiben, wie dies aus der männlichen Perspektive heraus entwickelte und in sich konsistente Theoriegebäude nicht durch ein eigenes Konzept einer spezifischen Entwicklung von Weiblichkeit in seinem monistischen Anspruch in Frage gestellt werden kann.

Die Beschäftigung mit der Bedeutung und der klinischen Behandlung traumatischer Erfahrungen von Frauen, dem sexuellen Mißbrauch, ist in der Geschichte der Psychoanalyse von Anfang an ein zutiefst streitbares Thema gewesen. Während, wie Grubrich-Simitis (1998) beschreibt, Freuds eigenes gesamtes Werk die Auseinandersetzung zwischen Trauma- und Triebtheorie hinsichtlich der Genese der psychischen Störungen durchzieht, kam es nach seinem Tod gerade auch im Zusammenhang mit kontrovers beurteilten Arbeiten von Ferenczi (1933) zu einer heftigen Kontroverse bezüglich der Gewichtung dieser Frage. Die starke Polarisierung, ja Lagerbildung zwischen den Verfechtern der „sexuellen Verführung“ als determinierender Ursache der Neurosen, insbesondere der Hysterien, einerseits und den Befürwortern der hauptsächlichen Bedeutung ödipaler Fantasien und innerpsychischer Konflikte andererseits, hat diese Frage, wie es Krutzenbichler (1998, 132) in einer seinerseits vielleicht wieder polarisierenden Weise darstellt, zu einer „Selbsttraumatiserung in der Wissenschaftsgeschichte der Psychoanalyse“ werden lassen. Doch dürfte auch dies zu der beschriebenen Tabuisierung gesellschaftlicher Mißstände beigetragen haben.[1]

Heute gehört die wissenschaftliche Erforschung von Traumen und ihrer psychischen Folgen wie der posttraumatischen Streßreaktion zu den aktuellsten interdisziplinär diskutierten Problemen in Medizin, Psychologie, Biologie und Neurologie. In der Psychoanalyse wird die Notwendigkeit behandlungstechnischer Modifikationen bei der Behandlung von traumatisierten PatientInnen intensiv und kontrovers diskutiert. Und doch scheint die bewegende Frage nach dem Realitätsgehalt einer berichteten traumatischen Erinnerung, wie sie sich gerade im Zusammenhang mit sexuellem Mißbrauch oft deswegen stellt, weil es gerade hier keine Zeugen, keine Belege in der äußeren Realität gibt, heute so brennend und offen zu sein wie beinahe vor 100 Jahren. Auch die rasante Weiterentwicklung neurobiologischer Untersuchungsmethoden und die Hinzuziehung aktueller Ergebnisse der modernen Gedächtnisforschung können bisher zur letztendlichen Aufklärung der „Gretchenfrage“: Trauma oder Fantasie erstaunlich wenig valide Anhaltspunkte liefern (Brenneis 1998).

Die Unsicherheit, wie sie mit ihren Erfahrungen und Erinnerungen aufgenommen werden, stellt auf diesem Hintergrund für viele traumatisierte Frauen eine große Hürde bei der Suche nach therapeutischer Hilfe dar. Die Erfahrung tiefer Ohnmacht und hilflosen Ausgeliefertseins im traumatischen Übergriff führt zu einer großen Angst, möglicherweise erneut überrollt zu werden. Die im Sinne eines Bewältigungsversuchs introjizierten Schuldgefühle konnotieren leicht ein Übertragungs-Gegenübertragungsgeschehen, das dem Gegenüber Züge eines bestrafenden und verfolgenden Über-Ichs verleiht und so den Aufbau eines vertrauensvollen Kontakts und eines tragfähigen Arbeitsbündnisses erschwert.

An dieser Stelle steht das FFGZ für viele Frauen für einen Raum, in dem sie kompetente fachliche Hilfe finden und sich gleichzeitig ernst genommen und mit ihren traumatischen Erfahrungen geschützt fühlen. Autonome Zentren sind niemandem verpflichtet oder weisungsgebunden und stellen so für

[1] Einen umfassenden wissenschaftshistorischen Überblick zur Entwicklung der Trauma- bzw. Konflikttheorie in der Psychoanalyse findet man bei Bergmann 1998.

die Beratung einen geschützten, repressionsfreien Raum dar. Für viele Frauen ist diese konkrete Versicherung verbunden mit der Erwartung, hier einen Ort zu finden, an dem diese gesellschaftlichen Tabus weniger zu Stigmatisierungen führen. Sie kommen in der Hoffnung, ihre stark belastenden und beeinträchtigenden Erlebnisse ohne Beschönigungen und ohne Gefahr einer neuen Verletzung thematisieren zu können. Dieser Vertrauensvorschuß auf der Basis der gesellschaftspolitischen Positionierung des FFGZ führt zu einer besonderen initialen Eingangssituation und einer sich daraus ergebenden spezifischen Übertragungskonstellation. Die Institution und damit die Behandlerin wird zur guten, zur schützenden Instanz, die die Realität des Geschehenen anerkennen wird, und zwar per definitionem, durch das reale und konkrete Angebot, wie es sich in den Arbeitsbereichen des FFGZ ausdrückt: Es gibt reale Gewalt in Familien und im Geschlechterverhältnis; Traumatisierungen, Verletzungen finden real statt und es kann darüber gesprochen werden, d.h. es gibt einen Weg hinaus aus Tabu und Isolation. Die so vermittelte Sicherheit kann zu einem entlasteten Klima in der entstehenden therapeutischen Beziehung führen: Zum einen gibt es betroffenen Frauen den Raum, sich selbst auch jenseits der sonst alles beherrschenden Traumatisierung zu erleben und darzustellen. Das Trauma wird so in seiner Mächtigkeit gebannt. Zum anderen wird eine behutsame Näherung an traumatische Inhalte erleichtert, da das Überwiegen einer positiven Beziehung den Frauen eine größere Sicherheit vermittelt, daß die Therapeutin ein Eindringen der übermächtigen Verfolger zunächst verhindern wird, und es damit nicht zu einer Retraumatisierung in der therapeutischen Situation kommen muß. Eine solche konkrete öffentliche gesellschaftspolitische Positionierung der Institution ist somit hilfreich für traumatisierte Frauen.

Grubrich-Simitis beschreibt in ihrer Arbeit über die Bedeutung des Holocaust für die Nachkommen von Überlebenden, wie es angesichts der traumatischen Ereignisse zu einem Untergang des Sekundärvorgangs und einer Machtergreifung des Primärvorgangs kommen kann:

> „Dies wiederum könnte zum Erleben einer totalen inneren Bedrohung durch das eigene Unbewußte und einem verheerenden Schwund des Vertrauens in Symbolisierungs- und Sublimierungsfähigkeit wie auch in die relative Verläßlichkeit der Unterscheidung zwischen innerer und äußerer Realität geführt haben, in manchen Zügen allenfalls der struktursprengenden Wirkung des vollzogenen Inzests vergleichbar" (Grubrich-Simitis 1984, 18).

Gerade die relative Verläßlichkeit der Unterscheidung zwischen innerer und äußerer Realität ist die Basis für die Ich-Funktion der Metaphorisierung und deren große Hilfe bei der Triebregulierung und Sublimierung, die nur gelingen kann, wenn eine klar verankerte äußere Realität einen spielerisch-metaphorischen Umgang mit dieser ermöglicht.

Insbesondere während der frühen Entwicklung ist das Zugehen des Kindes aufgrund eigener innerer Impulse auf die äußere Realität von Bedeutung, um ausgehend von einem eigenen Impuls, der auf die Außenwelt trifft, das immer schon vorhandene für sich neu zu (er)finden. Das äußere Objekt muß dann die Triebimpulse, die Angriffe und Zerstörungen überleben, um stabil im Außen angesiedelt werden zu können und eine klare Unterscheidung zum inneren Phantasiegeschehen zu ermöglichen. So kann sich die Ich-Funktion der Metaphorisierung entwickeln und hilfreich oder gar heilsam Triebregulierung unterstützen und Sublimierung fördern.

Die Traumatisierung schädigt diese wesentliche Ich-Funktion der Metaphorisierung. Dringt die äußere Realität, gewaltsam den Reizschutz des Ich überflutend (vgl. Freud 1920), ein, entsteht entsprechend dem Zeitpunkt und Ausmaß der Traumatisierung ein mehr oder weniger großer dissoziierter Bereich (oder im Falle sehr früher und anhaltender Traumatisierung eine „traumatische Identität“ (Küchenhoff 1990, 18). In diesem Bereich können sich äußere und innere Realität nicht so verknüpfen, daß es zu einem gesunden Gebrauch der Ich-Fähigkeiten kommt.

Eine stabilisierende, symbolisierende Verarbeitung ihrer Verletzung ist den traumatisierten Frauen so nicht möglich. Durch die Schädigung der Fähigkeit zur Metaphorisierung kommt es zu einer Verhaftung an einen Konkretismus, der lediglich ein wiederholendes Agieren der traumatischen Szenen ohne Raum für eine weiterführende innerpsychische Entwicklung und Verarbeitung zuläßt.

In diesem Zusammenhang beschreibt Grubrich-Simitis eine wesentliche Phase im psychoanalytischen Prozeß, die sie „Phase des gemeinsamen Akzeptierens der Holocaust-Wirklichkeit“ (Grubrich-Simitis 1984, 20f.) nennt und die eine unentbehrliche Voraussetzung für eine gelingende Verarbeitung des Traumas darstellt. Erst die gemeinsame Akzeptanz des real Geschehenen, der tatsächlichen Verletzung und Beschädigung, benannt im konkreten, nicht-metaphorischen Diskurs, ermöglicht später einen deutenden Zugang zur inneren Welt im psychoanalytischen Prozeß. Zentren wie das FFGZ fördern u.E. einen solchen Diskurs.

Daß dies andererseits keine kognitive, rein sprachliche oder deklarative Aufgabe darstellt, sondern in der jeweiligen individuellen Beratung bereits eine tiefe Involviertheit der Behandlerin erfordert, eine Bereitschaft, nicht auszuweichen, sondern sich partiell traumatisieren zu lassen, sich einzufühlen in die Monstrosität der traumatischen Situation, der bodenlosen Hilflosigkeit, Hoffnungslosigkeit, ohnmächtigen Wut, der die Frauen einst ausgesetzt waren, zeigt sich oft schon in den ersten Kontakten. Dabei ist das Aushalten eines solchen „Grenzsituation" abhängig von der Verarbeitungsbereitschaft und -fähigkeit der Behandlerin, eine Fähigkeit, die wiederum durch eine intensive theoretische wie klinische Auseinandersetzung mit solchen Erfahrungen begünstigt wird.

Im folgenden möchten wir anhand eines Beratungsgespräches mit einer Frau verdeutlichen, welche Bedeutung dem FFGZ bei der Gratwanderung zwischen Wiedererleben des Traumas und Hoffnung auf Verstehen zukommen kann.

> Eine Frau (25 J.) kommt zur Ambulanz des FFGZ, nachdem sie bei einem Erstgespräch mit einem männlichen Kollegen einer anderen Institution kein Wort herausbrachte; die offensichtlich vorwiegend im Schweigen verbrachte Sitzung deutet sie als Erlebnis tiefsten Grauens an und formuliert damit ein inneres Erleben, von dem vermutlich der in den Schutz der Abstinenz zurückgezogene Kollege nichts geahnt hat und an dem er möglicherweise auch nichts hätte ändern können.
> Auf dem Hintergrund des Wissens der Patientin über die gesellschaftspolitischen Aktivitäten des FFGZ war sie, vielleicht auch gerade mit einer weiblichen Beraterin, in der Lage, zu sprechen – nicht über den Mißbrauch des Vaters an allen seinen Töchtern, sondern darüber, daß sie auf die Aufdeckung dieses Geschehens durch die Schwester mit größter Panik reagierte und Gefahr lief, durch ihre Reaktionen auf diese Konfrontation mit dem ihr voll bewußten aber abgespaltenen Bereich ihr ansonsten gut integriertes Leben zu zerstören. (Die Patientin war als Sozialarbeiterin beruflich gut integriert und arbeitete mit Freude mit jungen Mädchen; sie lebte mit ihrem Partner in einer Wohngemeinschaft und pflegte gute und verbindliche soziale Kontakte).

Das Wissen der Patientin um die gesellschaftspolitischen Aktivitäten des FFGZ hatte ihr ermöglicht, die Übergriffe zu thematisieren, ohne sich durch Eingehen auf Einzelheiten oder eine nähere Darstellung der Situation der Gefahr einer Retraumatisierung auszusetzen. Über den Mißbrauch durch den Vater zu sprechen, erschien der Patientin insofern überhaupt nicht möglich, als er konkretistisch von einem erneuten Ausgeliefertsein nicht zu trennen war. Wie erfährt man Milderung, Empathie, Trost für Unsagbares? Durch die Vorstellung, der andere kennt das Problem, weiß ohne viel Erklärung, worum es geht, hat es vielleicht sogar selbst erlebt. So stellte Keilson (1979) in seinen Forschungen über den Holocaust überlebende jüdische Kinder fest, daß sich das Zusammenbleiben in einer größeren Gemeinschaft mit anderen Kindern, die das Gleiche erlebt hatten, sich besonders förderlich auf deren Entwicklung ausgewirkt hatte – ohne über das Grauen sprechen zu müssen, wußten sie umeinander, wenn sie nachts in ihren Betten weinten oder aus Alpträumen aufschreckten.

Wie läßt sich nun auf dem Hintergrund einer psychoanalytischen Traumatologie die Erfahrung und Verarbeitung sexuellen Mißbrauchs verstehen? Relativ übereinstimmend wird das Erlebnis eines Traumas vom ökonomischen Standpunkt her als eine (von inneren Triebimpulsen oder äußeren Reizen ausgelöste) Reizüberflutung beschreiben, die eine so hohe innere Erregung hervorruft, daß der psychische Apparat nicht mehr in der Lage ist, diese Erregung zu binden und zu verarbeiten (vgl. Freud 1920). Einen differenzierteren Einblick in die Psychodynamik traumatischen Geschehens erlauben objekttheoretische Überlegungen, wie sie ausgehend von frühen Konzepten Ferenczis heute vielen psychoanalytischen Konzepten zugrunde liegen (vgl. Ehlert, Lorke 1988; Hirsch 1998; Müller-Pozzi 1982). Bezogen auf das Trauma eines sexuellen Mißbrauchs steht hier die Frage im Vordergrund, wie ein gewaltsamer, aggressiver sexueller Angriff vom Kind erlebt wird und welche Bewältigungsversuche ihm zur Verfügung stehen können.

Hilfreich ist für ein solches Verständnis die Frage, wie Aggression, die ja auch jenseits traumatischer Grenzen vom Kind erlebt wird, im gesunden Bereich verarbeitet werden kann. Die Verarbeitung innerer wie auch äußerer aggressiver Regungen im entwicklungsgemäßen, gelingenden Fall beschreibt A. Freud (1984) mit Hilfe ihres Konzepts der Identifikation mit dem Aggressor: Ein Kind, das Angst hat vor Gespenstern, stellt sich vor, selbst ein Gespenst zu sein; ein anderes Kind reagiert auf den Tadel eines Lehrers mit Grimassenschneiden. In diesen Fällen gelingt es den Kindern, aus der passiven Rolle des Erleidens einer Aggression in eine aktive Rolle eines Aggressors zu wechseln, indem es sich mit dem aggressiven Objekt bzw. mit dessen Aggression identifiziert und so kann es sich in Wechselwirkung mit eigenen Trieben und dem Objekt, dessen Züge es sich angeeignet hat, weiterentwikkeln.

Vielleicht noch erhellender ist A. Freuds Beschreibung der Verarbeitung eigener aggressiver Regungen mit Hilfe eines äußeren Objekts, auf das diese für das Kind zunächst bedrohlichen Impulse projiziert werden können. In einem zweiten Schritt kann sich das Kind dann angstfreier mit der externaliserten Aggression wieder identifizieren: „Das Kind ist intolerant gegen die Welt, ehe es streng mit sich selbst wird" (ebd., 93). Dies ist erst möglich, wenn ein reifes Über-Ich als moralische Instanz entwickelt ist. Die Identifizierung mit dem Aggressor nach A. Freud ist ein wichtiger Schritt auf dem Weg dorthin.

Diese Überlegungen zeigen: Die Erfahrung äußerer wie innerer Aggression und deren Wechselwirkung kann für das Kind geradezu ein Motor für die Bewältigung anstehender Entwicklungsaufgaben sein. Voraussetzung ist jedoch, daß dem Kind Objekte zur Verfügung stehen, die gut genug sind, d.h., die einerseits die aggressiven Regungen des Kindes aushalten und überleben, andererseits die Projektionen der Aggression ermöglichen, und dabei selbst nicht so aggressiv sind, daß eine Unterscheidung zwischen projizierter Aggression und genügend gutem Objekt möglich ist. Unter solchen Bedingungen gelingt es, sowohl triebhafte wie auch von außen auf das Kind eindringende aggressive Impulse innerhalb, ja unter Nutzung der Objektbeziehung zu integrieren.

Dies ist jedoch nicht der Fall, wenn die Aggression des Objekts diese Grenzen überschreitet. Die verheerenden Folgen, die dies für das Kind mit sich bringt, beschreibt Ferenczi (1933) in seinem Vortrag: „Sprachverwirrung zwischen dem Erwachsenen und dem Kind". Er benutzt für seine zentrale psychodynamische Überlegung die gleiche Formulierung wie A. Freud, wenn es auch grundlegende qualitative Unterschiede gibt (eine differenzierte Gegenüberstellung der beiden Konzepte hat Hirsch 1996 vorgenommen).

Der entscheidende Unterschied besteht darin, daß das Ausmaß der von außen, vom Objekt ausgehenden Aggression nicht mehr innerhalb der Objektbeziehung gehalten werden kann. Die von Anna Freud beschriebene Abwehr der Verkehrung von passivem Erleiden zu aktivem Handeln über eine Identifizierung mit dem aggressiven Objekt ist nicht mehr möglich, weil das Objekt hierzu nicht zur Verfügung steht, es ist in Winnicotts (1983) Begrifflichkeit nicht gut genug, die bösen Seiten des Objekts haben Überhand gewonnen, das Kind in seiner Abhängigkeit und Hilflosigkeit ist konfrontiert mit einer überwältigenden äußeren Gewalt, die seine Ich-Grenzen überschreitet.

Das Kind, das existentiell angewiesen ist auf ein ausreichend gutes Bild vom Objekt, reagiert im Versuch, ein solches Objekt wiederherzustellen, mit einer tiefen Regression auf archaische, der frühesten Kindheit entstammende Beziehungsmuster: Eine ohnmächtige und abhängige Beziehung zu einem allmächtigen Objekt. Doch ist es dem Kind so möglich, an einer guten, ja zärtlichen Beziehung zum Mißbraucher festzuhalten, die äußere Gewalt scheint gebannt, nach innen genommen. Der Mißbraucher wird zum Hoffnungsträger, zum Tröster, zum Retter. Die Bindung an ihn erfährt eine fatale Intensivierung, er wird mit Heilsfantasien ausgestattet: auf der „Suche nach einem Hilfs-Ich, an die das vom Ich unter dem Druck der eigenen Ohnmacht aufgegebenen, aber überlebenswichtigen Ich-Funktionen delegiert werden" (Ehlert, Lorke 1988, 508):

> „Dem Kind in seiner Verwirrung und Panik gelingt es so, an einer innerlich als gut erhaltenen Beziehung zum Täter, dem einzigen Rettungsanker, festzuhalten – um den Preis, das Böse, den Angreifer in sich selbst aufgenommen zu haben. Ein Introjekt, ein innerer Begleiter (Sandler, nach Hirsch 1998) hat sich gebildet, der unassimiliert, als Fremdkörper im

Selbst des Opfers existiert und im Dialog mit den inneren Instanzen zu schweren Schuldgefühlen und einer tiefen Selbstwerterniedrigung des Kindes führt. Eine sekundäre, globale Identifizierung, die zu einer Verschmelzung mit dem Aggressor führt (Müller-Pozzi 1982), kann zu einer Entspannung der daraus folgenden inneren Konflikte führen, doch ist dies eine maligne, das Ich schwächende Form der Identifizierung. Dies hebt noch einmal den gravierenden Unterschied zu einer gesunden Verarbeitung von Aggressionen hervor, die, wie wir gesehen haben, die Beziehung zum Objekt nutzen kann, um mit der Integration und Verarbeitung der aggressiven Tendenzen neue Ich-Stärken zu entwickeln" (ebd.).

Mit der Entfaltung einer solchen Beziehungsdynamik werden wir nun konfrontiert sein, wenn ein sexuell mißbrauchtes Mädchen oder eine inzwischen erwachsene Frau in die Beratung oder zur Therapie kommen. Auch wenn es wichtig ist, nicht aus dem Blick zu verlieren, daß die Traumatisierung sich nicht zwangsläufig auf die ganze Persönlichkeit der Frauen und Mädchen bezieht, daß es im Gegenteil trotz der erlebten Übergriffe oft zu einer beeindruckenden Entwicklung vitaler Stärken und Fähigkeiten gekommen ist, wird doch die mit dem Trauma aktivierte Objektregression eine zentrale und herausfordernde Rolle im Übertragungs-Gegenübertragungsgeschehen einer therapeutischen Beziehung einnehmen.

Mißbrauchte Mädchen oder Frauen stehen dem unlösbar scheinenden Dilemma gegenüber, eine existentiell bedrohliche Situation gelöst zu haben, indem sie die Aggression in sich aufgenommen haben – um den Preis der permanenten Anwesenheit eines inneren Aggressors und um den Preis einer großen Einsamkeit, denn nun gibt es kein lebendiges äußeres Objekt mehr, zu dem ein tragfähiger Kontakt, mit dem eine wirkliche Berührung möglich wäre. Statt dessen scheint es zwingend notwendig, an einem (fragilen und brüchigen) Bild eines guten Objekts festzuhalten, das gleichzeitig jedoch jederzeit kippen kann, gleichsam fratzenhaft die Züge des einstigen Verfolgers annehmen kann und die von ihm implantierten Schuldgefühle (vgl. Hirsch 1998) wie auch die alte Panik neu aktiviert.

Auf diesem Hintergrund bietet das FFGZ mit dem beschriebenen Bedeutungshof für viele Frauen einen ersten Schutz. Das Aufnehmen einer Beziehung, die ja wieder als eine hierarchische, eine von einer mächtigen und einer ohnmächtigen Position aus gekennzeichnete erlebt wird, gelingt leichter und angstfreier. Die für traumatisierte Frauen fatale Machtfrage scheint entschärft. Die Realität sexuellen Mißbrauchs, der Gewalt gegen Frauen, wird anerkannt und öffentlich benannt und wirkt so inneren Schuldgefühlen und Selbstvorwürfen entlastend entgegen. Die Beziehung zur Therapeutin wird auf diesem Hintergrund als haltgebend wahrgenommen – gerade in dem Bereich der traumatischen Subjekt-Objekt-Verschmelzung, der verwirrenden

Verkehrungen der guten und bösen Selbst- und Objekt-Anteile und der spezifischen Dynamik, die die konkretistische Denkweise in besonderer Weise hier gestalten kann.

Wir denken, daß es sinnvoll und hilfreich ist, dieses positive Vertrauen schenkende Übertragungsangebot anzunehmen und es zur Entwicklung einer belastbaren Arbeitsbeziehung, zur Bildung eines stabilen Fundaments in der Therapie zu nutzen. Es wird dann leichter möglich sein, auf diesem festen Boden die heftigen emotionalen Wogen einer sich entfaltenden traumatisierenden Beziehungsdynamik zu meistern. Diese Installation der Therapeutin als verläßliches, gutes Objekt ist unserer Meinung nach ein wesentlicher erster Schritt in der analytischen Therapie mit traumatisierten Mädchen und Frauen. Wird dies allerdings nicht als eine notwendige Vorbedingung für einen weiterführenden therapeutischen Prozeß reflektiert, besteht die Gefahr, sich gemeinsam „einzunisten" in einer scheinbar warmen, von gegenseitigen Identifikationen getragenen positiven Beziehung und das „Böse", Traumatische, nach außen zu verlagern, wie wir es immer wieder in Supervisionen geschildert bekommen: Eine solche Versuchung kann dann z.B. in einem gemeinsamen Aktionismus bestehen, wie etwa dem Versuch, über strafrechtliche Anzeigen den ehemaligen Mißbraucher zu verfolgen, i.S. einer Prozeßbegleitung juristische Überlegungen in den Mittelpunkt zu stellen, gemeinsame konfrontierende Gespräche mit dem Täter zu initiieren oder anderes mehr. So hilfreich solche Vorgehensweisen in anderen Zusammenhängen auch sein mögen, für eine Therapie bergen sie die Gefahr, einer inneren Konfrontation und einer Auseinandersetzung mit der traumatischen Gewalt innerhalb der therapeutischen Beziehung aus dem Weg zu gehen. Es kommt nicht nur zum Stillstand der Behandlung, sondern zur Hoffnungslosigkeit, über das Introjekt zu kommunizieren, und letztlich zur Retraumatisierung. Um aus der idealisierten, hermetischen Beziehung herauszutreten, bedarf es jedoch, wie wir schon eingangs beschrieben haben, einer inneren Bereitschaft zuzulassen, daß die von der Patientin bisher abgewehrten heftigen traumatischen Affekte von Hilflosigkeit, Ohnmacht, Wut oder Scham mit einer oft erschreckenden Intensität wachgerufen werden und innerhalb der therapeutischen Beziehung lebendig werden.

Das Verbleiben in der harmonisierenden Beziehung, der die gemeinsame Definition der Therapeutin als gutes Objekt zugrunde liegt, das allerdings nicht wirklich berührt werden darf, kann mithin als Versuch verstanden werden, einem solchen Einbruch des Traumas in die Beziehung zu entgehen.

Im folgenden möchten wir anhand eines Fallbeispiels einige der besprochenen Entwicklungen innerhalb der ersten 200 Stunden eines analytischen Prozesses aufzeigen. Dabei beschreibt die Vignette zentrale Wendepunkte in der Objektbeziehung der Patientin anhand der Übertragungs/Gegenübertragungsprozesse, deren Veränderung innerhalb des traumatischen Bereiches von einer konfliktvermeidenden Verschmelzung mit dem Objekt hin zu Grenzen, Differenzierung und Anderssein aufgezeigt werden soll. Andere Entwicklungslinien, wie z.B. die der libidinösen Trieb- und Weiblichkeitsentwicklung mußten bei der Darstellung unberücksichtigt bleiben.

Eine 35jährige schmale, blasse Frau kam zur Ambulanz des FFGZ, um zu klären, ob sie ihr langes und von vielen Unterbrechungen gekennzeichnetes Studium trotz der panikartigen Ängste vor Prüfungen und trotz genereller Zweifel am Sinn eines Hochschulabschlusses doch noch abschließen möchte. Sie wirkte unscheinbar, flüchtig, wie kaum spürbar. Noch im Stehen eröffnete sie das Gespräch mit einem spontanen Bezug auf die Kleidung der Analytikerin, deren Hersteller sie erkannte. Dieser Eröffnung folgte ein schwieriges Miteinander, bei dem die Patientin unzufrieden, fast böse wirkte und kaum zu erreichen war.

Ein Rekurs auf die Gemeinsamkeit, die in der spontanen Eröffnung der Patientin enthalten war, schuf schließlich die Basis für eine Kindheitserinnerung, die dieses Miteinander verstehen half: Die ältere Schwester der Patientin. hatte ein schönes Spielzeug geschenkt bekommen und die Patientin darauf so reagiert, das sie sich unter dem Tisch verkroch (vgl. den Bezug auf die Kleidung der Analytikerin als etwas „Schönem“ und die Unerreichbarkeit der Patientin, die sich dann – bildlich gesprochen – „unter dem Tisch verkrochen“ hatte). Die Patientin erkannte in dem Neid, den die Analytikerin jetzt ansprach, eine zentrale eigene verstecktgehaltene Gefühlsreaktion, die sie mit Erstaunen, Entlastung und aufkommender Lebendigkeit registrierte. Die anfangs vage vorgebrachte „Klärung, ob sie einen Abschluß machen möchte“ wandelte sich in den Wunsch, den Abschluß des Studiums machen zu können und eine psychoanalytische Behandlung aufzunehmen.

Die Patientin hatte die familiäre Atmosphäre als von großer Enge, von der beruflich bedingten Abwesenheit der Mutter und einer ständig lauernden Gefahr väterlicher Übergriffe geprägt erlebt. Um diese Gefahr vorauszusehen, hatte sie die Fähigkeit entwickelt, die Stimmungen und Launen des Vaters zu erspüren, indem sie ihm identifikatorisch nahe war. Die Übergriffe des Vaters kamen gerade dann überraschend und besonders erschreckend, wenn die Patientin sich wohlfühlte oder sich im Aufbruch erlebte und trafen verstärkt mit zentralen Phasen des Aufblühens der Weiblichkeit der Patientin zusammen. Als sie mit 17 Jahren erfuhr, daß der Vater auch die ältere Schwester mißbrauchte und befürchtete, er könne sich an der kleinen Schwester vergehen, konnte sie die Übergriffe beenden, indem sie mit einer Hausärztin darüber sprach.

Die Patientin hatte auf eigene Leistungen (Abitur, Zwischenprüfung) mit tiefen depressiven Einbrüchen reagiert (Abbruch des Studiums, Verwahrlosungstendenzen, Wohnungs- und Arbeitslosigkeit nach der Zwischenprüfung). In einer 5jährigen Gestalttherapie, in der die Bearbeitung des sexuellen Mißbrauchs im Zentrum gestanden hatte, hatte sie sich stabilisiert und über einen kreativen Seitenweg das Interesse für ihr Studium wiedergefunden, für das sie sehr begabt war.

In der ersten Behandlungsphase wurden die Entwertungen der Prüfungen und Prüfer und die damit verbundene Weigerung der Patientin, am eigenen Ziel des Abschlusses festzuhalten, auf ödipaler Ebene aufgegriffen und als Aussagen an die Analytikerin/Mutter verstanden, diese nie zu verlassen, nie andere Aktivitäten lustvoll besetzen zu wollen (vgl. Torok 1974). Auch die außerhalb der Behandlung agierten Konflikte mit dem Partner wurden als Schonung der Analytikerin und als Versuch, die analytische Beziehung konfliktfrei zu erhalten, aufgegriffen und vermittelten der Patientin so ein gewisses Vertrauen in die Möglichkeit einer auch Konflikthaftes und Trennendes einschließenden Beziehung. Die Patientin reagierte mit dem Eingeständnis, daß sie heimlich schon angefangen hatte, an ihrer Abschlußarbeit zu schreiben.

Nach ca. einem ¾ Jahr registrierte die Analytikerin eine Veränderung des Klimas in der Behandlung. Sie fühlte sich einem zunehmenden Druck ausgesetzt und realisierte, daß sie sich schon eine ganze Weile manipuliert fühlte und manipulieren ließ: Die Zartheit der Patientin, das schnelle Verschwinden ihrer vitalen Kräfte, teilweise langes Schweigen, das der Analytikerin oft, weil es als Reaktion auf Interventionen auftrat, das Gefühl gab, etwas kaputt gemacht zu haben – all das hatte unbemerkt zu einer Gegenübertragungseinstellung beigetragen, bei der die Analytikerin nicht mehr wagte, die Patientin zu konfrontieren und die sie für sich so empfand, daß sie keinen eigenen Gedanken fassen und der Patientin mimetisch folgen sollte. Sie verstand dies zunächst als agierte Mitteilung über das traumatische Geschehen in der Familie der Patientin: die Massivität des Schweigens, die Enge und das Gefühl von Bedrohlichkeit bei jeder eigenen Regung, wie sie die Patientin angesichts der drohenden Übergriffe durch den Vater empfunden hatte.

Wie schwierig für die Patientin jedes Gefühl aufkommender Distanz und Eigenständigkeit der Analytikerin war, zeigte sich dann besonders deutlich, als sie die mündlichen Prüfungen wagte und eine Prüfung als Wiederholung der Mißbrauchssituation durch den Vater erlebte. Sie hatte den Prüfer als zutiefst sadistisch empfunden und erlebte dann – auch in Wiederholung ihres Verlassenheitsgefühles durch die Mutter – die offen interessierte Haltung der Analytikerin als unerträglichen Abstand. Sie geriet in verzweifelte Wut über diesen „Wechsel der Fronten", die ihr zunächst den Abbruch der Behandlung als einzig adäquate Antwort erscheinen ließ. Einige Zeit schien es, als würden Haß und Abbruchtendenzen die Bindung überwiegen. Es gab keine verbindenden Worte mehr und die Analytikerin war gezwungen, die Möglichkeit eines Abbruch der Behandlung durch die Patientin ins Auge zu fassen, ohne eingreifen zu können. Nachdem sie auf diese Weise „Einsamkeit" und Unverbundenheit selbst zugelassen hatte, kam die unglaubliche Einsamkeit eines Kindes zur Sprache, das in der sexualisierten häuslichen Atmosphäre jeden eigenen inneren Konflikt als Bestrafung, als unbewältigbar und als etwas erlebt hatte, wodurch es – wie durch den tabuisierten Mißbrauch selbst – aus jeglicher menschlichen Gemeinschaft herausgefallen war, mit keinem Menschen und menschlichen Gefühlen mehr verbunden schien. Die Patientin erlebte in der Folge Einsamkeit und Ausgestoßensein, jede Intervention schien ihr Inneres nur stärker ans Licht zu zerren ohne Hoffnung auf Verständnis und Schutz. Die Analytikerin mußte die Einsamkeit und Verzweiflung der Patientin zum großen Teil ertragen, ohne Trost spenden zu können und nun ihrerseits mehr als einmal der Versuchung widerstehen, die schwer erträglichen Gefühle durch Manipulation zu beseitigen. Es war dann ein bewegendes Erlebnis, als sich die Patientin – für sie selbst paradoxerweise – in dieser Einsamkeit tatsächlich zum ersten Mal tief verstanden und berührt fühlen konnte. Sie nahm den so entstandenen Abstand zwischen ihr und der Analytikerin allmählich als wohltuenden Raum wahr, in dem Facetten des traumatischen Erlebens zur Sprache kamen.

Nach der erfolgreich abgeschlossenen Prüfung konfrontierte die Patientin die Analytikerin erstmals selbstbestimmt mit einem offenen Konflikt: Die Patientin wollte zur Belohnung für die Prüfung in Urlaub fahren und war empört, auch jetzt das vereinbarte Ausfallhonorar bezahlen zu müssen. Heftige Attacken über die unflexible Analytikerin, den einengenden Rahmen und die für die Patientin, die sehr wenig Geld hatte, schwierigen Rahmenbedingungen der Behandlung ließen die Analytikerin zum ersten Mal anders und mit eigenen Regeln sein.

Die Bemerkung, daß die Patientin überzeugt war, den Erfolg der bestandenen Prüfung nur außerhalb der analytischen Beziehung adäquat genießen zu können, erlebte die Patientin danach als überraschendes Angebot einer Gemeinsamkeit, bei der sie sich nicht eingeengt fühlte. Sie empfand in der Folge erstmalig ein Gefühl von tiefer körperlicher Entspannung und blickte mit neuer Hoffnung in die eigene Zukunft.

Das erste Gespräch mit der Patientin war getragen von Vertrauen in die Parteilichkeit der Frauen des FFGZ mit den Opfern von sexuellem Mißbrauch – einem Vertrauensvorschuß, den es an den verschiedenen Wendepunkten des Behandlungsverlaufes in neuer Weise auszuhandeln galt.

Auf dem Hintergrund dieses Vertrauensvorschusses, dieser vorausgesetzten Gemeinsamkeit, nimmt die Patientin spontan den Kontakt durch den Bezug auf die Kleidung der Analytikerin auf – eine nah in den persönlichen Bereich der Analytikerin reichende Kontaktaufnahme, von ihr zwar freundlich aufgenommen, dann aber im ersten Gesprächsabschnitt unwillkürlich beiseitegeschoben. In einem solchen, auf verschiedenste Weisen gestalteten, fast in den Intimbereich der Analytikerin übergreifenden mehr oder weniger kurzen Geschehen macht sich das Moment des Traumatischen blitzartig und en detail häufig in Erstgesprächen bemerkbar. Der spontane Griff der Patientin, hier nach der konkreten Kleidung, quasi nach dem Körper der Analytikerin, macht gleich zu Anfang die Notwendigkeit deutlich, sich in extremer Weise zur Verfügung stellen zu müssen - mit dem eigenen Körper, mit den eigenen Gefühlen. Das „Vergessen" des Übergriffs im ersten Gesprächsteil führte dazu, daß die Analytikerin im folgenden die Patientin „unter dem Tisch" suchen mußte und nicht fand, bis ihr der Auftakt wieder einfiel und sie den Aspekt der Herstellung von Gemeinsamkeit (die Patientin kennt den Hersteller der Kleidung), mit dem Aspekt der Beziehungsaufnahme thematisierte, so daß die Patientin - in dieser Weise aufgenommen - mit der Kindheitserinnerung „unter dem Tisch" wieder hervorkam. Hier zeigt sich u.E. die Notwendigkeit, sich in ein enges Miteinander hineinziehen zu lassen - mit und trotz des Wissens, daß es sich bei dieser Verdichtung von Traumatischem und prognostisch günstiger Inszenierung um einen Übergriff, eine Identifizierung mit dem Täter handelt. So kommt der Neid als ein zentrales Lebensgefühl, mit dem die Patientin glaubt, sich verstecken zu müssen, zur Sprache und verändert sich das vage vorgebrachte „Klärungsanliegen" in einen Wunsch - eine für sexuell mißbrauchte Frauen meist kaum erträgliche, abgegrenzte Konturierung eines eigenen Anliegens.

Der erste zentrale Wendepunkt der beschriebenen Behandlung, das Eintreten in die „traumatisierende Übertragung" (Holderegger 1993) macht das Mitagieren der Analytikerin (sie ließ sich manipulieren) sichtbar. Möglicherweise ist dies bei der Aufarbeitung traumatischer Bereiche prinzipiell nicht zu vermeiden, ein systematischer „Behandlungsfehler", der auf das affektiv nicht repräsentierte traumatische Geschehen verweist.

Die Konfrontation der Analytikerin mit eigenen Gefühlen von Hilflosigkeit und Ohnmacht, während die Patientin zunehmend als manipulativ, mächtig, ja quälend erlebt wird, eröffnet die Chance, eine alte Wiederholung zu durchbrechen und neue Verarbeitungsmöglichkeiten zu suchen. Einen wesentlichen Schritt auf diesem Weg beschreibt Holderegger als „Aufnahme des Konfliktes mit dem Introjekt" (Holderegger 1993, 38). Während es in der Patientin zu einer „konfliktvermeidenden Verschmelzung mit dem Objekt" (Chasseguet-Smirgel 1988, 136), dem einstigen Aggressor, kommt, ist es nun Aufgabe der Analytikerin, sich mit dem introjizierten Täter auseinanderzusetzen und anstelle des traumatisierten Kindes, das seinerzeit dazu nicht in der Lage war, den Kampf mit ihm aufzunehmen. Die Tendenz, dieser aktiven Auseinandersetzung aus dem Weg zu gehen, hat verständliche Gründe:

Die Grenze zur Übernahme der komplementären Rolle verwischt. Der Umgang mit der einsetzenden traumatisierenden Übertragung setzt auf Seiten der Analytikerin eine hohe Reflexionsfähigkeit und die Bereitschaft, sich auf die Berührung und Auseinandersetzung mit eigenen „Täterseiten" einzulassen, voraus.

Das Verständnis des manipulativen Agierens und Mitagierens als Wiederbelebung des traumatischen Introjekts eröffnet für die Patientin die Möglichkeit, sich nun selbst den Prüfungen zu stellen - den Prüfungen, die für sie die Bedeutung der Abhängigkeit von einem väterlichen Mann und dessen Willkür haben. In diesem sensiblen Moment realisiert sie das Getrenntsein der Analytikerin und empfindet es als zu großen inneren Abstand, mit dem diese ihr tatsächlich nur noch verfolgend erscheint. Die analytische Beziehung droht an dem Getrenntsein zu zerbrechen und auch nachdem die Gefahr einer Retraumatisierung durch einen Abbruch der Behandlung nicht mehr ganz akut ist, droht die Getrenntheit, die jetzt aufbricht, immer wieder den Rahmen des Erträglichen zu übersteigen.

Die Patientin fühlte sich in die Konflikte zu diesem Zeitpunkt der Behandlung eher hineingezogen, als daß sie das Gefühl gehabt hätte, zwischen Wiederholung und Verstehen einen eigenen neuen Weg zu wagen. In der zentralen Kategorie des traumatischen Geschehens, der Aktivität versus eines passiven Ausgeliefertseins, gelingt der Patientin nach den Prüfungen in ganz anderer Weise aktiv die Übernahme der aggressiven Seite zu gestalten, wenn sie den gemeinsamen Rahmen angreift, eine Sonderbehandlung erwartet und von der Analytikerin den Verzicht auf die zu Beginn der Behandlung festgelegte Rahmenbedingungen fordert. Man könnte sagen, die Patientin bricht hier die seit Beginn der Analyse bestehende Identifizierung mit dem Aggressor nach Ferenczi auf (sie hatte sich bis dahin den Rahmenbedingungen in dem Gefühl unterworfen, sie selbst sei schuldig, da sie sie finanziell nur schwer einhalten konnte) und geht in eine Identifizierung mit dem Aggressor nach A. Freud (vgl. 1984, 85ff.) über.

Ist schon die Projektion der Aggression nach außen, auf das gute Objekt, die Analytikerin, ein Schritt hin auf eine neue Beziehung zum Objekt, ist noch wesentlicher die Frage: Hält das Objekt den Angriff aus und kann es adäquat auf die Aggression reagieren oder muß es - wie einst das Kind - hilflos kapitulieren, den Übergriff geschehen lassen, sich unterwerfen? Ist auf dem Hintergrund der positiven, haltenden Beziehung eine aggressive Auseinandersetzung mit dem Täter möglich, auch indem die Patientin mit ihrer Destruktivität konfrontiert wird, oder überwiegt der Impuls, dieser Auseinandersetzung durch Besänftigung aus dem Weg zu gehen, oft rationalisiert als Versuch, eine Eskalation zu vermeiden: Wäre es in diesem Kampf nicht verständlicher, nicht menschlicher gewesen, der Patientin ein Geschenk zu machen, einen Urlaub mitzufinanzieren? So erschienen der Analytikerin die eigenen Bedingungen, an die sie sich gebunden fühlte, manchesmal selbst zu streng und unnachgiebig. Aber wäre sonst zur Sprache gekommen, daß die Patientin dies in ihrem Elternhaus wirklich so erlebt hatte? Und wer, wenn nicht die Analytikerin hätte das Dilemma aushalten sollen, daß es für diese Patientin besonders harte Bedingungen gab, die sie selbst zu verantworten hatte? Das Festhalten an dem vorgegebenen Rahmen erscheint uns für die Auseinandersetzung der Patientin mit dem Objekt ebenso wichtig, wie die Wahrnehmung und Formulierung dessen, was diese Bedingungen für die Patientin im Besonderen bedeuteten. So war der Patientin die Möglichkeit gegeben, selbst zu entscheiden, ob die Bedingungen der Analytikerin sich tatsächlich zu wenig von denen in ihrem Elternhaus unterschieden und zu erleben, daß das Objekt - mit eigenen Regeln ausgestattet, die die Patientin in ihrer Freiheit behindern - doch hoffentlich gut genug ist, um die aufkommenden Aggressionen überleben zu können und damit einen Platz in der äußeren Realität der Objekte finden zu können.

Die Bearbeitung der differenzierenden und grenzfindenden Übertragungs-/Gegenübertragungsbeziehung schuf dann jeweils auch Raum für eine neue Gemeinsamkeit - einen Raum, in dem die Einsamkeit nun aufgehoben war, sich im Symbolischen metaphorisch als Thema entfaltete oder in dem später der Körper der Patientin zur Sprache kam, der in ängstlicher Angespanntheit in der konkretistischen Erwartung von Übergriffen ausgespart geblieben war und nun erstmalig Entspannung fand.

Das Eintauchen in die Inszenierung, das Erleben der heftigen Affekte am eigenen Leib, stellt somit nur den ersten, aber notwendigen Schritt dar, mit der Patientin in eine lebendige Kommunikation über das von ihr durchlittene Trauma zu gelangen. Das auf dem Hintergrund unserer eigenen Vitalität, dem flexiblen Umgang mit den vielfältigen ängstigenden und ambivalenten Gefühlen und eben auch mit Hilfe der Bereitschaft, klar - und bisweilen aggressiv - die Verantwortung zu übernehmen, gewonnene Verständnis für das innere Drama der Patientin mag dann dazu beitragen, auch in ihr die schwierigen Gefühle und Erfahrungen besser zu integrieren und mag damit ein Stück Heilung der traumatischen Wunden ermöglichen. Diesen Prozeß in Gang zu setzen, schließt ein, daß sich die Therapeutin nicht mehr ausschließlich als idealisiertes, gutes Objekt zur Verfügung stellen muß, sondern die aggressiven Projektionen der Patientin so aufnehmen kann, daß es in der Folge möglich ein wird, diese Aggressionen eben unter Nutzung der Objektbeziehung integrativ zu verarbeiten. Die Therapeutin darf jetzt auch „böse“ Züge tragen, Spaltungen können aufgegeben werden, es gibt eine Annäherung an eine depressive Position. Dies bedeutet für die Patientin, daß eine neue, lebendige Beziehung zu einem äußeren Objekt wieder aufgenommen werden kann, sie sich wieder berühren lassen kann, daß ein neuer Kontakt zur Welt entstanden ist. Ein Fundament ist geschaffen, von dem ein weitergehender psychoanalytischer Prozeß ausgehen kann.

Literatur

Bell, K., Höhfeld, K. (Hrsg.), Aggression und seelische Krankheit. Gießen 1996

Benjamin, J., Die Fesseln der Liebe. Psychoanalyse, Feminismus und das Problem der Macht. Frankfurt 1990

Bergmann, M.S., Die Interaktion zwischen Traum und intrapsychischem Konflikt in der Geschichte der Psychoanalyse. In: Schlösser, A.-M., Hönfeld, K. (Hrsg.), Trauma und Konflikt. Gießen 1998

Brenneis, B.C., Gedächtnissysteme und der Abruf von Trauma-Erinnerungen. In: Psyche 52, 1998, 801-823

Chasseguet-Smirgel, J., Psychoanalyse der weiblichen Sexualität. Frankfurt 1974

Chasseguet-Smirgel, J., Kunst und schöpferische Persönlichkeit. München 1988

Chodorow, N., Das Erbe der Mütter. Psychoanalyse und Soziologie der Geschlechter. München 1978

Deutsch, H., Psychologie des Weibes in den Funktionen der Fortpflanzung. Wien 1925

Egle, U.T., Hoffmann, S.O., Joraschky, P., Sexueller Mißbrauch, Mißhandlung, Vernachlässigung. Stuttgart 1997

Ehlert, M., Lorke, B., Zur Psychodynamik der traumatischen Reaktion. In: Psyche 42, 1988, 502-532

Ferenczi, S., Sprachverwirrung zwischen dem Erwachsenen und dem Kind. In: Bausteine zur Psychoanalyse, Bd. 2. Frankfurt 1933

Freud, A., Das Ich und die Abwehrmechanismen. Frankfurt a.M. 1984

Freud, S. (1920), Jenseits des Lustprinzips. GW, Bd. 13. Frankfurt a.M. 1967

Grubrich-Simitis, I., Vom Konkretismus zur Metaphorik. In: Psyche 38, 1984, 1-28

Grubrich-Simitis, I., Es war nicht der „Sturz aller Werte". In: Schlösser, A.-M., Hönfeld, K. (Hrsg.), Trauma und Konflikt. Gießen 1998

Hirsch, M., Zwei Arten der Identifikation mit dem Aggressor – nach Ferenczi und Anna Freud. In: Bell, K., Höhfeld, K. (Hrsg.), Aggression und seelische Krankheit. Gießen 1996

Hirsch, M., Schuld und Schuldgefühl im Kontext von Trauma und Konflikt. In: Schlösser, A.-M., Hönfeld, K. (Hrsg.), Trauma und Konflikt. Gießen 1998

Holderegger, H., Der Umgang mit dem Trauma. Stuttgart 1993

Horney, K., Die Angst vor der Frau. In: Internationale Zeitschrift für Psychoanalyse 1932, 5-18

Keilson, H., Sequentielle Traumatisierung bei Kindern. Stuttgart 1979

Krutzenbichler, S., Das „Trauma redivivum" oder der Glaubenskrieg um die psycho analytische Urknall-Theorie. In: Schlösser, A.-M., Hönfeld, K., Trauma und Konflikt. Gießen 1998

Küchenhoff, J., Die Repräsentation früher Traumata in der Übertragung. In: Forum der Psychoanalyse, Bd. 6, 1990, 15-31

Lampl-de Groot, J., Zur Entwicklungsgeschichte des Ödipuskomplexes der Frau. In: Internationale Zeitschrift für Psychoanalyse, Heft 13, 1927, 269-282
Müller, J., (1925), Ein Beitrag zur Frage der Libidoentwicklung des Mädchens in der genitalen Phase. In: Internationale Zeitschrift für Psychoanalyse, 1931, 256-262
Müller-Pozzi, H., Trauma und Neurose. In: Jahrbuch der Psychoanalyse, Beiheft 8, 1982
Poluda-Korte, E.S., Freud und die Töchter. Versuch einer Emanzipation von patriarchalen Vorurteilen in der Psychoanalyse. In: Jahrbuch der Psychoanalyse 29, 1992, 92-139
Schlösser, A.-M., Höhfeld, K. (Hrsg.), Trauma und Konflikt. Gießen 1998

Trauma und Re-Inszenierung in professionellen Erziehungsverhältnissen

Urte Finger-Trescher

„Trauma" und „Re-Inszenierung" – unter diesen beiden Leitbegriffen meines Themas werde ich im folgenden Bedingungen, Möglichkeiten und Grenzen sozialpädagogischer Arbeit mit traumatisierten Kindern diskutieren. Ich beginne mit einem Fallbeispiel:

Florian[1]

Florian wird im Alter von knapp 6,5 Jahren in die 1. Klasse der Grundschule eingeschult. Er besucht nach Schulschluß einen Hort. Anfangs fällt Florian nicht besonders auf. Man bemerkt ihn kaum, er wirkt schüchtern und eher ängstlich. Seine Versuche, vor, während und nach den Stunden die Aufmerksamkeit der Lehrerin für sich zu beanspruchen, sind eher zaghaft, haben mit den schulischen Anforderungen aber nichts zu tun. So erzählt Florian gerne von seinem Hasen, seinen Lieblingsspeisen oder anderen persönlichen Dingen. Bald schon klagt die Lehrerin über die Unkonzentriertheit von Florian im Unterricht. Vor allem fällt auf, daß er keinen Kontakt zur Klasse sucht, sondern die permanente Nähe und Aufmerksamkeit der Lehrerin beansprucht. Die Klassenkameraden schimpfen auf Florian, weil er ihnen kleine, aber bedeutende Dinge stiehlt, z.B. einen besonders bunten Bleistiftspitzer, Klebebildchen etc. Je mehr sich die Klassengemeinschaft konsolidiert, desto stärker wird deutlich, daß Florian Außenseiter ist. Er wird zunehmend aggressiv, schlägt und bespuckt Mitschüler, zerstört ihre Sachen. Im Hort ergibt sich dasselbe Bild: Florian findet keine Freunde, er verhält sich aggressiv und in jeder Weise unkooperativ. Nur selten, wenn er nämlich früher als die anderen Kinder in den Hort kommt und die Erzieherinnen sich ihm ganz widmen können, scheint Florian sich wohlzufühlen und ist dann auch immer sehr bemüht, den Erzieherinnen zu gefallen: indem er beispielsweise anbietet, den Tisch zu decken, beim Zubereiten des Mittagessens mithelfen will und den Spielschrank aufräumt. Dieses Engagement bricht jedoch sofort zusammen, wenn andere Kinder die Erzieherinnen beanspruchen oder diese sich aus anderen Gründen von Florian abwenden. Florian kaspert herum.

[1] Das Fallbeispiel ist durch Datenanonymisierung unkenntlich gemacht.

Sein Gekaspere wirke „geradezu verrückt", klagen die Erzieherinnen. Florian sei in diesen Phasen kaum ansprechbar.

Obwohl sich Lehrerin und Erzieherinnen große Mühe geben, Florian besser in die Gruppe zu integrieren, mißlingt dies. Einige Kinder fordern, er solle die Gruppe verlassen. Die Erzieherinnen sind ebenso wie die Lehrerin ratlos, sie können ihren Zorn und ihre Enttäuschung kaum verbergen. Florian soll für eine Sonderschuleinweisung überprüft werden, da er in der Regelschule nicht tragbar sei. Gespräche mit der Mutter werden von dieser in erster Linie als Vorwürfe empfunden, gegen die sie sich kaum wehren kann. Die verzweifelte Mutter erscheint schließlich in der Erziehungsberatungsstelle, um für sich und ihren Sohn Hilfe zu suchen. Sie möchte verhindern, daß Florian in eine Sonderschule kommt.

Florian wird in der Erziehungsberatungsstelle in eine therapeutische Gruppe für Scheidungskinder aufgenommen.

Tatsächlich scheint Florian sich im Laufe der Therapie sichtlich zu entspannen. Die Klagen aus Hort und Schule klingen ab. Eines Tages aber kommt die Mutter völlig verstört in die Beratungsstelle: Florian hat sowohl im Unterricht als auch im Hort „Tobsuchtsanfälle" gezeigt. Er hat eine Mitschülerin blutig geschlagen, die Lehrerin getreten und unflätig beschimpft, im Hort Stühle durch den Raum und absichtlich das Aquarium vom Regal geworfen. Die Mutter mußte ihn vorzeitig vom Hort abholen. Ihr wurde angekündigt, daß Florian den Hort verlassen müsse, da dieses Verhalten nicht mehr tragbar sei.

Florians Verhalten kann so zusammengefaßt werden:

- Florian sucht die ausschließliche Nähe von Lehrerin und Erzieherinnen,
- Florian kann sich nicht konzentrieren,
- Florian „kaspert",
- Florian schlägt, bespuckt, bestiehlt seine Mitschüler.

Zur Vorgeschichte: Florian ist als Kind einer deutschen Mutter und eines italienischen Vaters in Italien geboren. Der Vater betrieb einen Lebensmittel- und Souvenir-Laden, in dem er unter Mithilfe der Familie arbeitete. Florian besuchte ab dem 4. Lebensjahr die dortige Vorschule. Seine Integration war unproblematisch. Er hatte Freunde und war bei den Lehrerinnen beliebt. Er sprach mit der Mutter meist Deutsch, mit dem Vater, den Großeltern und allen anderen Personen seiner Umgebung Italienisch. Die Eltern lebten sich jedoch auseinander. Der Vater ging eine Beziehung mit einer einheimischen Frau ein, die selbst ein Kind in Florians Alter hatte. Er trank zunehmend mehr Alkohol und wurde der Mutter gegenüber auch gewalttätig. Eines Tages, Florian war jetzt 5 Jahre alt, setzte die Mutter ihren schon länger gefaßten Entschluß, mit Florian nach Deutschland zurückzukehren, um. Sie eröffnete ihrem Mann, daß sie am nächsten Morgen mit Florian abreisen werde. Sie hatte alles sorgfältig geplant: Wohnung und Arbeitsstelle waren organisiert. Am Morgen der Abreise verabschiedete der Vater Frau und Sohn mit einem Wort: Ciao! Kurze Zeit danach zog seine Freundin mit Kind in die Wohnung der Familie. Florian hat seinen Vater seither nicht mehr gesehen. Auch der Kontakt zu den geliebten Großeltern und Verwandten ist abgebrochen. Wenn Florian über seinen Vater spricht, behauptet er, der Vater sei tot. Als seine Mutter im Laufe der Gruppentherapie von Florian einen Mann kennenlernt, der immer häufiger mit ihr und dem Kind zusammen ist, freut sich Florian. Er erzählt in Schule und Hort, er habe nun bald einen Papa. Er drängt die Mutter, diesen Mann zu heiraten, obwohl die Freundschaft gerade einmal drei Monate besteht. Und Florian strengt sich ungeheuer an, um dem Freund der Mutter zu gefallen.

Dies war die Zeit, als die Probleme in Schule und Hort deutlich geringer wurden. Der erneute Rückfall, der ebenso heftig wie überraschend kam, ereignete sich an dem Tag, nachdem die Mutter Florian völlig unvorbereitet eröffnet hatte, sie habe sich von ihrem Freund getrennt und werde ihn nie wieder sehen.

Ich möchte nun dieses, wie ich meine, gar nicht so spektakuläre Beispiel zum Ausgangspunkt für folgende Fragestellungen nehmen: 1. Worin besteht das Wesen des Traumas, das Spezifikum der traumatischen Reaktion? 2. Welche Zusammenhänge bestehen zwischen dem traumatischen Ereignis damals und dem beobachtbaren Verhalten, bzw. den Interaktionen im (sozial-)pädagogischen Praxisfeld heute?

Das Spezifikum der traumatischen Reaktion

Eine der traumatischen Reaktion zugrundeliegende Erfahrung kann entweder an eine oder mehrere Extremsituationen gekoppelt sein oder/und an ein konstantes traumatogenes Umfeld mit traumatogenen Objektbeziehungen.

Darüber hinaus finden wir sogenannte kumulative Traumata. Sie setzen sich aus einer Aufeinanderfolge von Ereignissen und Situationen zusammen, die einzeln und für sich genommen eher unbedeutend erscheinen mögen, in ihrer Kombination aber den Reizschutz des Kindes nachhaltig durchbrechen und damit als traumatogen bezeichnet werden müssen.

Das Trauma ist häufig nicht als ein objektives Ereignis verstehbar, es ist keine Qualität an sich. Es ist psychologisch, in seiner Bedeutung für das Individuum also, nur zu verstehen als ein subjektives Erleben, als eine Qualität der Beziehung zwischen Subjekt und Objekt.

Das Trauma gleicht einem Schockzustand, einer totalen Erschütterung des seelischen Gleichgewichts und wird als eine Aggression empfunden, die von außen kommt. Es wird als Vernichtung erlebt und löst Gefühle von Angst,

Schmerz, Ohnmacht und hilfloser Wut aus. Das frühkindliche Trauma beeinträchtigt die psychische Entwicklung in gravierender Weise. Es wird, wie Küchenhoff sagt, zum „Bestandteil des psychischen Apparates", und es wird zum „Horizont, vor dem die Welt erlebt wird" (Küchenhoff 1990, 18).

Das Trauma wird passiv erlitten, „das Kind gerät in einen inneren Notstand, der die emotionale Kontinuität seiner keimenden inneren Welt unterbricht und es inneren Erregungen aussetzt, die sich nicht zum erlebbaren Wunsch formen können, da die Erfahrung der Objektbeziehung fehlt, innerhalb derer dieser Wunsch Ausdruck und Befriedigung finden könnte. Das Kind kann aber die innere diffuse Spannung auch nicht psychisch bearbeiten, d.h. integrieren oder abwehren, weil ihm kein hinlänglich gutes Objekt als Hilfs-Ich zur Verfügung steht und sich entsprechende Strukturen nicht bilden können" (Müller-Pozzi 1984, 105).

Dies hat seine Gültigkeit für jedes infantile Trauma. Das frühkindliche Trauma hinterläßt ein Fehlen von inneren Repräsentanzen, gleichsam ein „Loch in der Ich-Struktur" (vgl. Volz-Baers 1999, 1138).

Wir können also zunächst zwei wesentliche Kennzeichen der traumatogenen Situation unterscheiden: 1. Das Überschwemmtwerden von schmerzlichen Affekten und 2. das Versagen der inneren Abwehrstruktur bzw. der haltenden Umwelt.

Bereits 1920 hat Freud konstatiert, daß der Reizschutz für den lebenden Organismus „eine beinahe wichtigere Aufgabe" ist „als die Reizaufnahme" (Freud 1920, 27). Das Wesen des Traumas liegt aber nun in der Durchbrechung dieses Reizschutzes, also im Versagen der haltenden Umwelt, und im damit einhergehenden Zusammenbruch der gewohnten Abwehrstruktur, mit deren Hilfe die übermäßigen Reize von innen und/oder außen bewältigt werden könnten.

Ich komme nun zu der Frage, welche intrapsychischen und interpersonalen Reaktionen eine gegebene traumatogene Situation nach sich zieht:

Die traumatische Situation als solche, in der das Kind von extremen Affekten überschwemmt wird und in der die bisherigen Bewältigungs- und Abwehrmechanismen versagen, erzwingt gleichsam eine Regression des psychischen Apparates, die Dissoziation, die eine Art „traumatischer Trance" hervorruft, in der die ersehnte Sicherheit gleichsam halluzinatorisch wiederhergestellt werden kann (vgl. Ferenczi 1909).

Infolge der Regression werden nun spezifische primitive Abwehr- und Interaktionsformen mobilisiert:

- Die (Verinnerlichung) Introjektion der traumatisierenden Person und die Identifizierung mit dieser.
- Die Projektion der unerträglichen Gefühle von Ohnmacht, Schmerz, Angst und Wut nach außen, auf andere Personen.

- Die Re-Inszenierung unter dem Primat des Wiederholungszwangs.

Die frühen Traumen häufig folgenden Symptome werden von van der Kolk als „Disorders of Extreme Stress (DES)" zusammengefaßt:

- „Affektive Disregulation,
- Aggression gegen das Selbst und andere,
- Amnesie und Dissoziation,
- Somatisierung,
- Störung der Wahrnehmung des Selbst und anderer,
- Störungen in Systemen der Bedeutungs- und Sinngebung" (van der Kolk 1999, 25).

Regressive Prozesse bis hin zum sog. Entwicklungsstillstand spielen bei der posttraumatischen Reaktion also eine ganz entscheidende Rolle. Die Regression, also die Rückkehr des Subjekts „zu Etappen, die in seiner Entwicklung bereits überschritten sind" (Laplanche, Pontalis 1973, 436ff.), ist subjektiv zunächst durchaus sinnvoll. Sie steht im Dienste der Selbsterhaltung. Sie stellt einen Versuch dar, der drohenden physischen oder psychischen Vernichtung dadurch zu entkommen, daß das Ich quasi immer „kleiner" wird, also seine Errungenschaften und Fähigkeiten selbst aufgibt, so daß es die drohende Vernichtung gleichsam vorwegnimmt.

Gleichzeitig reaktiviert es hierbei die innere Repräsentanz oder Phantasie einer schutz- und hilfe-gewährenden primären Bezugsperson, die das Überleben des hilflosen und ohnmächtigen Ich auch jetzt sicherstellen könnte. Fatalerweise wird jedoch gerade die traumatisierende Person im Zuge der Regression zum Träger dieser Phantasie. Das heißt: das Erleben der traumatisierenden Person und die Phantasie der hilfe-gewährenden Person vermischen sich, so als ob sich die Wahrnehmung eines eisigen Wintertages mit der Erinnerung oder Phantasie warmen Sonnenscheins so vermischen würde, daß Winter und Sommer nicht mehr unterscheidbar wären.

Hierdurch wird die Wahrnehmung der Realität diffus, das Kind regrediert in der Hoffnung, die traumatisierende Person werde sich letztlich doch als gut und hilfreich erweisen und werde es aus der hoffnungslosen und demütigenden Situation erlösen. Es unterwirft sich der durch die traumatisierende Person definierten Beziehungssituation und verinnerlicht sie (vgl. Ehlert, Lorke 1988; Finger-Trescher 1987, 1991a, b). Denn durch die Verinnerlichung (Introjektion) schwindet der äußere „Angreifer", wird „intrapsychisch statt extra", wie Ferenczi sagt (Ferenczi 1933, 308).

Zur Erläuterung dieses Zusammenhanges möchte ich aus Jan Phillip Reemtsmas Buch über seine Entführung im Jahre 1996 zitieren. Reemtsma war 33 Tage lang von seinen Entführern angekettet in einem Keller versteckt worden, ohne zu wissen, ob er diesen Keller jemals lebend verlassen würde. In seinem Buch „Im Keller“ berichtet er eindrucksvoll über diese traumatische Erfahrung:

> „Am nächsten Tag fand er (Reemtsma, Anm. d.V.) nach dem Klopfen, Hereinkommen und wieder Gehen eine Tüte (Karstadt oder Kaufhof) vor, darin die „Chronik des 20. Jahrhunderts“ und einen Bildband „Die Gemälde des Prado“. Zugleich wurde die Deckenlampe funktionsfähig gemacht, so daß er sie selbst ein- und ausschalten konnte. Ihm kamen Tränen und er fühlte sich unendlich dankbar“ (Reemtsma 1998, 87).

Und weiter schreibt Reemtsma:

> „Es waren die Gespräche als solche, die Erleichterung brachten ... In diesen 33 Tagen hat er insgesamt vielleicht eine Stunde mit dem Engländer (der Entführer, Anm. d.V.) gesprochen ... Ich übertreibe nicht, wenn ich von Wohltat spreche. Er mochte diese Stimme, er fand sie sympathisch. Er mochte, daß die Stimme Englisch sprach. Er mußte manchmal nach Wörtern suchen und das verlängerte die Gesprächsdauer. Einmal hatte er die Phantasie, der Entführer solle ihn trösten, ihn berühren, die Hand auf seine Schultern legen ... ihm fiel es nicht leicht, sich diesen Wunsch einzugestehen ... Es war ja schon bei der Stimme nicht ganz einfach so. Bei dem Wunsch nach körperlicher Berührung aber ist die Grenze zur Unterwerfung überschritten. Das Machtverhältnis ist eindeutig ... ein krasses Nebeneinander von Allmacht und Ohnmacht, und der Ohnmächtige, der Übermächtigte, wünscht die körperliche Zuwendung des Machthabers. Da ist auch eine phantasierte Hand auf der Schulter extrem“ (a.a.O., 177ff.).

Reemtsma hat hier sehr eindrucksvoll beschrieben, wie sich die grauenhafte Realität auf der einen Seite und die Wunschphantasien auf der anderen Seite in der von ihm erlebten traumatischen Entführung und Gefangenschaft in seiner Wahrnehmung mischen. Er hat auch die Beschämung verdeutlicht, die dies für die traumatisierte Person bedeutet.

Doch kehren wir zurück zum Kind, dessen Fähigkeit zur Einschätzung von Realität und zur Verarbeitung traumatischer Erfahrungen noch weitaus weniger ausgeprägt ist, als bei einem Erwachsenen.

Ist das traumatisierende Introjekt im Inneren etabliert, erlebt sich das Kind ganz so, wie es von diesem gesehen und real behandelt wurde. „Dies führt dazu, daß traumatisierte Individuen sich in einem fortlaufenden Zustand von „In-Gefahr-sein befinden...“ (Kirsch 1999, 49), selbst wenn realiter keine Gefahr besteht. Das traumatisierte Kind hält sich ja nun selbst für schlecht, böse, schmutzig, unwürdig, verachtenswert. Es glaubt, zu Recht mißhandelt, mißbraucht, mißachtet, verlassen zu werden und lebt in der ständigen Erwartung, daß die traumatogene Situation „zu Recht“ sich wiederholen wird. Um nun dieser unerträglichen Wiederholung des passiven Ausgeliefertseins zu entgehen, bleibt ihm nur ein Ausweg: die Wendung in die aktive Wiederholung.

Traumatische Ereignisse in der Vergangenheit und Interaktionsdynamiken in der Gegenwart

Ich möchte zunächst wieder auf Florian eingehen und sein Verhalten auf dem Hintergrund seines Empfindens und seiner Lebenssituation beschreiben. Dabei müssen wir uns natürlich darüber im Klaren sein, daß eine solche Gegenüberstellung eine Konstruktion ist. Eine solche Konstruktion ist ein Bild, das wir ausgehend von unserer eigenen Gegenübertragung, unseren Empfindungen im Umgang mit diesem Kind, entwerfen und dem Kind anbieten können als Symbol für seine unbegreiflichen Affekte. Eine solche Konstruktion ist aber auch ein wichtiges Instrument, mit dessen Hilfe wir unsere Gegenübertragung, unser eigenes Erleben also, reflektieren können.

Florian wurde quasi ohne Vorwarnung aus seinem Wohnort, seinem Land, seiner Vorschule, seinem sozialen Umfeld und vor allem von seinem Vater weggerissen. Zwar hat er die Streitigkeiten der Eltern, die der Trennung vorausgingen, miterlebt, aber er hat nicht damit gerechnet, von heute auf morgen aus seinem bislang vertrauten Leben herausgerissen zu werden. Die Eingewöhnung in das neue Land fällt ihm schwer. Vor allem fehlt ihm der Vater. Er weiß, daß dieser eine neue Familie hat, ein Kind, das genauso alt ist wie er selbst. Warum der Vater sich für ihn nicht mehr interessiert, ist ihm unbegreiflich. Das neue Kind hat wohl seinen Platz im Herzen des Vaters eingenommen. Aus Florians Sicht kann dies nur bedeuten, daß er ein ganz schlimmes und böses Kind war. Sonst hätte der Vater gar nicht erlaubt, daß die Mutter ihn soweit von ihm wegbringt. Sonst würde der Vater ihn besuchen.

Florian ist hierüber unendlich traurig, er ist wütend und beschämt. Diese Gefühle aber muß er vor der Mutter verbergen. Auch seine Sehnsucht nach dem Vater muß er verbergen. Er kann der Mutter, die ihm soviel Schmerz zugefügt hat, nicht mehr trauen. Er kann sich nicht konzentrieren, er begreift nicht, was er in der Schule lernen soll. Die Antworten auf die wirklich wichtigen Fragen: warum er z. B. keinen Papa mehr hat, bekommt er dort nicht. Seine Lehrerin und seine Erzieherinnen sind anfangs freundlich und geduldig. Sie wecken in Florian die Hoffnung, Hilfe bei der Bewältigung seines Schmerzes zu finden und zwar dann und nur dann, wenn sie sich ausschließlich ihm zuwenden. Tun sie dies nicht, ist Florian über alle Maßen enttäuscht. Auf die anderen Kinder ist er wütend und eifersüchtig: Sie scheinen alle das zu haben, was er nicht hat: einen Papa. Florian wünscht sich auch sehnlichst Freunde. Das Herumkaspern ermöglicht ihm, sich in einen Zustand hineinzusteigern, in dem er das Geschehen um sich herum gar nicht mehr wahrnimmt. Gleichzeitig kann er damit verbergen, wie verletzt und wie verletzbar er ist. Wenn er zuschlägt, wenn er die Kinder bestiehlt, empfindet er für einen Moment Genugtuung, fühlt sich für einen Moment stark und unverwundbar. Ein Gefühl, mit dem er seinen Schmerz betäuben kann.

Florian rettet sich schließlich in die Phantasie, der Vater sei tot. Wenn er tot ist, dann kann er nichts dafür, daß er nicht bei Florian ist, dann kann Florian wenigstens den guten Vater seiner frühen Kindheit in sich bewahren, dann muß er sich für das Verlassenwordensein nicht schämen. Andererseits weiß er natürlich, daß der Vater nicht tot ist und es kostet wiederum große Anstrengung, die Phantasie vom toten Vater mit seinem Wissen, seiner Enttäuschung, seiner Trauer und Wut in Einklang zu bringen.

Im Laufe seiner Gruppentherapie erfährt Florian im Therapeuten einen Mann, der sich für ihn und seine innere Welt interessiert. Er erfährt, daß er sich hier nicht schämen muß und daß er mit seinen Nöten nicht allein ist. Als seine Mutter dann einen Freund mit nach Hause bringt, der sich ebenfalls für ihn zu interessieren scheint, scheint eine neue Lösung für Florian greifbar: seine Mutter wird diesen Mann heiraten und Florian hat endlich wieder seinen (einen) Papa. Doch wiederum völlig unerwartet faßt die Mutter den Entschluß, sich vom Freund zu trennen und alle Hoffnung erlischt für Florian.

Florian ist allerdings nicht in der Lage, sein Erleben zu verbalisieren, zu symbolisieren, er kann es nur a-verbal – durch Agieren und Re-Inszenierung – zum Ausdruck bringen. Ich möchte daher an dieser Stelle noch einmal Reemtsma zu Wort kommen lassen, dem es im nachhinein gelungen ist, eine solch unbenennbare, namenlose, Erfahrung mit Worten zu umschreiben.

Reemtsma schreibt über sein Erleben in der Zeit nach seiner Befreiung aus der Gefangenschaft im Keller:

> „Alles ist wie es war, nur paßt es nicht mehr mit mir zusammen. Als trüge ich eine Brille, die alles einen halben Zentimeter nach links oder rechts verschiebt. Ich kann nichts mehr greifen, der Tritt faßt die Stufe nicht mehr ... Welt und ich passen nicht mehr ... Der Depressive geht an oder in der Welt zugrunde. Aber wenn die Welt und ich nicht zusammenpassen, dann bedeutet das, daß alles, was wichtig ist, in der Welt ist und ich bin eben nicht drin“ (a.a.O., 221).

Wir können nun die skizzierte Re-Inszenierung in Florians Schule und Hort unter zwei Aspekten aufschlüsseln, die in der Regel ineinander übergreifen. Um sie zu verdeutlichen, werde ich sie hier jedoch als zwei getrennte Lösungsversuche darstellen.

Lösungsversuch 1: „Einfache" Wiederinszenierung und Übertragungsidentifizierung

Das Kind steht vor einem unlösbaren Dilemma. Diese Eltern, auf die es unsäglich wütend ist, die ihm so großen Schmerz zugefügt haben, liebt es gleichzeitig. Es ersehnt ihre Zuneigung und benötigt sie dringend. Um dieses Dilemma zu lösen, entwickelt es sich quasi zurück, es regrediert auf eine frühere Entwicklungsstufe auf der Suche nach einem Zustand und einer Zeit, die vor dem traumatischen Ereignis lag. Es hofft, das Geschehene hierdurch ungeschehen zu machen. Es kann das Unfaßbare, das Unerträgliche, den Schmerz, die Angst, die Scham- und Wutgefühle, von denen es überwältigt wurde, nicht benennen und nicht begreifen. Es zweifelt an sich selbst und seiner Wahrnehmung, und zwar infolge der Verinnerlichung des traumatisierenden Objekts. Dieser Zweifel ist Teil der für das psychische Überleben notwendigen Abwehr der unerträglichen Konfliktspannung. „Es kann doch nicht wahr sein, daß meine Mutter/mein Vater mir wirklich etwas so Schlimmes angetan haben - vielleicht war es in Wirklichkeit doch anders - vielleicht habe ich etwas verwechselt - vielleicht war ich derjenige, der ganz böse war?"

Die Wieder-Holung soll die unklare, diffuse Erinnerung komplettieren. In der Re-Inszenierung des Geschehens mit anderen Bezugspersonen, die dem Kind verläßlich genug erscheinen und also Hoffnung in ihm aufkeimen lassen, versucht es nun, das wirkliche Geschehen auf seine Art zu rekonstruieren und zu realisieren. Die jetzigen Bezugspersonen werden zur Übernahme der Rolle der traumatisierenden Eltern gedrängt. Diese Rollenübernahme ermöglicht erst die Neuauflage des früheren traumatischen Geschehens. In der Neuauflage „erzählt" das Kind also gleichsam seine Geschichte und hofft, nicht nur Gehör zu finden, sondern es hofft auch auf einen anderen, eine besseren Ausgang der damaligen Ereignisse. So konstelliert es beispielsweise - wie Florian - in Schule und Hort Beziehungssituationen, in denen andere Menschen jetzt in das Beziehungsgeschehen von damals einbezogen werden und in unterschiedlicher Rollenaufteilung das erleben und gestalten sollen, was das Kind erlebt, aber nicht ertragen und verarbeitet hat.

Stellen wir nun Florians Verhalten auch einmal dem Erleben der Lehrerin und der Erzieherinnen gegenüber:

Das Erleben der Erzieherinnen und der Lehrerin

- Lehrerin und Erzieherinnen nehmen Florian, der anfangs schüchtern wirkt, geduldig und freundlich auf. Sie lassen ihm Zeit, sich einzugewöhnen, und machen sich keine besonderen Gedanken um ihn. Denn es gibt ja noch eine Reihe anderer Kinder, die ihre Unterstützung beanspruchen.

- Allmählich empfinden sie Florians Anhänglichkeit, seine Unkonzentriertheit, nicht mehr angenehm, sondern lästig. Seine Unfähigkeit, sich in die Kindergruppe zu integrieren, beunruhigt sie. Je mehr sie ihn zu motivieren suchen, desto „bockiger" wird er. Sie werden immer ärgerlicher, hilfloser, enttäuschter.
- Florians immerwährendes „Gekaspere" stört den Ablauf aller Aktivitäten. Lehrerin und Erzieherinnen erleben sich als unfähig, sein Verhalten zu beeinflussen.
- Das zunehmend aggressive Verhalten ihnen und den anderen Kindern gegenüber erzeugt immer intensivere Gefühle von Ablehnung und hilfloser Wut in den Erzieherinnen. Sie fühlen sich durch Florian überfordert, hilflos und inkompetent: ein beschämendes Gefühl. Florian erscheint unerreichbar, unzugänglich für erzieherische Bemühungen: ein Monster. Er wird ihnen unerträglich („kaum noch tragbar"). Und sie möchten den Auslöser für diese Gefühle „loswerden".

Florian mobilisiert also durch sein Verhalten gerade bei der Lehrerin und den Erzieherinnen, an die er sich so gerne anlehnen möchte, an die er auch große Hoffnung knüpft, Gefühle von Wut und Abneigung. Sie haben also zunächst einmal die ihnen angetragene Rolle der ablehnenden und verlassenden Eltern übernommen. Diese Rollenübernahme bezeichne ich als Übertragungsidentifizierung (vgl. Finger-Trescher 1991a, 1991b). Der Begriff der Übertragungsidentifizierung kennzeichnet das in der realen Interaktion gebundene emotionale Wechselspiel zwischen Kind und Pädagoge sowie innerhalb der Kindergruppe.

Das Trauma reinszeniert sich aber nicht etwa, weil die Erzieherinnen mit Wut und Ablehnung reagieren. Im Gegenteil sind diese Gefühle ja wesentlicher Bestandteil des Szenarios, sie enthalten gerade den Schlüssel zum Verständnis der Situation. Das Trauma reinszeniert sich, weil die Erzieherinnen nicht in der Lage sind, Florians versteckte Mitteilung zu dechiffrieren, ihre eigenen Gefühle und ihre eigene Beteiligung zu ertragen und zu reflektieren.

Doch kommen wir nun zum zweiten Lösungsversuch, der möglicherweise Folge der enttäuschten Hoffnung des Kindes ist. Das Kind hofft ja, daß seine Mitteilung verstanden wird, daß sich die Erzieherinnen aber gerade *nicht* wie die Eltern damals verhalten werden, es also nicht fallenlassen.

Lösungsversuch 2: „Umgekehrte" Wiederinszenierung und Projektive Identifizierung.

Dieser Lösungsversuch besteht in der Projektion der erlittenen Ohnmacht, der Angst, der Schmerzen und der grenzenlosen Wut und – dies halte ich für außerordentlich wichtig – der Schamgefühle auf eine andere Person. Und hiermit nicht genug, die Projektion, die ja „nur" eine Phantasie, ein Phantasma ist, genügt alleine nicht. Der Empfänger der projizierten unerträglichen Gefühle soll vielmehr „gezwungen" werden, diese zu übernehmen, sich mit dem Projizierten und damit mit dem traumatisierten Kind zu identifizieren (vgl. Ogden 1979, 1982; Finger-Trescher 1991a, 1991b; Trescher, Finger-Trescher 1992). Um dies zu erreichen, werden Interaktions- und Kommunikationsverläufe so gestaltet, daß der andere (jetzt häufig professionelle Pädagogen, aber auch Mitschüler, fremde Kinder und Jugendliche) mit vielfältigen Mitteln tatsächlich in die Rolle des traumatisierten Kindes von damals gedrängt wird, während das Kind selbst die Rolle der traumatisierenden Mutter oder des traumatisierenden Vaters übernimmt.

Lehrerin und die Erzieherinnen waren anfangs durchaus bereit, sich mit Florians auffallendem Verhalten pädagogisch konstruktiv auseinanderzusetzen. Sie gaben sich große Mühe, das Kind zu integrieren und haben immer wieder versucht, durch Gespräche die Mutter auf Probleme aufmerksam zu machen, die ihrer Meinung nach in der Familie begründet sein mußten.

Haben sie auf Florians Gekaspere und sein aggressives Verhalten zunächst mit durchaus auch angemessenem Ärger und mit entsprechenden Sanktionen reagiert, so erleben sie sich nach und nach doch zunehmend hilflos. Ob mit Güte oder Strenge: Florian scheint gegen alle pädagogischen Bemühungen resistent zu sein. Lehrerin und ErzieherInnen fürchten sich täglich vor neuen Attacken seitens Florian. Ist Florian einmal krank, was häufig der Fall ist, sind sie erleichtert. Sie sehen sich mehr und mehr als „Opfer" des aggressiven, schrecklichen, kleinen Jungen, der ihre Bemühungen zurückweist, nicht auf sie hört, andere schlägt und ständig „auffällig" ist. Sie atmen zwar auf, als Florians Verhalten sich vorübergehend bessert, aber sie halten sozusagen die Luft an und sind skeptisch, ob diese Besserung von Dauer ist. Als Florian schließlich wie aus heiterem Himmel einen beispielhaften Tobsuchtsanfall inszeniert, steht es für sie jedoch fest, daß dieses Kind in ihrer Einrichtung nicht bleiben kann.

Unter dem Gesichtspunkt der Projektiven Identifizierung müssen wir zu dem Schluß kommen, daß sich die Rollen nunmehr umgekehrt haben: Nicht mehr Florian ist das Opfer, ist das traumatisierte Kind, sondern die Erzieherinnen erleben sich wie traumatisierte, hilflose Kinder. Florian dagegen erscheint immer mächtiger, immer aggressiver und unerreichbarer. Als Reaktion auf ihr subjektives Erleben der Situation erscheint den Erzieherinnen nur mehr ein Ausweg möglich: Florian aus dem Hort zu entfernen. Sie lassen ihn fallen. Und damit hat sich das ursprüngliche Trauma fatalerweise wirklich wiederholt. Das Kind wurde erneut traumatisiert.

Die Projektive Identifizierung als interpersonaler Prozeß

Bei der Projektiven Identifizierung handelt es sich nicht um einen rein intrapsychischen Vorgang, eine bloße Phantasie also, sondern um einen realen interpersonalen Prozeß zwischen zwei oder mehreren Personen (vgl. Ogden 1979; Finger-Trescher 1991a, 1991b).

Es handelt sich also keineswegs um einen gleichsam magischen Akt, bei dem etwa der „Empfänger" der Projektion („Recipient") ihm selbst fremde Gefühle und Anteile der anderen projizierenden Person („Projector") übernähme. Vielmehr werden mittels realer Interaktions- und Kommunikationsangebote ähnliche, entsprechende (konkordante und komplementäre) Gefühle, *die in ihm selbst sind*, mobilisiert. Anders ausgedrückt: der Empfänger kann natürlich nur das empfangen, wofür er selbst schon ausgerüstet oder vorbereitet ist.

So kann etwa das Kind, um das der Pädagoge seit langer Zeit sich besonders bemüht, alle Angebote und alle Mühe mit einer noch verstärkten Verhaltensauffälligkeit quittieren. Anstatt sich im Schutze der verstehenden und toleranten Haltung des Pädagogen allmählich zu erholen und auch aus Liebe zu diesem sein schwieriges Verhalten aufzugeben, wird es noch schwieriger, schlägt andere Kinder, verweigert sich und erweist sich als unerreichbar.

In diesem Verhalten ist eine massive Entwertung des Pädagogen enthalten und – wie dieser sehr wohl spürt – eine Drohung. Das Kind droht dem Pädagogen, der sich ja bereitwillig auf eine intensive Beziehung eingelassen hat und dem an diesem Kind vielleicht besonders gelegen ist, zu entgleiten. Es „droht" mit Beziehungsabbruch. Hierdurch wird der Pädagoge seinerseits in einen Zustand von Hilflosigkeit, Ohnmacht, Selbstzweifel, Angst und Wut versetzt. Ein Zustand, der tatsächlich den Empfindungen in einer traumatogenen Situation entspricht. Ein Zustand, den man bildlich gesprochen als „Verstrickung" kennzeichnen kann. Es ist nun an ihm, diese intensiven, hoch-unangenehmen Gefühle, seine eigene Verstricktheit, im Sinne eines professionellen Umgangs zu bearbeiten, was schwer ist. Er kann sie auch abwehren, z.B. mit Schuldgefühlen und verstärkter Zuwendung, mit depressivem „Rückzug" oder mit „Rache", wie im Falle von Florian (vgl. Leber 1976).

Der Weg in die Verstrickung ist der Weg aus der Verstrickung

Der förderliche Umgang mit solchen „verstrickten" Situationen ist die wahre Kür für jeden Pädagogen und auch für jeden Berater und Therapeuten. Alles andere, so kann man wähnen, ist nur die Pflicht. Diese Vestrickungen meiden zu wollen, ist zwecklos und führt zum Gegenteil: zu noch übleren Verstrickungen bis hin zu Verfilzungen. Wie aber kann man damit umgehen? Was kann man tun, um nicht in diese Fallstricke zu geraten?

Einem Bericht über die Lehrjahre eines buddhistischen Mönches ist Folgendes zu entnehmen:

Ein Mönch fragt seinen Meister: „Meister, was kann ich tun gegen meine große Furcht vor Gewittern. Jedesmal, wenn es donnert, erschrecke ich mich fürchterlich." Die Antwort des Meisters lautet: „Laß Dich erschrecken!"

Was der Meister dem Mönch empfohlen hat, paßt gut zu den furchterregenden Situationen im pädagogischen Alltag. Vor dem Gewitter fliehen zu wollen, ist sinnlos. Das Gewitter kümmert sich auch nicht um unsere Ängste. Es ist ein Ereignis, daß unabhängig von uns erfolgt, das aber gleichwohl etwas in uns bewirken, etwas auslösen kann, was aber unseres ist: Angst oder Schrekken. Die Empfehlung des Meisters, sich erschrecken zu lassen, um der Angst Herr zu werden, könnte übersetzt in die Sprache der Psychoanalytischen Pädagogik etwa so lauten: Die eigene Furcht, der Zorn, die Enttäuschung, die eigenen Ohnmachts-, Inkompetenz- und Schamgefühle oder was immer es ist, was ein Kind in einer besonders schwierigen und verstrickt erscheinenden Situation in seinen Lehrern oder Erziehern auslöst, müssen gefühlt, wahrgenommen, ernstgenommen und toleriert werden. Und sie müssen zunächst einmal bewahrt, ausgehalten werden, um sie dann der Reflexion zugänglich machen zu können.

Die schrecklichen Erfahrungen traumatisierter Kinder lassen leicht den verständlichen Wunsch aufkommen, sie zu schützen, ihnen Kompensationen für ihr Leid zukommen zu lassen durch Liebe und ganz besondere Zuwendung. Hieraus allerdings resultieren oftmals schwerwiegende Fehler. Denn natürlich kann niemand die Deprivation dieser Kinder ungeschehen machen und die Kinder wissen das. Gerade traumatisierte Kinder haben gleichsam seismographische Fähigkeiten im Erspüren der Befindlichkeit anderer. So spüren sie auch, wenn ihre Lehrerin mit ihrer besonderen Zuwendung eigentlich sich selbst schützen will vor der Realisierung des Ausmaßes an Grauen und wenn ihre Erzieherin mit ihren Bemühungen die eigenen Omnipotenzphantasien nähren will. Und ein Großteil der Enttäuschungen und Wut und Erschöpfung im professionellen pädagogischen Alltag hängt mit ebensolchen Omnipotenzphantasien zusammen:

„Gerade ich, die ich so gut ausgebildet und so empathisch bin, müßte doch in der Lage sein, mit diesem besonders schwierigen Kind besonders gut und erfolgreich umzugehen". Was denken die Eltern, was denken die Kollegen, was denkt der Chef, wenn ich mit diesem schwierigen Fall scheitere? Wie kann ich meine Wut und Enttäuschung am besten verbergen? Wie kann ich den ganzen Fall und auch meine Hilflosigkeit am besten wegorganisieren? In einer ausgeklügelten Diagnose? In einer differenzierten pädagogischen Empfehlung? In einer aufwendigen sonderpädagogischen Maßnahme?

Dies alles sind naheliegende und sehr verständliche Reaktionen, sie tragen indes zur Problemlösung wenig bei. Denn das Verstricktsein, manchmal sogar das Scheitern, enthält ja den Schlüssel zur Ent-Strickung, zum Verstehen. Wir müssen uns in solchen Fällen verstricken lassen, manchmal bis zum Scheitern unserer Fähigkeiten. Die Fähigkeit, sich auch de-potenzieren zu lassen, unwissend zu sein, Fehler zu machen und zuzugestehen, ist es, was das traumatisierte Kind von uns fordert. Das Erkennen und Ertragen der eigenen Grenzen, der eigenen Ohnmacht und auch des eigenen Scheiterns, das Bewahren und Verarbeiten der eigenen Angst, der eigenen Wut, ohne daran zu zerbrechen, ohne hierauf mit „Rückzug oder Rache" (vgl. Leber 1976) reagieren zu müssen, ist nämlich die „Antwort" (Reprojection), die das Kind braucht. Sie ist das, was das Kind selbst bisher nicht leisten konnte und dient ihm als Modell, mit dem es sich identifizieren und das es strukturbildend verinnerlichen kann. Erst dann, wenn wir das fühlen, erleben und überleben, was das traumatisierte Kind erlebt hat, wenn wir unserer eigenen Wut oder unserer eigenen Angst, unserem Versagen standhalten, sie aushalten, kann auch das „schreckliche" Kind die Erfahrung eines „Being Contained" (Bion 1962) machen, das es künftig vielleicht befähigt, selbst beruhigend auf seine spannungsgeladene innere Welt einzuwirken. „Die zentrale Aufgabe der Behandlung von traumatisierten Patienten", schreibt van der Kolk „ist die Herstellung von Sicherheit" (van der Kolk 1999, 25). Wenn interpersonale Sicherheit der „zentrale Behandlungsfokus" (a.a.O.) in der Psychotherapie traumatisierter Menschen sein soll, wieviel mehr noch muß dieses Herstellen interpersonaler Sicherheit zum zentralen Focus pädagogischer Interventionen werden, damit wir Kinder mit traumatischen Erfahrungen in pädagogischen Einrichtungen nicht erneut traumatisierten (vgl. Trescher, Finger-Trescher 1992).

Warum muß das Trauma wieder-holt werden?

Das Trauma muß wiederholt werden, da es wegen des ungeheuren Maßes an schmerzlichen Affekten nicht „erlebt", d.h. nicht in seiner vollen Tragweite erinnert, begriffen, verarbeitet und integriert werden kann (vgl. Winnicott 1960). Die Gedächtnisforschung der letzten Jahre und auch neurobiologische

Untersuchungen haben dies belegt. So konnte nachgewiesen werden, daß der linke Teil der Gehirnhemisphäre, der für die Übersetzung einer Erfahrung in kommunizierbare Sprache verantwortlich ist, während der Präsentation traumatischer Erinnerungsgehalte einen signifikanten Abfall des Sauerstoffverbrauchs aufweist. Die Person ist aufgrund dessen zwar in der Lage, die traumatische Erfahrung sensorisch wahrzunehmen, kann sie jedoch nicht verbalisieren (vgl. Kirsch, 1999, 50).

In der Wiederholung sind die unerträglichen Affekte gleichsam in anderen bzw. in der Interaktionsszene gebunden. Die Wiederholung soll das Fehlen der Repräsentanzen, das Loch in der Ich-Struktur, die unvollständige Erinnerung vervollständigen und die damit verbundene Einsicht in das Versagen der eigenen Bewältigungs- und Abwehrversuche nivellieren. Es ist dieses Versagen, das zusätzlich zu den erlittenen Schmerzen, der durchlittenen Angst in der traumatischen Situation, intensive Gefühle von Scham verursacht, die wiederum abgewehrt werden müssen. Die Wiederholung ist natürlich keine originalgetreue Wiederholung. Wir können keine kausalgenetisch-ätiologischen Zusammenhänge zwischen einem bestimmten Symptom und einer hierzu passenden ursächlichen Traumatisierung behaupten. Vielmehr unterliegt ja auch ein Trauma unterschiedlichen Verarbeitungs- und Abwehrformen, es wird von der betroffenen Person vielfach überarbeitet, verliert aber dabei – und das ist das Charakteristische – nicht seine psychodynamische Bedeutung.

Die Wiederholung stellt also einen „magischen" Versuch dar, das Geschehene ungeschehen zu machen. „Was nicht in solcher Weise geschehen ist, wie es wunschgemäß hätte geschehen sollen, wird durch die Wiederholung auf andere Weise ungeschehen gemacht" (Freud 1926, 150). Diese „andere Weise" nun beinhaltet, wie beschrieben: 1. die Wendung vom passiven Erleiden zum aktiven Gestalten, 2. die Hoffnung, in der aktiven Gestaltung heute, mit anderen, vertrauenerweckenden Personen, neue, nicht traumatische Erfahrungen machen zu können (d.h.: im positiven Sinne ent-täuscht zu werden) und 3. die Umkehr der Rollen: Hierin wird der andere das Opfer, soll der andere sich ohnmächtig, gedemütigt und hilflos fühlen, soll die Schmerzen und die Angst ertragen, die das Kind selbst nicht bewältigen konnte und der andere (Erzieher/Sozialpädagoge/Sozialarbeiter/Lehrer) soll das Scheitern erleben *und überleben*, das dem eigenen Ich bei der erfolgreichen Bewältigung und Verarbeitung der traumatischen Erfahrung widerfahren ist.

Die Wiederholung des Traumas führt zwar einerseits unausweichlich zu oft hochintensiven schwierigen Interaktionsdynamiken, sie bietet aber andererseits gerade deshalb die Chance zur fördernden Auseinandersetzung in professionellen Be- und Erziehungsverhältnissen.

Literatur

Bion, W.R., Learning from Experience. London 1962

Ehlert, M., Lorke, B., Zur Psychodynamik der traumatischen Reaktion. In: Psyche, 1988, 502-532

Ferenczi, S. (1909), Introjektion und Übertragung. In: Ferenczi, S., Schriften zur Psychoanalyse II. Frankfurt 1972

Ferenczi, S. (1933), Sprachverwirrung zwischen den Erwachsenen und dem Kind. In: Ferenczi, S., Schriften zur Psychoanalyse II. Frankfurt 1972

Finger-Trescher, U., Trauma, Wiederholungszwang und Projektive Identifizierung. In: Reiser, H., Trescher, H.-G. (Hrsg.), Wer braucht Erziehung? Mainz [3]1992

Finger-Trescher, U., Wirkfaktoren der Gruppenanalyse. In: Gruppenpsychotherapie und Gruppendynamik, 1991a, 307-328

Finger-Trescher, U., Wirkfaktoren der Einzel- und Gruppenanalyse. Stuttgart 1991b

Freud, S. (1920), Jenseits des Lustprinzips. GW XIII, Frankfurt 1972

Freud, S. (1926), Hemmung, Symptom und Angst. GW XIV, Frankfurt 1972

Kirsch, A., Trauma und Wirklichkeits(re)konstruktion: Theoretische Überlegungen zu dem Phänomen wiederauftauchender Erinnerungen. In: PTT, 1999, 45-54

Küchenhoff, J., Die Repräsentation früher Traumata in der Übertragung. In: Forum der Psa., 1990, 15-31

Laplanche, J., Pontalis, J.-B., Das Vokabular der Psychoanalyse. Frankfurt 1973

Leber, A., Rückzug oder Rache. In: Jahrbuch der Psychoanalyse IX. Stuttgart 1976

Müller-Pozzi, H., Trauma und Neurose. In: Berna-Glantz, R., Dreyfuß, P. (Hrsg.), Trauma, Konflikt, Deckerinnerung. In: Beiheft 8 zum Jahrbuch der Psychoanalyse. Stuttgart 1984

Ogden, T., On Projective Identification. In: Int. Journ. Psa., 1979, 357-373

Ogden, T., Projective Identification and Psychotherapeutic Technique. New York, London 1982

Reemtsma, J. Ph., Im Keller. Frankfurt 1998

Trescher, H.-G., Finger-Trescher, U., Setting und Holding Function. Über den Zusammenhang von äußerer Struktur und innerer Strukturbildung. In: Finger-Trescher, U., Trescher, H.-G. (Hrsg.), Aggression und Wachstum. Mainz 1992

Trescher, H.-G., Theorie und Praxis der Psychoanalytischen Pädagogik. Mainz [3]1992

Van der Kolk, B., Das Trauma in der Borderline-Persönlichkeit. In: PTT, 1999, 21-29

Volz-Baers, U., Transformation des frühen psychischen Traumas durch Neubildung von Repräsentanzen. In: Psyche, 1999, 1137-1159

Winnicott, D. W., Über die emotionelle Entwicklung im 1. Lebensjahr. In: Psyche, 1960, 25-38

Sekundärtraumatisierung in pädagogischen Einrichtungen?!

Birgit Warzecha

1. Einleitung

Ich will in diesem Beitrag zunächst einige Aspekte der Sozialisation heutiger Heranwachsende benennen, um dann anhand einer Studie an Hamburger Förderschulen aufzuzeigen, wie aus Kindern und Jugendlichen in schwierigen Lebenslagen „schwierige" Kinder werden. Diese Analyse wird ergänzt mit einem aktuellen Fallbeispiel aus dem außerschulischen Kinder- und Jugendhilfebereich, das ich der Tagespresse entnommen habe. Dabei wird einerseits der Versuch unternommen, darzulegen, wie pädagogische Institutionen bei Heranwachsenden mit traumatisierendem biographischen Lebenshintergrund eine Sekundärtraumatisierung bewirken. Andererseits will ich zu einer kritischen Reflexion über die Kompetenz der „Professionellen" beitragen, indem ich die Dimension psychodynamischer Prozesse in Einrichtungen der öffentlichen Bildung und Erziehung ins Zentrum der Betrachtung rücke.

2. Problemaufriß

Aktuelle gesellschaftliche Entwicklungen bestimmen die Sozialisation heutiger Heranwachsender. Ich will im folgenden auf vier Bereiche hinweisen, die aus der Perspektive der Verhaltensgestörtenpädagogik besonders relevant für die Sozialisation von Kindern und Jugendlichen sind:

- *Veränderungen im Bildungswesen* – Schlüsselbegriffe sind hier: Schulautonomie, Schulprofil, Privatisierung im Bildungsbereich, Infragestellung des Beamtenstatus;
- *Veränderungen in der Kinder- und Jugendpolitik* – die Schlüsselbegriffe lauten: Budgetierung, Qualitätsentwicklung, Dezentralisierung;
- *Veränderungen des Lebensstils* – Schlüsselbegriffe sind: Individualisierung, Virtualisierung, Mobilität, Verarmungsrisiken;
- *Veränderungen ethischer und normativer Standards* – hier sind die Schlüsselbegriffe: Ökonomisierung sozialer Verhältnisse, Dominanzkultur/Subkultur, Öffentlichwerden des Privaten.

Die aktuellen Entwicklungen betreffen Kinder, Jugendliche, Erwachsene gleichermaßen, allerdings in unterschiedlichen Phasen und unterschiedlich intensiv. Ich beziehe mich hier auf Kinder und Jugendliche. Nicht nur die ehemals eindeutige Normalbiographie mit den Stützpfeilern Bildungsabschluß - Erwerbstätigkeit - Familie erodiert zunehmend, sondern es finden auch grundlegende Veränderungen des Bindungs- und Beziehungsverhaltens statt (vgl. Garlichs, Leuzinger-Bohleber 1999). Beispielhaft sei auf die Zunahme von Ein-Personen-Haushalten hingewiesen, die in Großstädten wie Hamburg, Frankfurt oder Berlin über 50% betragen - mit steigender Tendenz. Trennungs- und Scheidungserfahrungen gehören für die heutigen Heranwachsenden zum Alltag - doch das Fundament für eine gelingende kindliche Entwicklung sind sichere Bindungserfahrungen mit den primären Bezugspersonen, sind Empathie, Wertschätzung, Achtung, Anerkennung und Vertrauen.

Unter materiell restriktiven Bedingungen (Stichwort: Infantilisierung von Armut, physische und psychische Gewalterfahrungen, ethnische Diskriminierung) werden Kinder und Jugendliche in Multi-Problem-Konstellationen sozialisiert. Fehlen hierbei integrierende Hilfen und fachkompetente Unterstützung in schulischen wie außerschulischen Institutionen, werden aus Heranwachsenden in schwierigen Lebenslagen sehr schnell schwierige Heranwachsende mit den entsprechenden Etikettierungen: verhaltensgestört, erziehungshilfebedürftig, nicht gemeinschaftsfähig und ähnliches. Wenn es nicht gelingt, durch Zusammenarbeit und Kooperation der Professionellen - also LehrerInnen, SozialarbeiterInnen, PsychologInnen und anderer - alternative Entwicklungs- und Lebensbedingungen konstant und verläßlich anzubieten, dann verringern sich die Chancen der Reintegration in gesellschaftliche Regelsysteme zunehmend. Ich zitiere aus der Antwort des niedersächsischen Landtagspräsidenten auf die kleine Anfrage einer CDU-Abgeordneten über „Umgang und Formen der Schulverweigerung an allgemeinbildenden und berufsbildenden Schulen“ vom Juni 1999: Bezirksregierung wie Schulen gehen von einer Zunahme unentschuldigten Fernbleibens gegenüber dem Vorjahr aus, hiervon besonders betroffen sind die Hauptschulen, die Schulen für Lernhilfe sowie einzelne berufsbildende Schulen; von 6397 Anträgen auf Bußgeldverfahren wurden im Jahr 1998 insgesamt 2982 erteilt (vgl. Landtagspräsident Niedersachsen 17. 11. 1999). Dazu gehört auch, daß beispielsweise die Abbrecherquote bei Ausbildungsverhältnissen im Regierungsbezirk Hannover 1998 bei rund 25% lag. Schulen und Einrichtungen der Kinder- und Jugendhilfe sind damit konfrontiert, daß sich Heranwachsende zunehmend den institutionellen Angeboten entziehen. Vor allem die Jugendberufshilfe, die die ökonomische und soziale Teilhabe am gesellschaftlichen Leben vorbereiten soll, spricht vermehrt von sozialer Desintegration.

3. Kinder und Jugendliche in schwierigen Lebenslagen

Die meisten der sog. verhaltensgestörten und/oder lernbehinderten SchülerInnen sind biographisch bereits sehr früh vernachlässigte Kinder, die physisch und/oder psychisch traumatisierenden Sozialisationsbedingungen ausgesetzt waren oder immer noch sind. Kinder und Jugendliche, die lebensbedrohende und ängstigende Erfahrungen machen mußten, oder die Mißachtung ihrer vitalen Lebensbedürfnissen erlebten, sind in ihrer psychischen Strukturbildung beeinträchtigt, oft in Verbindung mit sensomotorischer Deprivation oder entwicklungsbezogener Retardierung, etwa beim Spracherwerb. Jede Gewalterfahrung bedeutet eine seelische Verletzung und zwingt derart „erfahrene" Heranwachsenden zu Überlebensmechanismen, die mit unserer Alltagslogik nicht ohne weiteres zu verstehen sind: ihre Verhaltensweisen irritieren und provozieren uns, sie lösen bei LehrerInnen oftmals Gefühle der Hilflosigkeit, der Ohnmacht oder der Überforderung aus. Oft werden diese SchülerInnen dann segregierend und separierend beschult: in „Sonderschulen für Verhaltensgestörte" oder „Sonderschulen für Lernbehinderte" (Schulen für Erziehungshilfe, Förderschulen).

Eine heilpädagogische Arbeit mit diesen Heranwachsenden stellt hohe Anforderungen an die professionelle Gestaltung und Ausübung der Berufspraxis. Erforderlich sind neue Erfahrungen mit anderen Erwachsenen, die die erlebten Traumata nicht nur nicht wiederholen und somit eine Sekundärtraumatisierung auslösen, sondern um im „fördernden Dialog" alternative Verarbeitungsformen und Unterstützungsangebote zu gestalten. Verhaltensstörungen, die oft auch Lernbeeinträchtigungen mit sich bringen, können verstanden werden als posttraumatische Reaktionen auf extrem ängstigende und als lebensbedrohlich erlebte physische und psychische Grenzverletzungen. Sie sind – systemimmanent – sinnvolle Reaktionsweisen auf gestörte Lebensbedingungen. „Was zunächst als Störung erscheint, ist in Wirklichkeit ein Bewältigungsmechanismus, ein Teil einer Überlebensstrategie, eine ‚normale' Reaktion auf ‚unnormale' Zustände" (Braun 1998, 91).

Hinter dem konkreten Agieren dieser Heranwachsenden verbirgt sich die Reinszenierung ihrer traumatischen Erlebnisse. Ihr oftmals aggressives Verhalten, ihre destruktiven und gewalthaften Attacken, z.B. im Unterricht gegenüber LehrerInnen und MitschülerInnen, bringen zum Ausdruck, daß sie noch nicht resigniert haben. Sie artikulieren ihre Krisen- und Konflikterfahrung in der einzig ihnen zur Verfügung stehenden Sprache: als „Störung". Dabei bleibt die Sehnsucht nach liebevoller Umsorgung bestehen und wird selbst unter dem Ausdruck tiefster Resignation ein Leben lang beibehalten (vgl. Leber 1975, 21).

4. Schwierige Verhaltensweisen in der Schule

Ein Teil meiner Untersuchungen über „Institutionelle und soziale Desintegrationsprozesse bei schulpflichtigen Heranwachsenden" galt der Fragestellung, welche schulimmanenten Mechanismen zum Fortbestehen eines Problems bzw. seiner Eskalation beitragen, d.h. wie durch schulimmanentes Handeln in der Interaktion von SonderschülerInnen und LehrerInnen bereits Desintegrationsprozesse bei traumatisierten Kindern und Jugendlichen gefördert werden – und damit Sekundärtraumatisierungen ausgelöst werden.

In einer inhaltsanalytischen Studie von 89 Praktikumsberichten wurde auf der Grundlage konkreter Unterrichtsszenen mit mikrologischem Blick analysiert, wie durch Alltagshandeln in der SonderschullehrerInnen-SchülerInnen -Interaktion selbst bereits negative psychische Prozesse der Aussonderung und Stigmatisierung gefördert werden. Diese Praktikumsberichte (aus dem Zeitraum SS 1997 bis SS 1999) wurden von Studierenden der Fachrichtung Verhaltensgestörtenpädagogik und Lernbehindertenpädagogik verfaßt, die im Rahmen ihrer Unterrichtspraktischen Einführung und ihres Didaktischen Seminars über ein Semester aktiv in Hamburger Förderschulen hospitierten. Aufgabenstellungen waren u.a. die Beobachtung und Beschreibung der LehrerInnen-SchülerInnen-Interaktion, der Schüler-Schülerinnen-Interaktion, der Unterrichtsräume, u.v.m., ohne daß die drei folgenden Auswertungskategorien besprochen wurden, bzw. bekannt waren. Diese Kategorien erlauben es, sich dem Thema dieses Beitrages aus der Schulperspektive phänomenologisch und hermeneutisch anzunähern.[1] Die Texte der Studierenden geben Aufschluß darüber, was von Seiten ihrer MentorInnen als Störung charakterisiert wurde, wie diese SonderschullehrerInnen darauf in der Institution Sonderschule reagierten und welche konflikttypische Szenen den Unterricht dominierten.

4.1 Spezifische Unterrichtsstörungen:

Die 89 Berichte weisen eine Differenzierung „abweichenden" Verhaltens von SchülerInnen auf, die in den folgenden 12 Kategorien zusammengefaßt werden können:

[1] Die folgenden Angaben erheben keinen Anspruch auf Repräsentativität, sie stellen einen zufälligen Ausschnitt schulischer Alltagsrealität dar und sind daher auch nicht generalisierbar; sie können aber als eine Einladung verstanden werden, die Beziehungsgestaltung in Schulen kritisch zu reflektieren.

Spezifische Unterrichtsstörungen	Schüler	Schülerinnen
Körperliche Gewalt 21,2%	15,9%	5,6%
Konzentrationsstörungen 16,8%	11,2%	5,6%
Verbale Gewalt 14,5%	9,0%	5,6%
Leistungsverweigerung 11,2%	5,6%	5,6%
Introvertiertheit 10,0%	2,2%	7,8%
Hyperaktivität 5,0%	4,4%	1,1%
Ambivalenz 4,5%	4,5%	0%
Außenseiterposition 4,5%	4,5%	0%
Motorische Störungen 4,5%	1,1%	3,4%
Distanzprobleme 4,5%	1,1%	3,4%
Wahrnehmungsstörungen 3,3%	2,2%	1,1%
Kleinkindhaftes Verhalten 1,1%	0%	1,1%

Es wird deutlich, daß körperliche und verbale Gewalt, Hyperaktivität sowie die Rolle des Außenseiters eher zu den Verhaltensproblemen der Schüler, Introvertiertheit, Ängstlichkeit sowie Distanzierungsschwierigkeiten eher zu den Verhaltensproblemen der Schülerinnen zählen.[2] Bei der Analyse der Interaktion zwischen den SonderschullehrerInnen und SchülerInnen hinsichtlich der zentralen Konflikte ergeben sich vier prototypische Szenen bzw. Muster.

4.2. Konflikttypische Szenen in der LehrerInnen- und SchülerInneninteraktion:

Konflikttypische Szenen	Schüler	Schülerinnen
Disziplinprobleme/Respektlosigkeit 60%	60%	30%
Verstrickung in unerfreuliche/ sinnlose Diskussionen 12%	80%	20%
Körperliche Auseinandersetzung/ Verweigerung 12%	70%	30%
Kleinkindhaftes/ widersprüchliches Verhalten 6%	50%	50%

[2] Die geschlechterspezifische Verteilung läßt sich in etwa mit 60% Schüler und mit 40% Schülerinnen angeben.

Hierzu einige Textbeispiele:
Beispiel Disziplinprobleme/Respektlosigkeit (Bericht 14):
„An den ersten Tagen in der Förderschule fiel P. durch schwieriges Verhalten auf. Nach der Pause war sie jedesmal widerspenstig. Sie versteckte sich, wollte nicht in den Klassenraum zurückkehren. Sie leistete der Aufforderung der Lehrerin, sich ruhig zu beschäftigen, nicht Folge".
Mit 10% folgt als konflikttypische Szene die Verstrickung der Lehrperson in unerfreuliche, scheinbar sinnlose Diskussionen.
Beispiel Unerfreuliche, scheinbar sinnlose Diskussionen (Bericht 67):
Schüler A: „Kann ich ein bißchen Eisen essen?"
Lehrer: „Nein"
Schüler A: „Warum nicht, Eisen ist doch sehr gesund, oder?"
Lehrer: „Eisen ist zwar gesund, jedoch nicht in dieser Form. Also, iß es bitte nicht"
Schüler A steht auf und macht das Radio an.
Lehrer: „Mach das Radio aus!"
Schüler A: „Ach bitte, nur den einen ..."
Schülerin B fängt an mitzusingen; der Lehrer stellt das Radio aus.
Körperliche Auseinandersetzungen und Verweigerungen, die zu 70% von Schülern ausgehen und zu 30% von Schülerinnen initiiert werden, folgen mit je 12% der Angaben.
Beispiel Körperliche Auseinandersetzungen (Bericht 36):
„Die Jungen waren während der Unterrichtsstunde immer sehr unruhig. Für sie war es kein Problem, einfach aufzustehen und den anderen auf den Kopf zu hauen oder sie einfach zu treten."
Beispiel Verweigerung (Bericht 74):
„M. zu der Lehrerin: „Ich habe keinen Bock, mit Kleister rumzuschmieren, dabei macht man sich doch nur schmutzig, außerdem habe ich sowieso keine Lust auf diese Nanas!" – „Nun haben wir damit angefangen, jetzt machen wir das Thema zu Ende. Wozu hast Du denn Lust, es gibt doch auch noch andere Aufgaben als das Kleben?" fragt die Lehrerin. ... M. antwortet laut: „Weiß ich doch nicht, ist doch sowieso alles Scheiße." Die anderen Schüler: „Wenn M. nicht mehr kleben muß, dann wollen wir das auch nicht mehr!"
Kleinkindhaftes und widersprüchliches Verhalten betreffen mit 6% Schüler wie Schülerinnen gleichermaßen
Beispiel kleinkindhaftes und widersprüchliches Verhalten (Bericht 4):
„J. hat ein relativ angespanntes Verhältnis zu ihrer Lehrerin. In dem kurzen Zeitraum, in dem ich J. beobachtete, zeigt sie hauptsächlich zwei Verhaltensmuster im Kontakt mit ihrer Lehrerin. Entweder verhält sie sich, als ob sie ein Kleinkind sei. Dies macht sie z.B. dann, wenn sie eine bestimmte

Sache durchsetzen will. ... Das andere Verhalten ist so, daß J. mit starker Aggression ihre Lehrerin provoziert und den Unterricht stört."

Dieser kaleidoskopische Ausschnitt über alltägliches Unterrichtsgeschehen eröffnet den Blick auf eine prototypische Realität, d.h. den pädagogischen Handlungs- und Verhaltenskontext in solchen Schulen. Es stellt sich unweigerlich die Frage, welche Reaktionsmuster auf die hier genannten Verhaltensweisen in dieser Institution erfolgen? Die Analyse befaßt sich daher mit den schulimmanenten Maßnahmen bezüglich „verstörter" Interaktionen. Um die Untersuchungsergebnisse vorwegzunehmen: Schulimmanentes Handeln unterstützt Sekundärtraumatisierungen, indem eine Form des Krisen- und Konfliktmanagements praktiziert wird, das die SchülerInnen, statt sie mit ihrem „abweichenden" Verhalten in die Schule als Lern- und Lebensraum zu integrieren, aus genau diesem sozialräumlichen Umfeld segregiert.

4.3 Reaktionsweisen auf Unterrichtsstörungen

Auf der Grundlage des Datenmaterials lassen sich 8 inhaltsanalytisch zentrale Kategorien bilden, welche überwiegend aus Sanktionsmaßnahmen bestehen. Am häufigsten werden mit 80% negative Konsequenzen beschrieben, während nur zu 20% ein konstruktives Gespräch in der Konfliktsituation gesucht wird.
Die Kategorien im einzelnen:

Reaktionsweisen der SonderschullehrerInnen	Schüler	Schülerinnen
Beziehungsabbruch 35,7%	27,2%	8,5%
Streichen von Privilegien 17%	13,5%	1,7%
Vermerk 8,5%	6,8%	1,7%
Verbaler Streit 6,4%	6,4%	0%
Körperliche Übergriffe 6,4%	6,4%	0%
Ignorieren 6,4%	4,7%	1,7%
Nachsitzen 1,7%	1,7%	0%
Gespräch 22,1%	13,6%	8,5%

Bei der geschlechterspezifischen Differenzierung zeigt sich, daß auch hier bei allen Maßnahmen die männlichen Schüler deutlich überrepräsentiert sind; eine eindeutige Zuordnung zu bestimmten Klassenstufen konnte nicht gefunden werden. In der Kategorie „Beziehungsabbruch" dominieren Sanktionen, die vom Unterrichtsausschluß bis zum Schulverweis reichen.

Beispiel Beziehungsabbruch (Bericht 2):
„Ähnlich wie Sven befand auch er sich in der zerrenden Position, einerseits Freunde gewinnen zu wollen, andererseits gelang es ihm meist nicht, gegen seine Wut und damit gegen seine Ausbrüche anzukommen. Um den konstruktiven Prozeß, der sich allmählich in der Klasse entwickelte, nicht zu gefährden, blieb der Lehrerin häufig keine andere Wahl, als ihn vom Unterricht auszuschließen und nach Hause zu seinem Vater zu schicken."
Beispiel Unterrichtsausschluß (Bericht 22):
„Wie mir in einem Gespräch mit Anjas Klassenlehrerin mitgeteilt wurde, ist Anja nun der Schule verwiesen worden. In einem Streit hat sie eine Schülerin aus der Nachbarklasse massiv tätlich angegriffen und verletzt. Sie bekam einen dreitägigen Schulverweis. Trotzdem erschien Anja nach einem Tag wieder in der Schule. Ein erneuter Angriff auf eine Schülerin hatte den endgültigen Schulverweis zur Folge."
Das Streichen von Privilegien bedeutet als Sanktionsmaßnahme, die Teilnahme einer von den SchülerInnen positiv besetzten Schulveranstaltung nicht zu gewähren.
Beispiel Streichen von Privilegien (Bericht 13):
„Während der Stillarbeit geht die Lehrerin nochmals zu Chem hin und verlangt sein „schwarzes Heft", in das sämtliche Mitteilungen für die Eltern notiert werden. Sie möchte mit der Mutter ein weiteres Gespräch führen. Außerdem bestraft sie ihn mit der Tatsache, daß er nicht zum Schwimmunterricht gehen darf. Er muß in einer anderen Klasse den Unterricht während dieser Zeit mitmachen."

Vermerke zählen zu den am dritthäufigst genannten Sanktionen; auch hierzu Textbeispiele:
Beispiel Vermerke (Bericht 9):
„Nach einiger Zeit beginnt S. mit irgend etwas auf dem Tisch herumzuschlagen, worauf L. eine letzte Warnung ausspricht und seinen Namen an der Tafel vermerkt und mit einem Punkt versieht. Bei einer weiteren Ermahnung wird aus dem Punkt ein Minus."
Verbale Streitigkeiten, sowie körperliche Übergriffe finden ausschließlich gegenüber Schülern statt.
Beispiel verbale Streitigkeiten/körperliche Übergriffe (Bericht 13):
„Chem kommt regelmäßig, fast jeden Tag, mit einer Stunde Verspätung in die Schule, ... Frau H. legte also gerade das erste Folienbild von der Jakobsgeschichte auf, als es an der Tür klopft. Chem betritt den Vorraum des Klassenzimmers. Frau H. empfängt ihn an der Tür zum Klassenzimmer und geht total in die Luft. Sie schreit den Jungen an, daß sie das nicht weiter dulden kann, daß er immer wieder zu spät kommt, sie müsse sich jetzt weitere Maß-

nahmen überlegen, wie sie mit dieser Situation umgehen will, wo er war, ob er wüßte, wie spät es ist und so weiter."

Ignorieren gestaltet sich aus der LehrerInnenperspektive in konflikttypischen Szenen folgendermaßen:
Beispiel Ignorieren (Bericht 1):
„Der Lehrer versucht zunächst, Axel dazu zu bringen, aktiv am Singen teilzunehmen. Als Axel darauf nicht eingeht, ignoriert er sein Tun und fährt mit den anderen Kindern mit dem Morgenkreis fort."
Nachsitzen wird in allen Praktikumsberichten nur einmal erwähnt.
Beispiel Nachsitzen (Bericht 5):
„Ein Junge, der uns trotz Aufforderung keine Ruhe ließ, wurde zur Strafe in den Lehrertrakt vor das Sekretariat gesetzt. Er hatte sich an diesem Tag schon zwei Stunden Nachsitzen eingehandelt, und dieser Verweis hatte eine Streichung des Schwimmunterrichts zur Folge."
Konstruktive Gesprächsbereitschaft beschreibt eine Studentin folgendermaßen:
Beispiel Gespräch (Bericht 5):
„Die Atmosphäre im Klassenzimmer war nie angespannt, obwohl Frau H. oft lauter werden mußte. Die Schülerinnen wurden von ihr ernst genommen, ebenso auftretende Probleme. Diese wurden immer sofort mit der ganzen Klasse und den Beteiligten (manchmal aus anderen Klassen) besprochen."

4.4 Interpretation und Auswertung

Verhaltensprobleme einzelner SchülerInnen sind im Schulalltag der Sonderschule permanent präsent und beeinflussen das Unterrichtsgeschehen maßgeblich. LehrerInnen scheinen dabei oftmals nicht über professionelle Handlungskompetenz zu verfügen. Unter professioneller Handlungskompetenz verstehe ich eine sonderpädagogische Haltung, die abweichendes, „störendes" Verhalten als Notsignal, als Hilferuf versteht, sowie eine fachwissenschaftliche Qualifikation, die angemessene Förderkonzepte zu entwickeln und zu realisieren erlaubt, so daß integrative Potentiale einen zentralen Stellenwert erhalten. Statt dessen findet tendenziell eine erneute Segregation statt, die mehrere Phasen umfaßt: vom „vor die Klassentür schicken" bis zum „Klassenverweis", vom „Klassenverweis" zum „Schulverweis", vom „Schulverweis" zum „Schulausschluß". Dieser Prozeß der institutionellen Desintegration von schulpflichtigen Heranwachsenden führt zu Mißerfolgskarrieren, zu Sekundärtraumatisierungen, die die bereits bestehenden Problemkonstellationen verfestigen können. Solche SchülerInnen erleben Stigmatisierungsprozesse und eine Entwertungsspirale – ganz zentral – als Aufkündigung der

Beziehungskontinuität. Diese im Schulsystem scheiternden SchülerInnen zählen meist auch zu dem Klientel der Kinder- und Jugendhilfe – mit vergleichbaren Maßnahmekarrieren. Die hier ausschnittsweise und exemplarisch vorgestellten Unterrichtsszenen machen deutlich, daß es in der Beziehung zwischen SchülerInnen und LehrerInnen immer wieder zu einer Reinszenierung leidvoller biographischer Erfahrungen kommt. Dies wird von den Lehrenden viel zu selten zur Kenntnis genommen und als Hilferuf verstanden. Die Institution Schule stellt einen Lebensraum für Heranwachsende bereit, der einerseits Gewalt importiert (familiäre und gesellschaftliche Bedingungen), der aber ebenso Gewalt exportiert. Wenn sich Mißerfolgserlebnisse aneinanderreihen, Kontroll- und Sanktionsmaßnahmen erfolgen, die Dominanz des schul- und lernbezogenen Selbstbildes nicht ausreichend kompensiert werden kann, gibt es nur noch „Rückzug oder Rache", wie es Aloys Leber prägnant formuliert hat (vgl. Leber 1976). Aber erst wenn PädagogInnen sich auf die Reflexion der Psychodynamik in der Szene, in der ein Konflikt agiert wird, mit dem Kind oder Jugendlichen mit einer psychoanalytisch reflektierten Haltung einlassen, entsteht die Chance für eine „Wiedergutmachung" der erfahrenen Verletzungen, entsteht die Chance für einen heilenden Dialog als zweite Chance.

Solches Mißlingen zeigt sich jedoch auch in außerschulischen Institutionen – trotz anspruchvollem beruflichen Selbstverständnis –, indem ein Krisen- und Konfliktmanagement betrieben wird, das die bereits bestehenden traumatischen Erfahrungen wiederholt und derart verfestigt, daß jegliche Wege für eine gelingende Integration in die Gesellschaft nachhaltig blockiert zu werden drohen.

5. Schwierigkeiten im Kinder- und Jugendhilfebereich

Die Gefährdung von Kindern und Jugendlichen durch schwierige Sozialisationsbedingungen führt in der Regel zu Interventionen der Kinder- und Jugendhilfe. Ich will dies anhand eines aktuellen Beispieles aus den Printmedien illustrieren. Im „Stern" findet sich ein Bericht der Journalistin Petra Schnitt über „Das Terror Kid, Christopher M., 14 Jahre" (vgl. Schnitt 1999, 156ff.). Hier die Rekonstruktion seiner biographischen Daten:

Christopher M., Darmstadt, geb. 1985

1990 erster Heimaufenthalt, 5 Jahre

1992 Entzug des elterlichen Aufenthaltsbestimmungsrechts, Fremdplazierungen: Heime, Pflegefamilien, Sozialpädagogische Familiengruppe, 7 Jahre

1993/94 16 Monate Kinder- und Jugendpsychiatrie, 8/9 Jahre

1994 Familienrückführung, 9 Jahre

1994 Fremdplazierung, 9 Jahre

1998 Entzug des elterlichen Sorgerechtes, 13 Jahre, Geschlossenes Heim/-Einzelbetreuungsmaßnahme: Erlebnispädagogische Reise nach Argentinien

1998 Schwerer Raub, Waffenbesitz, 13 Jahre, Untersuchungshaft – Jugendstrafvollzugsanstalt Wiesbaden, 14 Jahre

Polizeilich registriert: 233 Delikte, wie Raub, Diebstahl, Sachbeschädigung, Körperverletzung, Drogenbesitz. Zitat seines Sonderschullehrers: „Reines Krisenmanagement mit der Folge institutioneller Verwahrlosung".

Solche und ähnliche Beispiele, mediengerecht, spektakulär und oft skandalisierend präsentiert, begegnen uns gegenwärtig in einer kaum noch zu überblickenden Vielzahl (vgl. Warzecha 1999). Bei Christopher M. handelt es sich um die extreme Anhäufung verschiedener erzieherischer Maßnahmen, die von einem regionalen Jugendamt (hier Darmstadt), angeordnet wurden. Daß es sich hierbei nicht um eine seltene Ausnahme handelt, belegen z.B. wissenschaftliche Untersuchungen über vorzeitig beendete Pflegeverhältnisse (vgl. Jordan 1996).

Solche Maßnahmen wirken wie unprofessioneller Aktionismus, der mit Köttgen in folgenden Worten kritisiert werden kann: „Die Ressorts Schule, Jugendhilfe, Gesundheit, Justiz und Soziales entwickeln Betreuungs- und Versorgungs-„Ketten", zum Wohle des Kindes. Es werden immer neuere Einrichtungen geschaffen; die neuen Institutionen definieren neue Grenzen ihrer Fachkompetenz, ... das Kind hat neue Betreuungssituationen zu verkraften; ... Institutionen und Fachleute verweisen weiter. Abschiede von Bezugspersonen führen zu bleibenden Verletzungen, alte Wunden reißen erneut auf" (Köttgen 1991, 33). Pädagogische Interventionen, die der psychischen, sozialen und bildungsbezogenen Stabilisierung dienen sollen, verstärken jedoch durch Beziehungsabbrüche und Trennungswiederholungen Sekundärtraumatisierungen bei ohnehin bereits schwierigen biographischen Lebenskonstellationen.

6. Sekundärtraumatisierungen in pädagogischen Institutionen aus der Perspektive der Verhaltensgestörtenpädagogik

Sozial auffällige Kinder und Jugendliche und deren Integration wird das bildungs-, sozial-, jugend- und justizpolitische Thema der Zukunft sein. Lehrerinnen und Lehrer kommen alltäglich an die Grenzen ihrer Möglichkeiten und auch die Kinder- und Jugendhilfe spürt ihre Grenzen, wenn sie bestimmte Gruppen von Heranwachsenden mit ihren Angeboten erreichen will.

Heranwachsende mit traumatisierenden Sozialisationserfahrungen und/oder Maßnahmekarrieren stellen für die öffentliche professionelle Bildung und Erziehung im schulischen und außerschulischen Bereich die größte Herausforderung dar; an ihnen muß sich ihre Professionalität bewähren. Traumata reproduzieren sich im pädagogischen Alltag unter Wiederholungszwang: „In der Reinszenierung wird der andere das Opfer, soll der andere sich ohnmächtig, gedemütigt und hilflos fühlen, soll die Schmerzen und die Angst ertragen, die das Kind selbst nicht bewältigen konnte und der andere (Lehrer/Erzieher/Sozialarbeiter) soll scheitern, so wie das eigene Ich an der erfolgreichen Bewältigung und Verarbeitung der traumatisierten Erfahrungen gescheitert ist (Finger-Trescher/Trescher 1995, 103).

Diese interaktions- und beziehungsdynamische Realität bedarf der kontinuierlichen Reflexion aus der Perspektive Psychoanalytischer Pädagogik. Pädagogik bei traumatisierten Heranwachsenden erfordert darüber hinaus eine spezifische Haltung: diesen Kindern und Jugendlichen in ihrer gesamten Persönlichkeit zu begegnen, sie nicht auf die Erfahrungen und Auswirkungen physischer und psychischer Gewalterfahrungen zu reduzieren, sondern alle ihre Lebensthemen ernst zu nehmen, anzuerkennen und zu unterstützen.

Es ist zu befürchten, daß bei den sich abzeichnenden Veränderungen im Bildungswesen und der Kinder- und Jugendhilfepolitik die Bedürfnislagen traumatisierter Heranwachsender aus dem Blick geraten werden, weil ihre Förderung und Stabilisierung nicht nur zeit-, personal- und damit kostenintensiv ist (vgl. Becker 1996), sondern eine fachliche Qualifizierung der Professionellen erfordert, die nicht selbstverständlich als bereits im Studium oder in der Berufsausbildung erworbene vorausgesetzt werden kann. Gleichzeitig zeichnet sich ab, daß mit der „Ökonomisierung sozialer Verhältnisse", wie es Otto Speck auf der DozentInnentagung der Sonderpädagogik 1999 in Berlin ausgedrückt hat, die Bindungs- und Beziehungsqualität in der Sozialisation heutiger Heranwachsender nachhaltig ungünstig beeinflußt wird. Zwar können wir hier noch nicht von „Traumatisierung" sprechen, wohl aber von einer wachsenden Zahl von Kindern, die sehr deutlich ihren „Beziehungshunger" (vgl. Garlichs, Leuzinger-Bohleber 1999) in der Schule zum Ausdruck bringen, ohne daß hier LehrerInnen auf ein entsprechendes pädagogisches Beziehungshandeln ausreichend vorbereitet wären. Es ist hier mit Nachdruck zu fordern, daß sich die Psychoanalytische Pädagogik stärker etabliert, in Form von Konsequenzen in der universitären und der beruflichen Bildung, in Form von Weiterbildung, Supervision, Balintgruppen – auch wenn dies meist nicht finanziell unterstützt oder institutionell gefördert wird. Aber wenn wir uns klar machen, welche Psychodynamik von psychisch und/oder physisch vernachlässigten, körperlich mißhandelten oder sexuell mißbrauchten Kindern und Jugendlichen alltäglich in pädagogischen Systemen in Szene gesetzt, also reinszeniert wird, ist zumindest das Plädoyer für eine bewußt reflektierte Beziehungspädagogik angemessen.

Die Praxis der Aussonderung – wie Sonderbeschulung, Heimeinweisung u.v.m. – ist letztendlich nichts anderes als die ganz unpädagogische Wiederholung und Verstärkung früherer traumatischer Erlebnisse. Macht und Ohnmacht werden in Institutionen repräsentiert und reinszeniert: „Zum Wohle des Kindes!" Die Monopolstellung, normative Standards zu definieren und zu kontrollieren, scheint fragwürdig, solange diese Institutionen junge Menschen mit Grenzerfahrungen, wie Mißhandlung oder Vernachlässigung, zu Grenzfällen der Institutionen post- und sekundärtraumatisieren.

Literatur

Becker, S. (Hrsg.), Setting, Rahmen, therapeutisches Milieu in der psychoanalytischen Sozialarbeit. Gießen 1996

Braun, C., Auch ein Grund durchzudrehen ... Sexueller Mißbrauch an Mädchen und Jungen – Hintergründe und Motive der Täter. In: Schachtsiek, C. (Hrsg.), Sexueller Mißbrauch – ein Thema für die Sonderpädagogik. Reader. Fernuniversität Hagen 1999

Finger-Trescher, U., Trescher, H.-G., Setting und Holding Function. Über den Zusammenhang von äußere Struktur und innerer Strukturbildung In: Finger-Trescher, U., Trescher, H.-G. (Hrsg.), Aggression und Wachstum. Mainz ^{3}1995

Garlichs, A., Leuzinger-Bohleber, M., Identität und Bindung. Die Entwicklung von Beziehungen in Familie, Schule und Gesellschaft. Weinheim, München 1999

Leber, A., Psychoanalytische Reflexion – ein Weg zur Selbstbestimmung in Pädagogik und Sozialarbeit. In: Leber, A., Reiser, H. (Hrsg), Sozialpädagogik, Psychoanalyse und Sozialkritik. Neuwied, Darmstadt ^{2}1975

Leber, A., Rückzug oder Rache. Überlegungen zu unterschiedlichen milieuabhängigen Folgen früher Kränkung und Wut. In: Jahrbuch der Psychoanalyse 9, 1976, 123-137

Jordan, E., Vorzeitig beendete Pflegeverhältnisse In: Gintzel, U. (Hrsg.), Erziehung in Pflegefamilien. Münster 1996

Köttgen, C., Die Öffnung der Mauern und die Folgen – eine abschließende, persönliche Betrachtung. In: Freie und Hansestadt Hamburg (Hrsg.), Dokumentation der Fachtagung: „Grenzfälle" zwischen Jugendhilfe und Jugendpsychiatrie – Welche Grenzen sind gemeint? Hamburg 1991

Schnitt, P., Das Terror Kid, Christopher M. In: Der Stern, 18, 1999, 156ff.

Warzecha, B. (Hrsg.), Medien und gesellschaftliche Stigmatisierungsprozesse. Hamburg 1999

„Real oder phantasiert?"

Über die Arbeit mit einer autistischen Frau vor dem Hintergrund des Verdachts des sexuellen Mißbrauchs

Joachim Heilmann

„Ein Mädchen, das vom Vater mißbraucht wird, hat keinen Vater. Es gerät in eine psychische Verwirrung, weil der Vater, der es eigentlich schützen sollte, und manchmal nach außen hin vielleicht auch schützt, das Kind gerade vor dem Vater, vor sich selbst, nicht schützt. So weiß das Mädchen nicht mehr, ob es Tochter, Frau oder Mutter seines eigenen Vaters ist. Es hat keinen gesicherten Platz auf der Welt, wie Ödipus, der von seinen Eltern verstoßen wurde, weil diese schon vor seiner Geburt inzestuöse Phantasien in bezug auf seine Person hatten. Die Frage des Ödipus ‚Wer bin ich?' quält diese Kinder lebenslang, und sie verwandelt sich nicht selten in die Frage: Bin ich ‚gut' oder ‚böse', krank oder gesund, verrückt oder normal?" (Bauriedl 1992, 72).

I. Vorbemerkung

Sexueller Mißbrauch in Zahlen

Die Angaben zur Häufigkeit des sexuellen Mißbrauchs schwanken von Autor zu Autor zum Teil erheblich. In den achtziger Jahren wurden basierend auf Daten des Bundeskriminalamtes und auf der Grundlage von amerikanischen Untersuchungen und Hochrechnungen bis zu 300.000 Fälle von sexuellem Mißbrauch jährlich in der BRD geschätzt. Amerikanische Hochrechnungen gingen davon aus, daß 19 bis 25 % aller Frauen und 5 bis 10 % aller Männer einmal im Leben Opfer eines sexuellen Mißbrauchs werden (vgl. Dunand 1987). Deegener behauptet, man müsse aufgrund neuerer Untersuchungen davon ausgehen, „daß in Deutschland etwa jedes vierte bis fünfte Mädchen und jeder zwölfte bis vierzehnte Junge sexuell mißbraucht wird" (Deegener 1998, 34). Deegener geht weiter davon aus, daß „ungefähr 150.000 bis 200.000 Frauen im Jahr in der BRD vergewaltigt" werden (Deegener 1998, 54).

Die jeweiligen Zahlenangaben und Schätzungen scheinen zudem auch in hohem Maße von der jeweils in der Gesellschaft dominierenden Stimmungskonjunktur abhängig zu sein. „Während vor dreißig Jahren die Verleugnung hinsichtlich der Aktualität eines solchen Mißbrauchs gedieh, schlägt das Pendel in den Vereinigten Staaten in der entgegengesetzten Richtung aus, die man nur noch „Kindes-Mißhandlungs-Kult" nennen kann, in dem die Therapeuten damit beginnen vorauszusetzen, jede pathologische Erscheinung sei auf einen in der Kindheit stattgefundenen Mißbrauch zurückzuführen" (Shengold 1995, 12). Zu einer ähnlichen Einschätzung kommt Becker: „Während auf der einen Seite für viele Psychoanalytiker reale sexuelle Traumatisierungen jahrzehntelang kein Thema waren, ist für andere Therapeuten und Autorinnen jede psychische Störung, jede unglückliche Biographie auf sexuelle Traumatisierung zurückzuführen" (Becker 1997, 13). Einigkeit herrscht jedoch zumeist bei der Einschätzung, daß sexueller Mißbrauch überwiegend innerhalb der Familie oder im näheren familiären Umfeld vorkommt, so daß es sich bei sexuellem Mißbrauch meist um inzestuöse oder um potentiell inzestuöse Übergriffe handelt. Hirsch vermerkt hierzu: „Die Beziehungen zu Stiefeltern und -geschwistern nähern sich denen zu den entsprechenden leiblichen Verwandten, je länger und enger man als Familie zusammenlebt: insbesondere auch die Machtverhältnisse und emotionalen Abhängigkeiten sind in der Regel ähnlich. Das gleiche gilt für Pflege- oder Adoptivbeziehungen; ich würde wegen der praktisch immer entstehenden emotionalen Abhängigkeitsbeziehung auch Erzieher, Ärzte, Therapeuten und Lehrer in einen erweiterten Begriff von Inzestbeteiligten einbeziehen" (Hirsch 1990, 10). Ehlert-Balzer betont, daß es sich aus psychoanalytischer Sicht bei sexuellen Kontakten zwischen Therapeuten und Patienten auch immer um Inzest handele (vgl. Ehlert-Balzer 1997, 140).

Sexuelle Gewalt an Behinderten

Spezielle Untersuchungen über sexuelle Gewalt an psychisch kranken und geistig behinderten Menschen liegen meines Wissens in der BRD kaum vor. Deegener berichtet allerdings von einer Befragung, bei der 1993 ein Fragebogen an 874 Einrichtungen der Behindertenhilfe verschickt worden war, um die Häufigkeit sexueller Gewalt zu erfassen. 51 % der 308 Einrichtungen, die auf diese Befragung antworteten, gaben an, „daß in ihrer Einrichtung Fälle von sexueller Gewalt bekannt sind, meist offensichtlich durch Täter aus dem Angehörigen- und Bekanntenkreis" (Deegener 1998, 57).

Es ist wohl aus verschiedenen Gründen davon auszugehen, daß auch diese Personengruppen häufig Opfer von sexueller Gewalt sind. Eine Studie aus England von 1993 stützt diese Hypothese. „Unter 160 Erwachsenen mit geistiger Behinderung und emotionalen Schwierigkeiten, die an die Tavistock-Klinik überwiesen wurden, waren 110 sexuell mißhandelt (69 %). Von 40 überwiesenen Kindern mit geistiger Behinderung und emotionalen Schwierigkeiten waren 30 sexuell mißhandelt (75 %). Unter den insgesamt 200 überwiesenen Erwachsenen und Kindern waren 70 % sexuell mißhandelt, von denen 67 % weiblichen und 33 % männlichen Geschlechts waren" (Sinason 1993, 74).

Sexuelle Gewalt an autistisch Behinderten

Bezüglich der Situation autistischer Menschen sind mir nur in Einzelfalldarstellungen Hinweise und Andeutungen zu inzestuösen Übergriffen bekannt. Autistische Menschen[1] sind jedoch auf Grund ihrer spezifischen Schwierigkeiten ebenso wie geistig behinderte Menschen oft emotional und intellektuell kaum in der Lage, sexuelle Gewalt und inzestuöse Übergriffe als solche zu erkennen bzw. zu verstehen und sie sind auf Grund ihrer besonderen Schwierigkeiten noch weniger als andere potentielle Opfer befähigt, sich in adäquater Weise zu schützen (vgl. Neidner 1993, 249). „Ein weiterer begünstigender Faktor sind die strukturellen Bedingungen, unter denen viele Menschen mit Behinderungen aufwachsen und leben. Viele sind aufgrund ihrer Behinderung zeitlebens auf fremde Hilfe angewiesen. (...) Sexuelle Gewalt gegen Frauen mit Behinderungen unterliegt einem doppelten Tabu. (...) Da Frauen mit Behinderungen oft als geschlechtslos betrachtet werden, trägt dies wiederum dazu bei, daß sie den sexuellen Mißbrauch nicht äußern, und daß, wenn sie dies doch tun, ihnen noch weniger als Frauen und Kindern ohne Behinderung geglaubt wird. Je schwerer die Behinderung ist, desto schwerer fällt es den Opfern, überhaupt Signale auszusenden, und desto eher werden diese mißverstanden" (Neidner 1993, 249f). Erschwerend kommt bei behinderten Menschen hinzu, daß sie nur sehr eingeschränkte Möglichkeiten haben, individuelle Strategien zur Bewältigung ihrer traumatischen Erfahrungen zu entwickeln. „Je stärker, stabiler (reifer) ein Individuum ist, desto intensiver, größer muß ein Ereignis sein, um als traumatisch erlebt zu werden.

---

[1] Es wird heute übereinstimmend davon ausgegangen, daß bei so tiefgreifenden Entwicklungsstörungen, die „Frühkindlicher Autismus", „Autistische Psychopathie", „Autistisches Syndrom" etc. genannt werden, immer eine multifaktorielle Genese zugrunde liegt. Die Palette der möglichen Ursachen reicht von genetischen, hirnorganischen, infektiösen bis hin zu psychogenetischen Faktoren, die sich insgesamt in extremer Weise beeinträchtigend auf die Beziehungs- bzw. Interaktionsfähigkeit des Kindes mit seiner Umwelt und dabei besonders mit seinem primären Objekt – in der Regel die Mutter – auswirken. Die typischen Symptome wie autistischer Rückzug; Veränderungsängste; Stereotypien; Zwänge; Sprachauffälligkeiten wie pronominale Umkehr, Echolalien, Sprachentwicklungsstörungen etc. müssen innerhalb der ersten zwei bis drei Lebensjahren aufgetreten sein.

Umgekehrt heißt das: Je schwächer, verwundbarer, unreifer das Subjekt ist, desto mehr kann schon ein weniger intensives Ereignis als traumatisch erlebt werden" (Becker 1997, 18). Auf Grund ihrer extrem abhängigen Position bieten sich behinderte – und hierbei sprachlose Menschen in potenzierter Weise – oft besonders als Opfer an. Ästhetisch begründete Argumente von Kritikern, die die Wahrscheinlichkeit eines sexuellen Mißbrauchs an Behinderten mit dem Hinweis auf deren geringe sexuelle Attraktivität als gering einschätzen, kann entgegengehalten werden, daß es bei sexuellen Übergriffen nicht primär um die sexuelle Befriedigung des Täters geht. „Inzest ist nicht so sehr die Befriedigung genitaler (bzw. ödipaler) sexueller Bedürfnisse als vielmehr ein Versuch, frühkindliche emotionale Bedürfnisse innerhalb von frustrierenden, kalten Familienbeziehungen zu kompensieren" (Hirsch 1990, 15). Auch Ehlert-Balzer stellt heraus, „daß es sich hier (bei sexuellem Mißbrauch, Anm. d. V.) um ein zutiefst narzißtisches Geschehen handelt, das mit sexueller Triebbefriedigung meist relativ wenig zu tun hat, sondern das sich des sexuellen Kontaktes lediglich zu ganz anderen Zwecken bedient" (Ehlert-Balzer 1997, 134).

In meiner eigenen pädagogisch-therapeutischen Arbeit mit autistischen Menschen bin ich bisher in vier Fällen mit der Situation konfrontiert worden, daß ein sexueller Mißbrauch als „ziemlich sicher" angenommen werden mußte. Einmal handelte es sich um einen sexuellen Mißbrauch einer jungen Frau in einem Wohnheim für Behinderte. In zwei Fällen handelte es sich um einen Vater-Tochter-Inzest. Eine besondere Variante von *latentem Inzest* (vgl. Hirsch 1990, 174 ff) lag bei einem Fall vor, bei dem eine Mutter eine Freundin mit der konkreten *Eingliederungshilfe* für ihren erwachsenen Sohn beauftragte. Psychodynamisch ähnelt dieser Vorgang, der auch als *delegierter* oder *verschobener Inzest* bezeichnet werden könnte, stark dem Abwehrmechanismus der *altruistischen Abtretung*[2] (vgl. Freud, A. 1988).

In einem Fallbeispiel möchte ich einen Vater-Tochter-Inzest thematisieren.

---

[2] „Die Abtretung der Wunschregung an einen anderen und die Überwachung der Wunscherfüllung am Ersatzobjekt gleichen tatsächlich dem interessierten und genußreichen Zuschauen bei einem Spiel, bei dem man selber keinen Einsatz wagen kann. Aber die Leistung dieses Abwehrvorganges ist eine doppelte. Er sichert nicht nur, wo er auftritt, das Wohlwollen des Individuums für die Triebbefriedigung des Nebenmenschen und gestattet dadurch indirekten Triebgenuß trotz Über-Ich-Verbots; er befreit gleichzeitig die gehemmte Aktivität und Aggression, die der Sicherung der ursprünglichen Wünsche dienen sollte" (Freud, A. 1988, 100).

II. Fallbeispiel

Eine junge Frau wurde auf Grund ihrer autistischen Symptomatik von mir 2,3 Jahre lang pädagogisch-therapeutisch betreut. Die Maßnahme ging auf Initiative bzw. Vermittlung des zuständigen Amtsarztes zurück, der die ganze Familie bereits seit mehreren Jahren betreute. Dieser Arzt hatte auch als erster die Verdachtsdiagnose Autismus bei Sophia[3] gestellt. Zuvor galt sie auf Grund einer vermuteten frühkindlichen Hirnschädigung als schwer geistig behindert. Zum Zeitpunkt des Erstkontaktes mit mir lebte Sophia immer noch im Elternhaus. Zwei ältere Brüder waren bereits ausgezogen. Nach ihrer Schulzeit, die sie in einer Schule für Lernbehinderte verbracht hatte, lebte sie über ein Jahr ausschließlich im Elternhaus. Erst danach wurde sie in eine Werkstatt für Behinderte (WfB) aufgenommen. Trotz einer hierfür bewilligten Verlängerung der Verweildauer im Arbeitstrainingsbereich, wurde sie schließlich dort für untragbar erklärt und ausgegliedert. Zur Begründung wurden aggressive Attacken gegen andere behinderte Mitarbeiter, ihre Verweigerungshaltung bei der Arbeit sowie eine hohe Fehlquote herangeführt.

In diesen Zeitraum fallende Angriffe gegen ihre Mutter sowie suizidales Verhalten – sie hatte versucht, sich anzuzünden – hatten einen vorübergehenden Aufenthalt in der Psychiatrie zur Folge. Nach ihrer Entlassung lebte Sophia erneut ausschließlich im Elternhaus. Es bestanden keine über die Familie hinausgehenden Sozialkontakte. Sophia entwickelte stark depressive Züge, und es kam weiterhin zu z.T. heftigen aggressiven Attacken, die sie insbesondere gegen ihre Mutter richtete. Mehrere Versuche der Leiterin der WfB für Sophia einen geeigneten Platz in einem Wohnheim für Behinderte zu vermitteln, scheiterten am Widerstand der Eltern. Der weitere Besuch der Werkstatt wurde von der Leiterin an die Bewilligung einer zusätzlichen heilpädagogischen Fachkraft gekoppelt.

Beim ersten Elterninterview wurde Sophia von ihren Eltern als schwerst kontaktgestört und autistisch beschrieben. Sie sei nicht zur Körperpflege zu bewegen, helfe nicht im Haushalt, ginge erst sehr spät zu Bett, verbringe aber oft den ganzen Tag im Bett und verweigere alle körperlichen Aktivitäten. Auf an sie gestellte Anforderungen reagiere sie z. T. sehr aggressiv, in dem sie z.B. mit Flaschen werfe. Während des Aufenthaltes in der Psychiatrie habe sich ihr Zustand noch verschlimmert. Von den Eltern wurden vage Verdächtigungen ausgesprochen, sie sei möglicherweise dort vom Pflegepersonal mißhandelt worden. Seither habe sie verstärkt Angst in der Nacht und sie halluziniere anwesende Männer.

---

[3] Der Name wurde geändert.

Im Elterngespräch wurde deutlich, daß es ohne das aktive Betreiben des Amtsarztes nicht zustande gekommen wäre. Beide Eltern sprachen in assoziativer Weise ohne aufeinander Bezug zu nehmen. Stark abfällige und abwertende Äußerungen des Vaters bezüglich seiner Frau, wurden von dieser konsequent ignoriert. Sie ließ sich dadurch nicht in ihrem Redefluß beeinträchtigen. Eine chronologische Erhebung der frühesten Entwicklung von Sophia war nicht möglich, da sich die Eltern überwiegend und z. T. erheblich widersprachen. Es wurde aber die sehr ambivalente Haltung des Vaters zu seiner Tochter deutlich. Er schwankte zwischen Abschiebetendenzen – „Man müßte ein geeignetes Heim für sie finden" – und Verschmelzungsphantasien – „Am liebsten würde ich unser Haus verkaufen. Von dem Geld könnte ich mir dann eine Eigentumswohnung kaufen. Da könnte dann Sophia mit mir und meiner Frau solange wohnen, solange wir am Leben sind. Dann muß sie ja sowieso in ein Heim" – hin und her.

Einige Wochen nach diesem Gespräch wurde mit den Eltern der Beginn einer Therapie zum nächst möglichen Zeitpunkt vereinbart. Im Rahmen der „Mobilen Therapie"[4] sollten einmal pro Woche zwei Therapiestunden stattfinden. Neben der Bearbeitung der autistischen Problematik, war die Integration in die WfB ein wichtiges Ziel der Maßnahme. Die Eltern erklärten sich auch dazu bereit, einmal pro Monat an einem Elterngespräch teilzunehmen.

Die Wiederaufnahme in die WfB wurde wenige Wochen danach ebenfalls ermöglicht, da die Forderung nach einer zusätzlichen heilpädagogischen Fachkraft, nicht zuletzt wegen der engagierten Initiative des Amtsarztes, vom zuständigen Kostenträger bewilligt worden war. Daher fanden die Therapiestunden von Anfang an in der WfB statt.

Die Anfangsphase der Therapie

Die ersten Stunden waren geprägt von Sophias großer Ängstlichkeit, die sie zum Teil auch in Worte fassen konnte: „Ich kann doch net!"; „Ich werd' verrückt!"; „Na, na, na!"

Ich hatte diese Anfangsschwierigkeiten der ersten Stunden, in der sie sich total verweigert hatte, in unsere Teamsupervision eingebracht. Rückblickend fällt auf, daß wir bereits zu diesem Zeitpunkt zumindest am Rande die heutige aktuelle Thematik gestreift hatten, ohne uns dessen damals bewußt gewesen zu sein. U. a. hatte ich die Übernahme der Therapie als eine „heiße Angelegenheit" bezeichnet. Fazit der Supervision war, daß ich die nächsten Stunden in Begleitung einer Praktikantin durchführen würde. Im Vordergrund

---

[4] Die „Mobile Therapie" umfaßt alle pädagogisch-therapeutischen Maßnahmen, die nicht ambulant, sondern im jeweiligen sozialen Umfeld der Klientinnen und Klienten, wie Kindergarten, Schule, Elternhaus, Wohnheim für Behinderte etc., durchgeführt werden.

unserer Überlegungen stand, mit Hilfe des veränderten Settings mit dazu beizutragen, daß Sophia ihre Ängste reduzieren könnte, um somit überhaupt die Voraussetzungen für weitere therapeutische Maßnahmen zu schaffen. Ein weiterer wichtiger Aspekt dieses veränderten Settings galt aber auch meiner eigenen Sicherheit. Durch Bemerkungen der Eltern und durch das Verhalten von Sophia war recht schnell bei mir der diffuse Eindruck entstanden, daß auch ich mich schützen müßte. Für mich hatte deshalb die Praktikantin u.a. die Funktion einer Zeugin. Interessanterweise konnte zu diesem Zeitpunkt weder von mir noch von meinen TeamkollegInnen der eigentliche Grund für diese Selbstschutzmaßnahme verbalisiert oder auch nur annähernd bewußt wahrgenommen werden. Einen einmal von mir kurz angedachten bzw. in Erwägung gezogenen Verdacht, daß auch ein sexueller Mißbrauch in diesem Fall vorliegen könnte, hatte ich schnell wieder verworfen.

Auch die folgenden Stunden wurden weiterhin durch Sophias extrem autistisches Verhalten dominiert. Sie äußerte sich nur selten verbal. Die wenigen Worte und Sätze, die sie sprach, waren kaum zu verstehen.

Wie bereits erwähnt, fanden die Therapiestunden überwiegend in der WfB statt. Wir unternahmen aber auch immer wieder ausgedehnte Spaziergänge in einer nah gelegenen Parkanlage, besuchten gemeinsam Cafes oder kauften etwas ein. Ich war zunächst vor allem darum bemüht, ein möglichst angstmilderndes Klima zu schaffen, um langsam die Entwicklung einer vertrauensvolleren Beziehung zu ermöglichen.

Während dieser Unternehmungen zeigte Sophia mehrfach Verhaltensweisen, die in krassem Gegensatz zu ihrem sonst verschlossenen und zurückgezogenen Verhalten standen:

- Einmal stellte sie sich in einer Bäckerei vor eine fremde junge Frau, berührte diese sanft am Arm, blickte ihr dabei in die Augen und sagte laut: „Ich will Dich!"
- Während eines Cafebesuchs stand sie zweimal unvermittelt auf, um sich stumm neben einen älteren Herrn zu stellen.
- Ebenfalls in einem Cafe provozierte sie durch lautes Ausrufen: „Ich muß mal pissen!" und „Ich muß mal scheißen!"
- Auch mir gegenüber zeigte sie mehrfach ein distanzloses Verhalten, das eindeutige und unverhohlene sexuelle Züge hatte. Auf meine verbalen und körperlichen Antworten darauf - ich äußerte z.B. den Wunsch, nicht von ihr angefaßt zu werden und wies dabei auch ihre Versuche, mich zu umarmen, mit den Händen zurück - reagierte sie mit Entsetzen und schreckte je zurück. Ihre sprachlichen Äußerungen blieben dabei ebenfalls meist unverständlich. Einmal reagierte sie auf eine meiner Grenzsetzungen mit einem resignierten, fast wie eine Entschuldigung klingenden: „Ich bin halt so."

Der Verdacht wird massiver

Manchmal sprach sie während einer Stunde kein einziges verständliches Wort. Ihr Mißtrauen und ihr Argwohn gegen mich und die Praktikantin, die weiterhin bei fast allen Stunden mit anwesend war, schien aber allmählich einer etwas weniger ängstlichen und vertrauensvolleren Haltung uns gegenüber zu weichen. Zwischen der 28. und der 60. Therapiestunde gab sie wiederholt Bemerkungen und Andeutungen von sich, die den Verdacht, daß sie das Opfer eines inzestuösen sexuellen Mißbrauchs sein könnte, immer wieder aufs Neue verstärkten. So äußerte sie z.B.: „Weiß das denn die Mama?"; „Ich hab' Schmerzen, da oben."; „Des darf der doch net, das ist doch mein Vadder!"; „Huh, da hab' ich was angestellt – da unten..."; „In den Po spritze"; „Das Haus brennt ... da kommt die Kripo ... Blaulicht!"; „Ich kann nicht mit, ich ... tot ... ich kann nemmer ... es brennt! ... ich geh' da einfach mit, das geht doch net..."; „Ich hab's hergegebbe ... da kann mer nix dran ännern ... das hab' ich nur für mich gesagt, nur für mich!"; „Mein Vadder liebt mich, wenn die Mutter schläft."

Sie artikulierte diese Mitteilungen aber nie in einer direkten Ansprache, sondern ausschließlich in Form von Selbstgesprächen – allerdings in Anwesenheit von mir und der Praktikantin. Dieser Umstand ließ in mir den Eindruck entstehen, daß sie zunehmend mehr Vertrauen entwickelt hatte und parallel dazu ihre Äußerungen verstärkt an mich gerichtet waren. Es kam aber nie ein richtiges Gespräch mit ihr zustande, da sie auf meine Versuche, ihre Mitteilungen aufzugreifen, nicht einging oder sogar gänzlich verstummte, wenn ich auf ihre Äußerungen zu antworten versuchte. Ich fühlte mich deswegen immer mehr in der Position eines nicht wirklich wissenden Mitwissers. In meinen Gefühlsreaktionen pendelte ich zwischen Gewißheit und Zweifel hin und her. Immer wieder stellte sich für mich die Frage: Sind ihre Äußerungen und Andeutungen als Ausdruck von realen Erlebnissen oder als das Ergebnis von ihren Phantasien zu verstehen?

Shengold bemerkt im Hinblick auf das Problem, „historische Wahrheit", Erinnerungen und Phantasien auseinander zu halten: „Wenn man Kindesmißhandlung untersucht, ist es immer schwer, genau zu wissen, was dem Kind geschehen ist. Bewußte Erinnerung ist unzuverlässig, und die historische Wahrheit kann häufig nicht geklärt werden. Sogar für diejenigen, die das angeblich mißhandelte Kind kurz nach der Zeit des geltend gemachten Traumas sehen, kann das Begründen dessen, was geschehen ist und „wer es tat", beinahe unmöglich sein" (Shengold 1995, 11). Und an anderer Stelle kommt er zu dem Schluß: „Phantasien aus der Erinnerung hervorzuheben, um festzustellen, ob sich ein Vorfall wirklich ereignet hat, ist nie leicht und manchmal sogar unmöglich. Erinnerungen und Phantasie sind immer miteinander verflochten" (ebd., 33).

Auch Richter-Appelt betont die Verwobenheit von Phantasieentwicklung und real stattgefundenen Ereignissen. „Woher also die Skepsis, Angaben über sexuellen Mißbrauch könnten nicht stimmen, Produkte der kindlichen Phantasie sein? Als ob kindliche Phantasien nicht das Resultat innerer und äußerer, aber eben auch äußerer Stimulierungen seien. Phantasie heißt in diesem Zusammenhang also nicht frei erfunden, ohne äußeren Anlaß, sondern die psychische Reaktion auf eine äußere Stimulierung. Diese Stimulierung mag für den Außenstehenden oder auch für den „Verführenden" als unbedeutsam eingeschätzt werden und dennoch wird sie vom verführten Kind als eine sexuelle Stimulierung erlebt" (Richter-Appelt 1997, 93f.).

Möglicherweise waren meine immer wieder auftretenden Zweifel über die Echtheit und Wahrhaftigkeit der Hinweise nicht nur auf die Art und Weise, in der sie sich vermittelten und auf meine Ängste, sie könnten eher als Ausdruck meiner eigenen ausufernden projektiven Phantasien zu verstehen sein, zurückzuführen. Hierzu Shengold, der einen anderen wichtigen Aspekt zur Erklärung dieses Phänomens anführt: „Weil die unbewußte Identifikation mit den Eltern die Basis für unser Empfinden von Selbstachtung und Identität ist, gibt es einen allgemeinen Widerstand gegenüber der Vorstellung von einem Elternteil, das seinem oder ihrem Kind etwas zuleide tat. Das Problem, die Phantasie von der Erinnerung zu trennen, ist gewaltig und für Therapeuten und Patienten ähnlich" (Shengold 1995, 11).

Verbale und nonverbale Hinweise

Bevor über den weiteren Verlauf der Therapie berichtet wird, soll noch auf weitere Anhaltspunkte hingewiesen werden, die zusammengenommen mit den verbalen und szenischen Hinweisen, meinen Verdacht auf das Vorliegen eines inzestuösen sexuellen Mißbrauchs bei Sophia stützten.

Zunächst einmal erlebte ich es als ungeheuer entlastend, als die Heilpädagogin, die Sophia in der WfB täglich mehrere Stunden einzeln betreute, ihrerseits und von sich aus den Verdacht aussprach, Sophia würde offensichtlich von ihrem Vater in irgendeiner Weise sexuell mißbraucht werden. Sie berichtete mir von mehreren verbalen und nonverbalen mehr oder weniger eindeutigen Hinweisen, die sie von Sophia in der letzten Zeit erhalten hatte und die weitestgehend mit meinen Erfahrungen übereinstimmten. Bei den nonverbalen Hinweisen handelte es sich neben unspezifischen Verhaltensauffälligkeiten wie verstärktes Einkoten, Haareausreißen etc. auch um verschiedene szenische Darstellungen von Sophia. So habe Sophia z.B., während sie ihr gegenüber saß, die Beine der Heilpädagogin auseinander gedrückt und sie dann in provozierender Weise gefragt: „Willst Du ihn sehen?"

Zudem bekam ich von der Heilpädagogin die Information, daß sie von einer absolut vertrauenswürdigen anderen Frau erfahren hätte, daß diese von

Sophias Vater in massiver Weise handgreiflich sexuell belästigt worden war. Dieser Vorwurf stand in eklatantem Widerspruch zu der Art und Weise, wie sich Sophias Vater z.B. in den Elterngesprächen selbst darzustellen pflegte. Mehr als einmal hatte er sich entrüstet über das schamlose Verhalten der heutigen Jugend in der Öffentlichkeit geäußert.

Zusammenfassend kann ich feststellen, daß sich der Verdacht des sexuellen Mißbrauchs bei Sophia - eventuell weit zurückliegend und/oder auch aktuell bzw. phasenweise vorkommend - zunehmend verdichtete. Wie von verschiedener Seite bestätigt wurde, können viele ihrer Verhaltensweisen und die Symptome, die bis dato überwiegend mit einer autistischen Entwicklungsstörung in Verbindung gebracht worden waren, als mehr oder weniger verdeckte Mitteilungen in dieser Richtung gesehen und verstanden werden.

Im psychischen Bereich dominierten dabei der emotionale und soziale Rückzug und der stark eingeschränkte Sprachgebrauch, Depressionen, verbalisierte Schuldgefühle, zum Teil extrem distanzloses Verhalten sowie regressives Verhalten. Hinzu kamen psychosoziale Auffälligkeiten wie schreckhaftes Verhalten, Anspielungen auf sexuelle Aktivitäten, verschlüsselte und offen agierte „Szenen" sowie die bereits erwähnte Distanzlosigkeit. An psychosomatischen Symptomen traten bei Sophia verstärkt *gezieltes* Einkoten sowie Eß- und Schlafstörungen in Erscheinung. Des weiteren klagte sie immer wieder über starke Kopfschmerzen.

Die Zeit verstreicht

Dem Grundsatz folgend, nichts zu unternehmen, was Sophia als potentiellem Opfer eines sexuellen Mißbrauchs hätte schaden können, waren wir in den folgenden Monaten sehr darum bemüht, keine voreiligen Schritte zu unternehmen. Konkret bedeutete dies, daß wir es bewußt vermieden, den Vater mit den gegen ihn erhobenen Vorwürfen zu konfrontieren, solange Sophia noch im Elternhaus wohnte und für keine geeignete alternative Wohnmöglichkeit für Sophia gesorgt war. Der körperliche und psychische Zustand von Sophia verschlechterte sich inzwischen immer mehr. Ihrer zwischenzeitlichen Öffnung mir und der Heilpädagogin gegenüber war ein erneuter massiver autistischer Rückzug gefolgt. Ihre autoaggressiven und depressiven Verhaltensweisen nahmen stark zu. Bündelweise riß sie sich die Haare aus, sie kotete in der WfB häufig ein und verstummte vorübergehend völlig. Ihre Eltern gingen mit ihr zu einem Neurologen, der ihr starke Beruhigungsmittel verschrieb. Die Mutter rechtfertigte diese medikamentöse Behandlung damit, daß ihre Tochter „soviel dummes Zeug" erzählen würde. Sophia machte insgesamt einen zunehmend verwahrlosten Eindruck, was die Leiterin der WfB schließlich dazu veranlaßte, beim Vormundschaftsgericht einen Antrag zu stellen, dem Vater das Aufenthaltsbestimmungsrecht für seine Tochter zu entziehen. Die offizielle Begründung war allerdings nicht der Verdacht des sexuellen Mißbrauchs, sondern die immer stärker werdende psycho-soziale Vernachlässigung und Verwahrlosung von Sophia durch ihre Eltern. Dem vorausgegangen waren mehrere vergebliche Gespräche mit den Eltern, bei denen diese dazu aufgefordert worden waren, sich besser um ihre Tochter zu kümmern. Die Eltern verweigerten jede Mitarbeit und meldeten Sophia zudem häufig krank, so daß auch eine kontinuierliche Fortsetzung der pädagogisch-therapeutischen Maßnahmen nicht mehr gewährleistet war.

Die Rolle der Institutionen

Eine wichtige Rolle spielte der Amtsarzt, der die Familie betreute. Einerseits hatte er maßgeblich dafür gesorgt, daß Sophia aus ihrer extremen sozialen und emotionalen Isolation herausgeholt worden war, andererseits blockierte er jede weiterführende Maßnahme wie z.B. nach einer geeigneten Wohnmöglichkeit außerhalb des Elternhauses für Sophia zu suchen. Seine deutlich persönlich motivierte Abwehrhaltung gegen einen solchen Lösungsweg drückte sich in seiner mehrfach geäußerten Bemerkung aus: „Keine Familie ist so schlecht, daß sie nicht immer noch besser als das beste Heim wäre." Er vertrat entschieden die Meinung, daß ein inzestuöser sexueller Mißbrauch bei Sophia völlig abwegig und deshalb auszuschließen sei. Der Amtsarzt konnte aber schließlich nicht verhindern, daß es zu einem Verfahren bezüglich der Änderung des Aufenthaltsbestimmungsrechts kam. Der zuständige Familienrichter, der im Rahmen einer großen Runde in der WfB, an der neben allen direkt Beteiligten auch eine Psychologin einer Erziehungsberatungsstelle und zwei Mitarbeiterinnen von *Wildwasser*, die zuvor von der Heilpädagogin um Rat gefragt worden waren, teilnahmen, befragte in Anwesenheit der Heilpädagogin und der Leiterin der WfB Sophia zu den Vorwürfen gegen ihren Vater. Er sprach anschließend in der großen Runde davon, daß sie die Anschuldigungen gegen ihren Vater ihm gegenüber bestätigt hätte. Sie hätte zudem davon gesprochen, ihr Vater würde sie öfters nachts besuchen. Abschließend ließ sich der Richter von allen Anwesenden die Situation aus deren jeweiligen Sicht schildern. Am Ende des Gesprächs stand der dringend an den Richter gerichtete Appell, in dem noch ausstehenden Gespräch mit den Eltern, auf keinen Fall den Vater mit dem Vorwurf des sexuellen Mißbrauchs zu konfrontieren, solange noch keine Entscheidung über den Antrag der WfB gefallen sei. Mit der Zusicherung, sich an diese Absprache zu halten, wurde das Gespräch, dem sich der Amtsarzt zuvor, verärgert über den Verlauf, durch Verlassen des Raumes entzogen hatte, beendet. Gegen diese Absprache konfrontierte der Richter den Vater wenige Tage später aber dennoch mit dem Vorwurf des sexuellen Mißbrauchs an seiner Tochter. Dieser reagierte erstaunlich gelassen und stritt alle Beschuldigungen ab.[5]

Durch dieses verantwortungslose Vorgehen des Richters verschärfte sich die Situation von Sophia natürlich dramatisch. Ihren wenigen Äußerungen danach war zu entnehmen, wie sehr sie offensichtlich nun zu Hause unter Druck gesetzt wurde. Die Anzeichen dafür, daß der in Gang gekommene Prozeß nun sogar paradoxer Weise offensichtlich zu weiterem aktuellem sexuellen Mißbrauch führte, mehrten sich. So äußerte Sophia z.B.: „Oh je, ich hab' was angestellt ... ich hab' gewollt, daß es angestellt wird ... ich kann doch nix mache ... ich will doch lebe!" ; „Es brennt ... die Haare brennen ... die Frau stirbt ... das junge Ding."; „Rasierklinge da unten ... Messer im Po ... die bringe sich um daheim, ich hab' Angst!"; „Die hängen sich auf!"

Einige Stunden später, in denen sie völlig stumm und deprimiert gewesen war und die für mich emotional kaum auszuhalten waren, begann sie wieder zu sprechen: „Ich hab' s schon bereut ... ich war fies ... ich muß das tun ... ich muß da liegen ... der macht des net mehr." Während sie sprach, war sie mir sehr zugewandt, so daß ich mich wie noch nie zuvor von ihr angesprochen fühlte. Plötzlich richtete sie sich direkt an die Praktikantin, die nach wie vor bei fast allen Stunden mit anwesend war und fragte in somnabul anmutender Weise: „Bist Du das Mama? Du bist mir so fremd." Am Ende dieser Stunde sagte sie klar und deutlich: „Das machen ja noch andere." Sophias *Verwechslung* der Praktikantin mit ihrer Mutter kann möglicher Weise als ein Hinweis dafür gesehen werden, daß diese sich in ihrer Rolle als Mitwisserin wie ein *silent partner* verhielt.[6]

In der nächsten Stunde wirkte Sophia sehr erschöpft und äußerte gleich zu Beginn den Wunsch: „Ich will haam zu meiner Mama!" Danach blieb sie die nächsten vier Stunden völlig stumm. Dieser Wechsel von Stummheit und Apathie einerseits und weiteren Äußerungen, die ihren zerrütteten inneren Zustand erahnen ließen, bestimmten den Verlauf der Therapie während der nächsten Wochen. Weitere Äußerungen von ihr waren: „Ich kann da net leben ... da sind die da oben schuld."; „Ich kann da net leben ... ich weiß net

---

[5] Hirsch beschreibt ausführlich die Abwehrmechanismen des Täters beim Vater-Tochter-Inzest. „Alle Sexualstraftäter leugnen die Tat, aber keiner so hartnäckig wie der Inzesttäter (...) Das Leugnen einer bewußten Tatsache geht über in das Verleugnen, wenn jemand diese Tatsachen nicht mehr wahrhaben kann oder ihre Bedeutung negiert, obwohl die Tatsache noch präsent ist" (Hirsch 1990, 114).

[6] „Darüberhinwegsehen und Nichtwahrhabenwollen findet sich insbesondere bei der Mutter, die als „silent partner" die Tatsache des Inzests sieht, ohne sie richtig wahrzuhaben" (Hirsch 1990, 114).

... trotzdem net ... hat der da viel Lust dran? ... ich hab' gerufen ... das Rote Kreuz hab' ich gerufen".

Das Ende der Therapie

Die Tatsache, daß der Vater von Sophia durch den Familienrichter mit dem Vorwurf des sexuellen Mißbrauchs konfrontiert worden war, wirkte sich auch auf den weiteren Verlauf der Therapie aus. Obwohl ich es aus den o. g. Gründen bisher bewußt vermieden hatte, in den Gesprächen mit den Eltern die Verdachtsmomente, die sich für mich aus dem therapeutischen Prozeß der nunmehr fast zwei Jahre dauernden Therapie erschlossen hatten, zu thematisieren, wurde ich offensichtlich von den Eltern – zu Recht! – der Fraktion zugerechnet, von der sie sich nun in massiver Weise bedrängt und verfolgt fühlen mußten. Die Folge davon war, daß ich nur noch zweimal mit der Mutter von Sophia ein Gespräch führen konnte. Mehrere Gesprächstermine wurden aus den unterschiedlichsten Gründen kurzfristig abgesagt. Der Vater entzog sich, aus für mich sehr nachvollziehbaren Gründen, völlig. Ich möchte betonen, daß ich daraus keineswegs ein Schuldeingeständnis ableitete. Durch die Indiskretion des Richters war allerdings jegliche Vertrauensgrundlage, die als Voraussetzung für weitere konstruktive Elterngespräche unabdingbar gewesen wäre, zerstört worden. Die allgemeine Situation wurde zusätzlich für alle Beteiligten dadurch erschwert, daß vom Vormundschaftsgericht eine Entscheidung über den von der WfB gestellten Antrag immer wieder verzögert und aufgeschoben wurde. Der Richter war nicht mehr persönlich erreichbar, da er sich konsequent verleugnen ließ.

Einige Wochen konnte ich noch über die Therapiestunden den Kontakt zu Sophia aufrecht erhalten. Ihr Zustand wechselte weiterhin zwischen völliger Apathie, die wahrscheinlich auch auf die medikamentöse Behandlung zurückzuführen war, und einer ansatzweisen Bereitschaft zur Kommunikation hin und her. In diese Zeitspanne fiel eine mich sehr ergreifende Szene, in der mir meine Ohnmacht und die Hoffnungs- und Trostlosigkeit der ganzen Situation besonders deutlich bewußt wurde. Während eines Spazierganges gemeinsam mit der Praktikantin blieb Sophia plötzlich unvermittelt vor mir stehen, blickte mir offen in die Augen und sagte: „Ich muß fort!?" Ich antwortete ihr: „Ja, das kann passieren." Sie wurde ganz aufgeregt und fragte: „Ja?" Auf mein Nikken faltete sie ihre Hände und sagte flehentlich: „Bitte!" Während ich noch ratlos und stumm da stand, nicht wissend, was ich ihr hätte sagen sollen, drehte sie sich um und lief langsam weiter. Im weiteren Verlauf dieser Stunde konnte ich ihren kaum noch verständlichen Äußerungen immer nur die Worte „tot" oder „Tod" entnehmen. Ich fragte mich, wie ausweglos sie sich fühlen mußte, daß augenscheinlich alle ihre Rettungsgedanken nur noch um Totsein kreisen konnten.

Schließlich wurden die Therapiestunden immer häufiger kurzfristig abgesagt, da die Eltern Sophia oft für längere Zeit krankschreiben ließen, so daß sie auch die WfB nur noch sporadisch besuchte. Daran änderte sich auch nichts, als die Eltern mehrfach eindringlich darauf hingewiesen worden waren, daß der Anspruch von Sophia auf einen Arbeitsplatz in der WfB durch die hohe Fehlquote ernsthaft in Gefahr gerate. Bei den wenigen Telefonkontakten, die sich für mich noch zur Mutter von Sophia ergaben, war diese sehr freundlich. Auf den Gesundheitszustand ihrer Tochter angesprochen, antwortete sie in beinahe vergnügt klingendem Ton, sie sei halt „mal mehr, mal weniger verrückt". Sie müsse halt jetzt erst mal die nächste Zeit zu Hause bleiben, vielleicht könne sie dann irgendwann zu einem späteren Zeitpunkt wieder in die Werkstatt gehen. Auch eine Fortsetzung der Therapie könne sie sich natürlich vorstellen, nur nicht zum jetzigen Zeitpunkt. Bei einem späteren Telefonat äußerte sie sich überrascht darüber, daß noch ca. 30 Therapiestunden bewilligt waren. Der Amtsarzt habe ihr gegenüber behauptet, die Therapie wäre beendet worden. Als eine weitere Frist ergebnislos verstrichen war, teilte ich der Familie mit, daß ich nun meinerseits die Therapie für beendet erklären würde. Darauf erhielt ich keine weitere Antwort.

III. Fazit und allgemeine Schlußfolgerungen

Gewalterfahrungen vielfältiger Art gehören zur Lebensrealität vieler Kinder und anderer Personen, die sich auf Grund ihrer Behinderung oder psychischen Erkrankung in einem besonderen Abhängigkeitsverhältnis befinden. Es ist sehr schwer zu erforschen, in welchem Ausmaß, sowohl Quantität als auch Qualität betreffend, körperliche und seelische Mißhandlungen, emotionale und soziale Vernachlässigungen und sexueller Mißbrauch wirklich vorkommen. Es muß aber wohl davon ausgegangen werden, daß Gewaltausübungen in allen sozialen Schichten zu beobachten sind, und daß gerade auch sexueller Mißbrauch häufig im engsten oder im erweiterten familiären Umfeld vorkommt. Offensichtlich werden in der Auseinandersetzung mit diesem Phänomen überwiegend zwei Grundhaltungen mobilisiert, die sich unversöhnlich gegenüberstehen, und die u.a. von Shengold, wie oben beschrieben, skizziert worden sind.

Ich möchte mich nicht an der Kontroverse beteiligen, ob sexueller Mißbrauch generell eher übersehen oder geleugnet wird, oder ob im entgegengesetzten Fall die Tendenz zu einer übertriebenen, geradezu hysterisch anmutenden Aufdeckungs- und Verfolgungsbewegung zu erkennen ist. Es gibt genügend Anhaltspunkte und konkrete Beispiele dafür, daß *realer Inzest* häufig vorkommt. Und es gibt auch viel zu viele Beispiele dafür, daß ein *Mißbrauch mit dem Mißbrauch* betrieben wurde.

Ich habe versucht zu beschreiben, welche Schwierigkeiten auftreten können, wenn es sich bei dem vermuteten Opfer eines sexuellen Mißbrauchs um eine Frau handelt, die auf Grund ihrer spezifischen Situation als autistisch Behinderte und/oder psychisch Kranke, in ihrer verbalen und nonverbalen Kommunikationsfähigkeit extrem beeinträchtigt ist. Ich habe dabei die Erfahrung gemacht, daß keinesfalls ein konkretistisches Verstehenwollen, sondern nur ein dynamischer Umgang mit den Mitteilungen von Sophia und dem daraus resultierenden Verdacht gegen ihren Vater zu einer Veränderung ihrer Lebenssituation hätte führen können. Mir ging es mehr um ein besseres Verstehen ihrer subjektiven Wahrheit, als um die Erforschung eines objektiven Sachverhaltes. Hin und her gerissen zwischen der Angst und Sorge, den Vater von Sophia vielleicht doch zu unrecht zu verdächtigen, oder aber andererseits den Hinweisen von Sophia zu unrecht zu mißtrauen, geriet ich immer wieder in Zustände großer Verwirrung. Bei Bauriedl fand ich dieses Dilemma sehr gut in Worte gefaßt. „Die Unsicherheiten, die scheinbar nur Unsicherheiten über die Faktizität des Geschehenen sind, zusätzlich und vor allem aber Unsicherheiten über die Wirklichkeit der eigenen Gefühle sind, machen den Zugang zu den zerstörten zwischenmenschlichen Beziehungen und zu den zerstörten und zerstörenden Opfern bzw. Tätern so schwer. Immer wieder rätselt man an der Frage, ob, und wenn ja, was passiert ist. Die Frage, wie sich jeder und jede der Beteiligten fühlt, tritt hinter dieser Frage nach dem, was „wirklich" geschehen ist, zurück" (Bauriedl 1992, 68 ff). Ich war stets bemüht, mich nicht an einer „Jagd nach dem Täter" (vgl. Bauriedl 1992, 76) zu beteiligen. Je mehr ich aber über die Lebensumstände von Sophia erfahren hatte, um so mehr wuchs in mir die Sorge, mich einer unterlassenen Hilfeleistung schuldig zu machen, wenn ich meine Zurückhaltung nicht aufgeben würde. Ich teile die Einschätzung derer, die eine zusätzliche Traumatisierung eines bereits traumatisierten Menschen darin sehen, wenn den Mitteilungen des oder der Betroffenen mit großem Zweifel und wenig Vertrauen begegnet wird. In meinem Fallbeispiel scheinen mir jedoch wesentliche Bedingungen erfüllt, wie sie inzwischen vom Bundesgerichtshof (BGH) in Karlsruhe als sogenannte Mindeststandards für Gutachten bei unterstelltem sexuellen Mißbrauch vorgeschrieben werden sollen (vgl. Frankfurter Rundschau vom 30.07.1999). Zwei der dort genannten Kriterien treffen bei Sophia in besonderer Weise zu. Die Hinweise wurden nicht chronologisch mitgeteilt. Gegen eine unbegründete und falsche Beschuldigung spricht zudem, daß eine hohe Intelligenz die Voraussetzung dafür sein soll, eine erfundene Geschichte wirr und nicht chronologisch zu erzählen.

Der Verlauf der Therapie hat m. E. gezeigt, wie wichtig für Sophia war, daß sie im Rahmen der alternativen Beziehungsangebote überhaupt erst die Erfahrung machen konnte, in ihrer Verrücktheit und Verzweiflung ernst genommen zu werden. Das Ende der Therapie spiegelt aber nicht nur Sophias individuelle Situation, sondern auch die soziale Wirklichkeit[7] wider.

Es fiel mir nicht leicht, den Ausgang dieses „Falles" nicht als ein generelles Scheitern zu erleben. Nur langsam wurde mir durch Supervision und Reflexion ein bewußterer Umgang mit den Grenzen der Therapie möglich, die durch persönliche und durch institutionelle Faktoren bestimmt waren.

Literatur

Bauriedl, T., Wege aus der Gewalt – Analyse von Beziehungen. Freiburg, Basel, Wien 1992

Becker, S., Trauma und Realität. In: Richter-Appelt, H. (Hrsg.), Verführung, Trauma, Mißbrauch (1896-1996). Gießen 1997

Deegener, G., Kindesmißbrauch – erkennen, helfen, vorbeugen. Weinheim, Basel 1998

Dunand, A., Sexueller Mißbrauch in der Familie – neue Handlungskonzepte für die Sozialarbeit. In: Soziale Arbeit 12/1987, 438-445

Ehlert-Balzer, M., Sexueller Mißbrauch während psychotherapeutischer Behandlungen. In: Richter-Appelt, H. (Hrsg.), Verführung, Trauma, Mißbrauch (1896-1996). Gießen 1997

Frankfurter Rundschau, Gericht prüft Standards für Gutachten – BGH will Kriterien für Arbeit von Psychologen in Mißbrauchsfällen formulieren, Frankfurt am Main, 30.07.1999

Freud, A., Das Ich und die Abwehrmechanismen. Frankfurt am Main 1988

Hirsch, M., Realer Inzest. Berlin, Heidelberg, New York 1990

Mayr, U., Ohnmacht und Bewältigung - Gesichter des Inzests. Stuttgart 2000

Neidner, S., Sexuelle Gewalt an Menschen mit geistiger Behinderung. In: Geistige Behinderung, 3/1993, 248-253

Richter-Appelt, H. (Hrsg.), Verführung, Trauma, Mißbrauch (1896–1996). Gießen 1997

Rutschky, K., Wolff, R., Handbuch sexueller Mißbrauch. Hamburg 1994

Siegel, E.V., Inzest – Die psychoanalytische Behandlung eines frühen Traumas. Stuttgart 1999

Sinason, V., Psychotherapie mit mißhandelten geistig behinderten Kindern. In: Hennikke, K., Rotthaus, W. (Hrsg.), Psychotherapie und geistige Behinderung. Dortmund 1993

Shengold, L., Soul Murder – Seelenmord – die Auswirkungen von Mißbrauch und Vernachlässigung in der Kindheit. Frankfurt am Main 1995

Witte, I., Verdacht auf sexuellen Mißbrauch – ein Symptom? In: Arbeitshefte Kinderpsychoanalyse, 25/1997, 169-177

---

[7] "Soziale Wirklichkeit" meint hier, daß es häufig auch in dem Fall, in dem das Opfer eines sexuellen Mißbrauchs sich in kompetenter Weise mitzuteilen versteht, nicht zu einer tatsächlichen Klärung des Falles kommt, da dies besonders durch die psychoemotionale Verstrickung und der zumeist auch großen sozialen Abhängigkeit des Opfers vom Täter bzw. Schädiger verhindert wird.

„Ich fange an, Sie leiden zu können."
Hilfen für ein traumatisiertes Kind in der Schule

Christoph Kleemann

Ein Kind fällt in einer Grundschulklasse auf durch unkontrollierte und aggressive Übergriffe auf andere Kinder. Es ist verbal sehr ausfallend, hält Frustrationen kaum aus und stört den Unterricht. Das Verhalten des Kindes belastet alle Beteiligten sehr. Die Lehrerin vermutet beeinträchtigende Einflüsse der Familie als Grund für sein Verhalten. Darüber kann sie aber wenig erfahren. Die Eltern lassen sich für Beratung und Unterstützung durch die Jugendhilfe nicht gewinnen. Die Lehrerin möchte eigentlich das Kind in der Klasse behalten, weiß sich aber schließlich keinen anderen Rat, als es für eine sonderpädagogische Überprüfung zu melden.

Mich interessiert an dieser Stelle, welche Handlungsmöglichkeiten trotz ungünstiger Voraussetzungen für eine sonderpädagogische Beratung und Förderung verbleiben. Was kann für ein Kind an dem Ort getan werden, den es jeden Tag aufsucht und an dem es jeden Tag erreichbar ist – in der Schule. Die Grenzen der Möglichkeiten von Sozialarbeit, Heilpädagogik und Therapie bei auftretenden Schulproblemen sind dann erreicht, wenn sich die betroffene Familie nicht auf die notwendigen Settings einlassen kann. Eine wirksame Förderung ist in der Regel nicht möglich, wenn sich Jugendamt, Beratung und Therapie um die Mitarbeit der Eltern vergeblich bemühen.

Wichtige Informationen zur angemessenen Hilfe können schon aus den täglichen Begegnungen mit einem Kind gewonnen werden, vor allem aus der Analyse der eigenen Gegenübertragungsreaktionen. Erklärungen für das problematisches Verhalten aus Daten der familiären Vorgeschichte sind wichtig, nicht aber Voraussetzung für Hilfsbemühungen. Eine Reflexion der Erfahrungen mit dem Kind verändert bereits die tägliche Praxis der Pädagogen und Pädagoginnen und schafft so die Voraussetzung für korrigierende Erfahrungen des Kindes, aber auch der Pädagogen. Auch wenn sich durch die Bemühungen um das Kind erstmal keine absehbaren Erfolge einstellen, können korrigierende Erfahrungen unter Umständen das psychische Überleben des Kindes unterstützen. Sie können darüber hinaus das Fundament bilden für eine später in Anspruch genommene Hilfe, wenn Entwicklung und Lebensumstände es erlauben. Es muß dabei betont werden, daß für eine Förderung traumatisierter Kinder immer die geeignete institutionelle Voraussetzung, also eine „Optimalstrukturierung" angestrebt werden muß (vgl. Trescher 1993, 185ff.).

Anhand der Darstellung meiner Arbeit mit einem Jungen in der Schule und mit dessen Familie möchte ich illustrieren, wie sich ein Verstehen traumatisch bedingter Situationen herstellen läßt und dies auf die Praxis Einfluß nimmt.

Die Tätigkeit im Fallbeispiel fand im Rahmen eines "Zentrums für Erziehungshilfe" statt, einer Einrichtung, in der Sonderschullehrer und Sozialarbeiter gemeinsam daran arbeiten, als "verhaltensauffällig" gemeldete Schüler und Schülerinnen in der Regelschule zu halten. Die sonderpädagogische Förderung an der Schule erfolgt hier ausschließlich ambulant an Grund-, Haupt- und Gesamtschulen. Hinzu kommen Beratungen und Hilfen für die Familie in Kooperation mit dem Allgemeinen Sozialdienst und Anbietern von Leistungen der Jugendhilfe.

Erste Begegnungen mit dem Kind

Tobias beachtete mich zunächst scheinbar nicht bei meinem ersten Besuch in der Klasse, obwohl er wußte, daß ich seinetwegen gekommen war. Als er im Laufe der zweiten Stunde meiner Hospitation an einem Arbeitsblatt saß, rief er mich plötzlich herbei und fragte um Hilfe nach. Als ich mich ihm zuwenden wollte, schickte er mich wie einen Diener weg und tat gegenüber der Klasse so, als ob es sich bei seiner Bitte um einen Scherz gehandelt hätte.

Tobias war damals zehn Jahre alt und besuchte die vierte Klasse. Im Rahmen einer ambulanten Betreuung war es meine Aufgabe, eine Diagnostik zu erstellen, geeignete Hilfen anzubahnen und eventuell selbst eine schulische Förderung durchzuführen. Seine Lehrerin, Frau B., berichtete, daß der Junge seit Anfang der zweiten Klasse zu ihrer Lerngruppe gehörte, nachdem er sitzengeblieben war. Seine großen Leistungsmängel konnten in den beiden folgenden Schuljahren kaum behoben werden. Frau B. beschrieb Tobias als cholerisch, unbeherrscht und aggressiv, gleichzeitig aber auch als charmant und grundsätzlich ehrlich. Sie wollte ihn trotz der vielen Konflikte mit ihm nicht loswerden, auch wenn sie oft den starken Wunsch verspürte, ihn nicht mehr sehen zu müssen. Eine Schule für Erziehungshilfe war nach ihrer Ansicht nicht der richtige Förderort für Tobias, weil er dort ausschließlich auf sehr problematische Kinder träfe, was nach ihren Erfahrungen mit ihm zu einem Ansteigen seiner Auffälligkeiten führen würde.

Der Meldung war eine Szene vorausgegangen, in deren Verlauf Tobias seiner Lehrerin ins Gesicht gespuckt hatte, worauf diese ihm spontan ins

Gesicht schlug. Frau B. wußte sich in vielen schwierigen Situationen nicht anders zu helfen, als den Jungen von bestimmten Unterrichtsveranstaltungen auszuschließen oder ihn nach Hause zu schicken. Er reagierte darauf mit eintägigem Schuleschwänzen. Frau B. empfand Tobias' Mutter als überaus fürsorglich, den Vater als aggressiv und bedrohlich. Die Hypothese von Frau B. und allen Mitarbeiterinnen der Jugendhilfe, die die Familie kannten, lautete, Tobias orientiere sich in seinem aggressiv-rücksichtslosen Auftreten an dem Vater. Seine mangelnden sozialen Kompetenzen resultierten aus dem überbehütenden und inkonsequenten Erziehungsstil der Mutter.

Mein zweiter direkte Kontakt mit Tobias war bereits von konflikthafter Natur. Nach der Pause begab ich mich zum Gruppenraum der Klasse. Im Flur sah ich eine wilde Schlägerei zwischen Tobias und einem Mädchen der Klasse. Tobias versuchte immer wieder, sie in Kopfhöhe zu treten. Ich verspürte den wütenden Impuls, Tobias massiv anzugehen. Ich stellte mich stattdessen zwischen die Kontrahenten und versuchte dadurch, Schlimmes zu verhüten. Das Mädchen beruhigte sich schnell, während Tobias vollkommen die Kontrolle über sich verlor. Er griff mich an und bezeichnete mich als „Mißgeburt". Tobias trommelte immer wieder mit Fäusten auf mich ein. Ich versuchte, räumlich etwas Abstand zu gewinnen. Während er mich erneut attackierte, schrie er, ich solle ihn nicht angreifen, sonst wäre ich die längste Zeit Lehrer gewesen. Ich solle verschwinden. Ich erwiderte so ruhig, wie es in dieser Situation möglich war, daß ich ihn nicht angreifen wolle und ihn auch nicht angreifen werde. Daraufhin schlug er wieder auf mich ein und rief, in meiner ganzen Familie seien nur Mißgeburten, ich solle abhauen. Ich versicherte ihm, daß ich auf jeden Fall bleiben werde. Das Ganze verlagerte sich in den Klassenraum. Tobias warf sich auf seinen Tisch und begrub den Kopf unter seinen Armen. Meinen Versuch, mit ihm Kontakt aufzunehmen, quittierte er mit lautem Singen. Die Klassenlehrerin, die in der Zwischenzeit den Raum betreten hatte, versuchte, mit Tobias zu reden. Er sprang auf und rannte aus dem Raum. Frau B. meinte, er müsse „erstmal Dampf ablassen". Wir sollten nur schauen, daß er nicht das Schulgelände verlasse. Die Klasse nahm zu meinem Erstaunen den Vorfall recht gelassen hin. Nach relativ kurzer Zeit kam Tobias wieder, setzte sich an seinen Platz und fing kommentarlos an zu arbeiten. Äußerlich war ihm nichts anzumerken. Die Kinder integrierten ihn nahtlos in ihre in der Zwischenzeit begonnene Gruppenarbeit. Als ich seiner Tischgruppe bei der Bewältigung von Mathematikaufgaben half, arbeitete Tobias mit und verhielt sich so, als ob nichts zwischen uns vorgefallen wäre. Von dem massiven Konflikt wenige Minuten zuvor war nichts mehr zu spüren.

Schon diese ersten Szenen in der Begegnung mit Tobias enthielten wesentliche Informationen, die sich mir erst im Laufe der Betreuung ganz erschlossen.

Bei meinem ersten Unterrichtsbesuch wünschte sich Tobias Hilfe, um mich aber bei meiner Annäherung sofort wieder wegzuschicken. In dieser Szene ist eine sich ständig wiederholende, dabei aber im Laufe der Zeit langsam sich verändernde Interaktion der nächsten Monate vorweggenommen. In dieser Weise prüfte Tobias immer wieder meine Bereitschaft aus, ihn zu unterstützen, gleichzeitig meine Verläßlichkeit und meine Belastbarkeit. Zeitweise ließ er sich auf mein Hilfs- und Förderangebot ein, zeitweise lehnte er Unterstützung strikt ab. So wie er immer wieder ohne erkennbaren Grund meine Bemühungen um ihn mit Beleidigungen quittierte, konnte er mich kurze Zeit später wie selbstverständlich um Hilfe bitten oder sehr umgänglich sein. Wenn er mich z.B. zur laufenden Arbeit im Unterricht etwas fragte, und ich mich auf Grund der komplexen Sachlage länger auf eine Erklärung einlassen mußte, reagierte er schon nach wenigen Sätzen mit schroffer Ablehnung: „Jetzt labert der wieder. Das haß' ich, wenn der mich volllabert." Tobias wollte zu Anfang meiner Betreuungszeit nicht mit mir alleine in einem Förderraum der Schule arbeiten. Zu den Förderstunden konnte er dann auf eigenen Wunsch einen Klassenkameraden mitnehmen, der mitlernen wollte. Zu dritt war ihm der Aufenthalt mit mir im Differenzierungsraum möglich. Es war wichtig, daß sich der Inhalt der Stunden nur auf Lerngegenstände der Klasse bezog, weil Tobias jede andere Thematik nicht zuließ. Alles was nach einem Gespräch aussah, schon gar wenn etwas Persönliches angesprochen wurde, ließ ihn die Situation sofort beenden. Ich gestaltete das Lernangebot entsprechend. Am Ende einer manchmal wahrhaften Stillarbeit knallte er mir dann meist sein Heft hin, was so viel bedeutete wie: „Bitte sieh es nach!"

In einer dieser Förderstunden drängte sich mir plötzlich das Bild einer Mutter mit ihrem in ihrer Reichweite spielenden Kind auf. Dieser auf den ersten Blick recht befremdlich erscheinende Einfall ließ mich einige Überlegungen über mögliche Gründe für Tobias' Verhalten anstellen. Das Kind Tobias bewegte sich gemäß meines Bildes in einem nach seinem Erleben von ihm selbst bestimmten und nur auf seine Bedürfnisse ausgerichteten Raum, während ich als „optimal verfügbare Mutter" (vgl. Mahler/Pine/Bergmann 1993, 87ff.) diesen zum Wohle des Kindes gestaltete und schützte. Während das Zusammensein mit Tobias bei mir sonst eher aggressive Gefühle weckte, kam an dieser Stelle ein anderer Aspekt unserer Beziehung zum Vorschein.

Ich fragte mich, ob mein Einfall von der Mutter mit dem spielenden Kind nicht eine wichtige Botschaft von Tobias enthielt. Demnach drängte er mir hier in einer Übertragung, im Gegensatz zu vorangegangenen Begegnungen nicht die Rolle der vernachlässigenden oder gewaltsamen, sondern die der versorgenden und schützenden Elternfiguren auf. In meiner Gegenübertragungsreaktion hatte ich, in Form einer der Übertragung gemäßen Phantasietätigkeit, einen Elternaspekt gesehen, den Tobias vermutlich wenig erlebt hatte und sich um so mehr dringend wünschte (vgl. auch Heimann 1950, 81). Ich fragte mich, ob ich nicht das Bedürfnis des Jungen nach Herstellung einer sehr frühen Beziehungskonstellation wahrgenommen hatte, die er brauchte, um sein narzißtisches Gleichgewicht aufrecht zu erhalten. Durch das sich mir aufdrängende Bild der idealen Mutter mit einem sich omnipotent erlebenden Kind vermutete ich eine latent wirksame, entwicklungspsychologisch frühe Thematik im Umgang mit Tobias (vgl. Kohut 1976, 46). Wenn mit ihm eine positive Beziehungsaufnahme möglich war, beobachtete ich, daß bei ihm sofort ein idealisierendes Bild von all den Personen entstand, die sich mit ihm beschäftigten, und ein entsprechendes von dem gemeinsam Erreichbaren. Seine Ansprüche und Erwartungen waren meist völlig überzogen und konnten nur durch die Realität enttäuscht werden. Dem folgte eine verbale Entwertung der vorher idealisierten Personen. Entsprechend verloren auch die Gegenstände gemeinsamer Beschäftigung im Unterricht für ihn an Wert. Die Entzauberung der narzißtischen Illusion führte zu einer Verweigerungshaltung und zu großer Wut. Tobias beleidigte und attackierte gerade die Menschen am heftigsten, die sich intensiv um ihn bemühten. Dies betraf Kinder wie Erwachsene. Tobias strebte zwar immer wieder feste, verläßliche und versorgende Beziehungen an, doch erlebte er die Bemühungen um ihn als bedrohlich und verfolgend (vgl. dazu auch Trescher 1990, 82). Tobias verfügte offensichtlich nicht über ausreichend Erfahrung mit guten und verläßlichen Objekten, um tragfähige Beziehungen zu seinen Mitmenschen eingehen zu können. Er war meist nicht in der Lage, Beziehungsangebote in angemessener Form anzunehmen. Es lag für mich nahe, u.a. von einer frühen und anhaltenden Traumatisierung durch emotionale Vernachlässigung bei Tobias auszugehen.

In meiner konflikthaften Begegnung mit Tobias, in der er seine Mitschülerin heftig attackierte, wurde eine Gewalt- und Vernachlässigungserfahrung thematisiert. Ich gehe davon aus, daß es im Laufe der Betreuung früher oder später auf jeden Fall zu einer von Gewalt geprägten Konfrontation zwischen Tobias und mir gekommen wäre, auch wenn ich alles daran gesetzt hätte, dies zu vermeiden.

Meine spontane Versicherung, ihn nicht zu beeinträchtigen, weder durch Gewalt noch durch den Entzug der Fürsorge, ließe sich vielleicht alleine mit einer gewissen professionellen Routine des Sonderpädagogen erklären. Ich gehe aber in der Zwischenzeit davon aus, daß ich hier unwillentlich den traumatischen Gehalt der Szene erfaßt habe, mein Unbewußtes sein Unbewußtes spontan verstanden hatte (vgl. Heimann 1950, 82). Meine Überlegungen gingen dahin, daß Tobias mir entsprechend seiner familiären Erfahrungen die Rolle des traumatisierenden Erwachsenen übertragen hat. Neben dem Drang, dieser Rollenerwartung zu entsprechen, also meinem aggressiven Impuls nachzugeben und Tobias hart zu disziplinieren, verspürte ich konträr dazu den Wunsch, gerade dies nicht zu tun und empfand dabei eine erstaunliche innere Ruhe. In meiner Gegenübertragungsreaktion nahm ich widersprechende unbewußte Strebungen des Jungen wahr. Neben seiner Erwartung, daß sich ein vertrautes, wenn auch schmerzhaftes Interaktionsmuster wiederherstellt, war die Hoffnung nach einer positiven, nicht von Gewalt geprägten Beziehungserfahrung erkennbar. Er wies mir somit auch die Rolle des schützenden und stützenden Erwachsenen zu.

Durch meinen Einsatz, mit dem Ziel weitere Gewalthandlungen zwischen dem Mädchen und Tobias zu verhindern, setzte ich seiner unkontrollierten Aggression ein Ende und bewahrte alle Beteiligten vor einer weiteren Eskalation der Ereignisse. Ich stellte mich Tobias gegenüber als ausreichend stark dar, um seinen Kontrollverlust aufzufangen. In dieser Szene wurde ein Aspekt notwendiger Hilfe für Tobias erkennbar. Ihm fehlte ein Schutz gewährendes Objekt, daß ihn auch vor Verlust der Selbstkontrolle bewahrte. Er benötigte eine Unterstützung wichtiger Ich-Funktionen, vor allem derjenigen, die an Einfluß verloren, wenn er konflikthafte Situationen erlebte. Über einen Prozeß der Identifizierung mußten Tobias stabilisierende Eigenschaften positiver Objekte als innere Regulatoren angeboten werden, um ihm hierüber allmählich zu einer gefestigteren Ich-Struktur zu verhelfen.

Es war unübersehbar, daß Tobias ein kontinuierliches und haltendes Beziehungsangebot in der Schule brauchte, welches nicht durch die von ihm inszenierten heftigen Konflikte gefährdet werden konnte. Eine Einflußnahme auf sein Verhalten konnte nur auf dieser Grundlage gelingen. Auf einem Minimum an Vertrauen zu den Bezugspersonen der Klasse konnte eine Förderung der für die schulische Arbeit grundlegenden Leistungen, wie angemessene Realitätswahrnehmung, Frustrationstoleranz, Sublimierungsfähigkeit etc. (vgl. Redl, Wineman 1987, 55f.) aufbauen.

Die Bereitschaft von Tobias, nach unserem heftigen Konflikt mit mir weiterzuarbeiten, wies auf eine vorhandene Beziehungsfähigkeit hin und zeigte, daß er durchaus in der Lage war, Realitätsanforderung richtig einzuschätzen und eigenen Wünschen nahezu angemessen nachzugehen. Tobias konnte mit etwas Abstand von den Ereignissen mein Hilfsangebot richtig werten und die dargebotenen Chancen wahren. Der Umstand, daß die Klasse bereit war, ihn trotz seines sehr belastenden Verhaltens zu integrieren, zeigte mir nicht nur die Integrationskompetenz dieser Gruppe, sondern auch die Attraktivität, die Tobias für die anderen Kinder besaß. Tobias war in der Folgezeit für Hilfen am besten erreichbar, wenn sie sich dicht am schulischen Alltag und dessen Notwendigkeiten bewegte. So bezogen sich meine Angebote im Unterricht meist auch auf andere Kinder oder die ganze Klasse. Die Arbeit mit der Lerngruppe spielte eine große Rolle, denn Tobias fühlte sich in der Klasse gut aufgehoben und erhielt von den Kindern emotionale Zuwendung und Bestätigung.

Das Selbsterleben des Kindes

Die Bemühungen um die Durchbrechung des Teufelskreises von Reinszenierung des Traumas und erneuter Traumatisierung in der Schule waren nicht erfolgversprechend, solange sie sich allein die Modifizierung der übertragenen Rollenmuster im Blick hatten. Dem Drängen des Kindes nach Übernahme der Rolle des traumatisierenden Objektes kann von den Pädagogen nur dann sicher standgehalten werden, wenn auch das Selbsterleben verstanden wird. Es prägen nicht allein frühe Bilder von den Objekten die aktuelle Beziehung, sondern auch die dazugehörigen Selbstbilder (vgl. dazu Moeller 1977, 149). Bisher hat sich die Darstellung hauptsächlich auf die Objektdimension der Beziehungen konzentriert. Sie hat versucht, erste Schritte des Verstehens nachzuvollziehen und Ansätze für eine Hilfe zu finden. Die Beschäftigung mit der Subjektdimension (a.a.O., 148) zeigt noch einen anderen.

Von Anfang an ließ Tobias meine Hilfsangebote immer wieder ins Leere laufen. Er provozierte heftige Konflikte mit mir und versuchte dabei, mich emotional zu verletzen. Jeder Versuch, sich Tobias im Unterricht zu nähern, war begleitet von der Ungewißheit darüber, wie er darauf reagieren werde. Den konfliktfreien Phasen der Arbeit mit Tobias folgten meist Beleidigungen und verbale Abwertungen durch ihn, die in mir Hilflosigkeit auslöste. Ich fühlte mich auch sonst oftmals ungewohnt unsicher im Kontakt mit ihm und ging zeitweise viel vorsichtiger vor, als ich es sonst im Umgang mit aggressiven Kindern tat. Bei meinen Kontaktversuchen war eine von Tobias häufig verwendete Beleidigungsvokabel mir gegenüber „Du Schleimer!". Er hätte einige der zu dieser Zeit unter Jugendlichen gängigen abwertenden Titularien auswählen können, ohne mich zu erschüttern, aber „Schleimer" traf, denn es drückte etwas Entscheidendes aus. Nicht nur, daß er damit sein großes Mißtrauen gegenüber wohlmeinender Ansinnen Erwachsener formulierte, sondern er zeigte damit auch, daß er mein Unbehagen spürte, welches ich in den Begegnungen mit ihm überwinden mußte, um in Kontakt mit ihm zu kommen. Ich selbst geriet in die Rolle des von seiner positiven Zuwendung Abhängigen. Auffallend war auch, daß ich immer dann heftige Dankbarkeit empfand, wenn sich eine entspannte Situation zwischen uns herstellte.

Wenn ich mich in konflikthaften Situationen mit Tobias unsicher und hilflos fühlte, verband ich dies mit Zuständen, denen das von den Eltern völlig abhängige Kind zum Zeitpunkt von Versagungen unterworfen ist, vor allem beim Ausbleiben von Versorgung und Schutz, bzw. bei Gewalteinwirkung durch sie. Tobias aktualisierte hier in einem projektiven Vorgang eine Situation, die er selbst in der Vergangenheit erlebt haben mußte und in die er wahrscheinlich noch immer geriet. Er zwang mich durch seine konfrontative, verletzende Art in die Rolle des traumatisierten Kindes (vgl. Finger-Trescher 1992, 137) und stellte auf diese Weise sein Selbsterleben dar. Das hohe Maß meiner Dankbarkeit in Momenten konfliktfreier Beziehung wies auf die Bedürftigkeit des Kindes gegenüber den Primärobjekten hin, gerade wenn diese für die vorher erlittene Vernachlässigung und Gewalt verantwortlich sind. Meine Reaktion enthielt etwas von der Hoffnung des Kindes, von den traumatisierenden Eltern getröstet zu werden (vgl. dazu Ehlert, Lorke 1988, 508). In unserer Beziehung wurde die der Grausamkeit und Vernachlässigung folgende „volle Traumatisierung" reinszeniert (vgl. Balint 1970, 353ff.), in der das Kind, noch unter dem Eindruck der durch die Eltern verursachten traumatischen Erlebnisse sich ihnen annähert, um Trost, Verständnis und Beachtung zu erhalten und deren völlige Mißachtung erfährt. Die traumatisierenden Ereignisse werden von den Eltern dabei ausgeblendet. Sie können von dem Kind nicht als Verursacher des Traumas identifiziert werden. Eine Kommunikation über das Trauma, schon gar eine sprachliche, wird so unmöglich.

Die projektiven Vorgänge wiesen darauf hin, daß Tobias Objekte suchte, mit denen er korrigierende Erfahrungen machen konnte. Sie mußten sich zur Identifizierung anbieten und in der Lage sein, Übertragungssituationen, in denen seine traumatischen Erfahrungen aktualisiert wurden, mit ihm zusammen zu bewältigen. Sein Identifizierungswunsch wurde in vielen Alltagsbegegnungen sichtbar. So wollte Tobias z.B. beim Unterrichtsgang in eine Bibliothek unbedingt meinen Ausweis zum Ausleihen von Büchern haben und phantasierte dabei, er würde sich an der Theke dann als Herr Kleemann ausgeben. Nur wenige Minuten zuvor hatte ich mit ihm erhebliche Konflikte wegen seines störenden Verhaltens während einer dortigen Unterrichtsveranstaltung. Ein geeignetes Identifizierungsobjekt für Tobias mußte trotz erheblicher Belastungen immer wieder stark und kompetent genug sein, die Beziehung mit ihm aufrecht zu erhalten. Gleichzeitig war es nötig, den Umgang mit der Realität, speziell mit den schulischen Anforderungen, angemessen mit Tobias zusammen zu gestalten.

Die durch die Traumatisierung ausgelösten Gefühle von Entwertung und Ohnmacht mußten von den Identifizierungsobjekten ausgehalten, verarbeitet und dieser Bearbeitungsprozeß Tobias als eigene Erfahrung vermittelt werden. Gleichzeitig sollte die unterrichtliche Praxis Gelegenheiten für ein positives Selbsterleben bieten und ihm Gelegenheit zur Besetzung positiver Selbstobjekte gegeben werden. Die Projektion „schlechter“ Anteile ist nicht nur ein Vorgang, der mit der Hoffnung auf ihre Entledigung oder ihre Verarbeitung verbunden ist, sondern, wie Finger-Trescher betont, auch dazu dient, die vorhandenen "guten“ Anteile zu schützen (vgl. Finger-Trescher 1992, 145). Gerade für traumatisierte Kinder hat das pädagogische Angebot Gelegenheiten zu schaffen, in denen die guten Anteile gestärkt werden und wachsen können.

Fragmente der Familiengeschichte

Bis hierher stützte ich meine Überlegungen auf Material aus den Begegnungen mit dem Jungen in der Schule und aus den hervorgerufenen Gegenübertragungen. Ich schloß auf eine Traumatisierung als Ursprung der Probleme in der Schule. Tobias selbst äußerte sich nie über seine häuslichen Verhältnisse oder über seine Vergangenheit. Die Eltern, Herr und Frau N., waren seit etwa zwei Jahren getrennt. Gespräche mit ihnen konnten nie zusammen geführt werden. Es gab kaum einen Aspekt im Leben der Familie, der von beiden Elternteilen gleich gesehen wurde. So blieb z.B. unter ihnen bis zuletzt strittig, ob sie gerade in Scheidung lebten, sie bereits geschieden waren oder in dieser Hinsicht noch nichts unternommen worden war. Auch darüber, ob die Eltern noch Kontakt hatten oder ob Herr N. der leibliche Vater war, gab es von den Eheleuten verschiedene Angaben. Tobias wohnte bei seiner Mutter, seine beiden älteren Brüder bei dem Vater. Herr N. warf seiner Frau vor, sich nie richtig um die Kinder gekümmert zu haben und nur nach außen das Bild einer versorgenden Mutter aufrecht zu erhalten. Frau N. schilderte Szenen, in denen sie in Anwesenheit von Tobias von ihrem Mann geschlagen worden war. Auch soll der älteste Sohn gegenüber der Mutter schon mehrfach gewalttätig geworden sein. Tobias war vermutlich schon lange vor dem Schulalter zumindest Zeuge von Gewalthandlungen. Körperliche Auseinandersetzungen müssen in der Familie allgegenwärtig gewesen sein. Es ist nach Beschreibungen der Vorgänge in der Familie zu vermuten, daß Tobias selbst auch Gewaltopfer war. Als er 7 Jahre alt war, verließ Frau N. die Familie. Niemand kümmerte sich in den folgenden Monaten um die

Kinder. Der Vater hielt sich meist auf einem Campingplatz auf, wo er quasi einen zweiten Wohnsitz hatte. Die drei Jungen blieben währenddessen alleine in der Wohnung. Sie müssen sich lange Zeit weitgehend selbst überlassen gewesen sein.

Es konnte aufgrund der Hinweise der Eltern davon ausgegangen werden, daß Tobias über Jahre nicht angemessen versorgt wurde. Neben einschneidenden traumatischen Erlebnissen, wie z.B. der Erfahrung direkter Gewalt und anhaltender Trennung von den Primärobjekten, war er sicherlich einem jahrelang traumatisierenden Mangelzustand ausgesetzt, der kumulativ wirkte (vgl. Khan 1997, 61ff.). Auch während der Betreuung durch uns lebte Tobias weiterhin in äußerst ungünstigen Verhältnissen. Die Eltern entwerteten sich gegenseitig auf extreme Weise. Zerrissen zwischen den Positionen von Vater und Mutter, war er einem Gewirr aus Unwahrheiten und Halbwahrheiten schutzlos ausgesetzt. Der Junge hielt sich gegen den Willen der Mutter oft im Hause des Vaters auf. Entgegen dem Bild der fürsorglichen Mutter, das Frau N. von sich gegenüber Schule und Sozialarbeitern entwarf, war Tobias sich offensichtlich viel allein überlassen. Der Vater zeigte neben einem teilweise bedrohlichen Auftreten Tobias gegenüber auch eine hilflos-versorgende Seite. Er gab ihm ab und an Geld für Kleidung oder etwas zu Essen. Kontinuierliche Beziehungs- und Hilfsangebote konnte Tobias von ihm nicht erwarten.

Ansätze der Hilfe

Es gab umfängliche Bemühungen der Jugendhilfe um Tobias. Nachdem sich die Eltern über lange Zeit nur scheinbar auf eine Kooperation mit Einrichtungen der Beratung und der Betreuung eingelassen hatten, Vereinbarungen und Termine nicht einhielten und so die angebotenen Hilfen nicht zu Stande kamen, sah der zuständige Allgemeine Sozialdienst keine Möglichkeit mehr, Tobias zu helfen. Zumindest in der Ablehnung einer Heimunterbringung des Jungen als letztem Mittel, das dem ASD noch möglich erschien, waren sich alle Familienmitglieder einig.

Ein Hilfsangebot an Tobias mit dem Ziel einer umfassenden emotionalen Stabilisierung war vor dem beschriebenen familiären Hintergrund nicht erfolgversprechend. Im Sinne Ernst Federns benötigte Tobias aber dringend Unterstützung, um sich selbst helfen zu können, auch wenn er auf diese Weise nicht „gesund" werden konnte (vgl. Federn 1995, 24). Da sich der Junge offensichtlich in einer Notlage befand, die Schulsituation dringend einer Veränderung bedurfte und die Schule gleichzeitig der einzige Ort war, an dem mit Tobias kontinuierlich gearbeitet werden konnte, entschloß ich mich, die Betreuung fortzusetzen, obwohl die Mitarbeit der Eltern nicht vorausgesetzt werden konnte. Tobias besuchte regelmäßig den Unterricht. Er kam offensichtlich gerne zur Schule. Hier fand er trotz seiner Lernstörungen einige Selbstbestätigung, ihm wohlwollende Bezugspersonen und eine tragfähige Klassengemeinschaft, die sein belastendes Verhalten aushielt und ihn integrierte. Tobias inszenierte aber fast täglich Vorkommnisse, die die Gefahr seines Ausschlusses aus der Gruppe heraufbeschworen. Er provozierte die Trennung von den vertrauten Menschen und das Risiko, selbst wieder Opfer zu werden. Am anschaulichsten war dies am Beispiel der Ohrfeige durch die Klassenlehrerin zu sehen.

An erster Stelle mußte verhindert werden, daß Tobias in der Schule retraumatisiert wurde. Hierzu bedurfte es einer beratenden und unterstützenden Assistenz der Lehrerin.

Ich war sechs Stunden pro Woche im Unterricht anwesend, arbeitete mit Tobias einzeln oder in der Gruppe. Meine Anwesenheit im Unterricht stellte eine Triangulierung der Situation her. Frau B. hatte durch meine Anwesenheit weniger Konflikte mit Tobias, weil ein Teil der Auseinandersetzungen mit ihm um Regeln und Leistungsansprüche von mir übernommen wurde. Indem ich Aufgaben im Unterricht übernahm, war Frau B. in der Lage, eine Beobachterposition in ihrer Klasse einzunehmen oder sich intensiver um Tobias zu kümmern. Die Entstehung von konflikthaften Situationen mit Tobias im Unterricht wurden für sie mit etwas Distanz leichter verständlich. So konnten Auslöseszenen für unkontrollierte Reaktionen von Tobias vermindert werden. Ein angepaßtes Arbeitsangebot für Tobias wirkte konfliktvermindernd genauso wie die verstärkte Einbeziehung seiner besonderen Fähigkeiten in den Unterrichtsprojekten (z.B. Begabung beim Zeichnen, Organisationstalent, Interesse für bestimmte Sachthemen). Ein gezielter Förderunterricht verhalf ihm teilweise zu einer Leistungssteigerung. Indem er besser in den Unterricht eingebunden werden konnte, erfuhr er Erfolgserlebnisse und somit eine Erhöhung seines Selbstwertgefühls.

Eine Triangulierung als Standpunkt außerhalb der unmittelbaren Interaktion zwischen Tobias und der Lehrerin (vgl. Trescher 1993, 193ff.) entstand auch durch Beratungsgespräche, in denen die Erfahrungen mit Tobias aufgearbeitet wurden. Ich ließ die Ergebnisse meiner Überlegungen über die eigenen Gegenübertragungsreaktionen in der oben beschriebenen Weise dort einfließen. Frau B. konnte mit der Zeit die Beziehungsdynamik besser verstehen, die durch Tobias' Inszenierungen im Unterricht immer wieder hergestellt wurde. Als Kernstück dieser Dynamik sahen wir eine Reinszenierung traumatischer familiärer Ereignisse durch Tobias, verbunden mit dem Wunsch nach Bewältigung. Durch die gemeinsamen Reflexionen konnte sie ihre Gefühle der Ohnmacht in Konflikten mit Tobias u.a. als Selbstwahrnehmung des traumatisierten Kindes sehen und die entsprechenden Situationen im Alltag besser aushalten, bzw. sie anders gestalten. Frau B. widerstand durch eine veränderte Sichtweise dem Druck zur Übernahme der Rolle der Traumatisierenden. Die Ohrfeige blieb ein einmaliger Vorfall und die Momente, in denen sie wünschte, Tobias loszuwerden, reduzierten sich. Dies wurde von ihr als erleichternd empfunden. Frau B. formulierte recht bald nach dem Beginn meiner unterstützenden Tätigkeit eine deutliche Entlastung. Angesichts meiner relativ geringen zeitlichen Präsenz im Unterricht und dem sich vorerst nicht deutlich veränderten Verhaltens von Tobias ist dieses Empfinden mit den Wirkungen der Triangulierung zu erklären.

Die Klasse gab begleitend zu einer Projektwoche eine Schülerzeitung heraus. Ich sorgte dafür, daß das Zeichentalent von Tobias dafür genutzt wurde. Obwohl er anfangs nicht für die Zeitung zeichnen wollte, war er nach dem Erscheinen sehr stolz auf seine Comicfiguren, die alle Seiten zierten. Tobias hatte in einem Wutanfall seine schriftlichen Aufzeichnungen vernichtet. Sie sollten am Ende der Woche zur Vervielfältigung in Reinschrift geschrieben werden. Ich bestärkte die Lehrerin darin, nicht ihrem ersten Impuls zu folgen und dem zu erwartenden massiven Konflikt mit Tobias auszuweichen, sondern auf die erneute Niederschrift zu bestehen. Es folgte eine lang anhaltende Auseinandersetzung mit ihm mit Schreierei, Beschimpfungen und mehrmaligem Verlassen des Raumes. Schließlich schrieb er mit meiner Hilfe den verlangten Text. Ich bot ihm zudem an, die Rechtschreibfehler unsichtbar zu verbessern. Als ich ihm den korrigierten Text aushändige sagte er: "Ich fange an, Sie leiden zu können".

Die Verwirrung bezüglich der Verhältnisse und Vorgänge in der Familie, die bei mir und anderen Helfern anzutreffen war, gab sicherlich etwas von der Desorientierung des Jungen in der Wahrnehmung der familiären Realität wieder. Eine Rekonstruktion der Vergangenheit und der derzeitigen Beziehungen in der Familie war mit den Betroffenen angesichts erheblicher Widerstände und der Komplexität der familiären Problemlage im Rahmen meiner sonderpädagogischen Tätigkeit nicht möglich.

Ich blieb in Kontakt mit beiden Eltern und versuchte, sie immer wieder in die Arbeit einzubinden. Es war ratsam, die Elternarbeit an den Notwendigkeiten der Förderung in der Schule anzusetzen. Es ging dabei oft um die Lösung praktischer Probleme wie z.B. den Beitrag zur anstehenden Klassenfahrt oder die Reparatur des eigenen Fahrrades für die Verkehrsausbildung. Auf diese Weise wurde in schulischen Angelegenheiten eine Grundversorgung sichergestellt und so gewährleistet, daß Tobias an allen Unterrichtsveranstaltungen und beliebten Klassenunternehmungen teilnahm. Zwar konnte weder mit den Eltern noch mit dem Jungen über die Umstände seiner Mangelerfahrungen in der Familie gesprochen werden, doch wurde die Bedeutung der Versorgung des Kindes deutlich über ihre hohe Gewichtung in der gemeinsamen Arbeit. Nachdem Tobias anfänglich alle Bemühungen um ihn abwerten mußte, konnte er mit der Zeit angebotene Hilfen selbstverständlicher annehmen. Über die gemeinsamen Erfahrungen in der Arbeit konnte er bewußter mit seinen Bedürfnissen und Wünschen umgehen.

Für Tobias war wichtig, daß ich mich in dem Einsatz für seine Förderung nicht entmutigen ließ und mich aus einer Position der Hilflosigkeit befreien konnte, in die ich gegenüber der Haltung der Eltern immer wieder geriet. Tobias konnte über einen Prozeß der Identifizierung an der Erfahrung teilhaben, auch in scheinbar aussichtslosen Situationen handlungsfähig zu bleiben und darüber kleine Erfolge zu erringen. Dies war für seine Fähigkeit zur Selbstbehauptung in den folgenden Jahren grundlegend.

Im Laufe meiner zweijährigen Betreuungszeit reduzierten sich die heftigen Vorfälle mit Tobias und eine geringe Leistungsverbesserung trat ein. Er konnte konflikthafte Situationen in der Schule mit der Zeit besser durchstehen. Nach zwei Jahren, mit dem Ende der fünften Klasse, endete konzeptionsgemäß meine Betreuungszeit.

Nach Vorfällen im Haushalt der Mutter im Laufe des sechsten Schuljahres beschloß Tobias, zum Vater zu ziehen. Seine damit verbundenen Hoffnungen wurden schon nach kurzer Zeit enttäuscht. Er entzog sich aller Beeinflussung durch die Eltern und hielt sich nur noch zum Essen und zum Schlafen zu Hause auf. Tobias besuchte immer weniger die Schule. Durch die hierdurch hervorgerufene Nichtversetzung und den damit einhergehenden Lehrer- und Klassenwechsel blieb er der Schule ganz fern. Kurz bevor er den Kontakt zur Schule abbrach, ließ er sich noch einmal auf eine Stunde Förderunterricht mit mir ein. Er schrieb daraufhin eine gute Klassenarbeit, was schon seit langem nicht mehr vorgekommen war.

Tobias war bis dahin über sechs Jahre in Lerngruppen der Regelschulen integriert gewesen und hatte modellhaft die fördernde Beziehung zu Helfern erlebt. Ob er diese Erfahrungen trotz seiner sehr schwierigen Lebensverhältnisse zukünftig dazu nutzen kann, wieder eine Hilfeangebot anzunehmen oder ein Ausbildungsverhältnis einzugehen, hängt von vielen Unbekannten ab.

Literatur

Balint, M., Trauma und Objektbeziehung. In: Psyche, 5, 1970, 346-358

Ehlert, M., Lorke, B., Zur Psychodynamik der traumatischen Reaktion. In: Psyche, 6, 1988, 502-532

Federn, E, Einige Bemerkungen zur Bedeutung des Helfens. In: Becker, S. (Hrsg.), Helfen statt Heilen. Gießen 1995

Finger-Trescher, U.D., Trauma, Wiederholungszwang und projektive Identifizierung. In: Reiser, H., Trescher, H.G. (Hrsg.), Wer braucht Erziehung? Mainz 1992

Heimann, P., On Counter-Transference. In: International Journal Psycho-Analysis, 31, 1950, 81-84

Khan, M. M. R., Selbsterfahrung in der Therapie. Eschborn 1997

Kohut, H., Narzißmus. Frankfurt a.M. 1976

Mahler, M.S., Pine, F., Bergmann, A., Die psychische Geburt des Menschen, Frankfurt a.M. 1993

Moeller, M.L., Zur Theorie der Gegenübertragung. In: Psyche, 2, 1977, 142-166

Trescher, H.G., Theorie und Praxis der Psychoanalytischen Pädagogik. Mainz 1990

Trescher, H.-G., Handlungstheoretische Aspekte der Psychoanalytischen Pädagogik. In: Muck, M., Trescher, H.G. (Hrsg.), Grundlagen der Psychoanalytischen Pädagogik. Mainz 1993

Redl, F., Wineman, D., Erziehung schwieriger Kinder. München 1987

Perspektiven der Prävention sexuellen Mißbrauchs

Georg Romer
Peter Riedesser

Einleitung

Jede Beschäftigung mit sexuellem Kindesmißbrauch und seinen Folgen bewegt sich in einem Diskussionsklima, das von Polarisierung geprägt ist. Diejenigen, die das Thema alarmiert in die Öffentlichkeit tragen, setzen sich rasch dem Vorwurf der Sensationsmache und des „Mißbrauchs mit dem Mißbrauch" aus. Denjenigen, die zu Behutsamkeit und Versachlichung mahnen, wird mitunter Verharmlosung der Problematik vorgeworfen. Auch die Prävention in diesem Bereich steht somit in einem gesellschaftlichen Spannungsfeld „zwischen den Polen von Handlungsdruck und Ohnmacht, Nichtstun und Restriktion, Verschleierung und Panikmache" (Wehnert-Franke et al. 1992, 42). In der öffentlichen Diskussion besteht eine Tendenz, sich auf die Täter zu konzentrieren, die sich unbekannte kindliche Opfer suchen, obwohl bekannt ist, daß wahrscheinlich mehr als 90 % der betroffenen Kinder von Tätern sexuell mißbraucht werden, die sie kennen und jedes zweite bis dritte Opfer von einem Familienmitglied mißbraucht wird (vgl. Draijer 1990, Finkelhor 1979, Russell 1986). Dies kann als Ausweichbewegung verstanden werden vor den Schwierigkeiten, die eine Gesamtbetrachtung des Beziehungsumfeldes mit sich bringt, in dem es zum sexuellen Mißbrauch eines Kindes kommt. Aus retrospektiven Studien, in denen Erwachsene befragt wurden, wissen wir, daß ca. 30 % (zwischen 6 % und 60 %) der untersuchten Frauen und ca. 10 % (zwischen 3 % und 30 %) der befragten Männer von sexuellen Übergriffen in ihrer Kindheit berichteten (Peters et al. 1986). Des weiteren wurde in allen Untersuchungen, in denen repräsentative Gruppen von Erwachsenen zu diesem Thema befragt wurden, gefunden, daß Personen, die über sexuelle Traumatisierungen in ihrer Kindheit berichteten, auch psychische Gesundheitsprobleme im Jugend- oder Erwachsenenalter angaben. Trotz aller Unklarheiten über reale Dunkelziffern kann angesichts der Häufigkeit und der psychischen Folgeschäden von sexuellem Kindesmißbrauch kein Zweifel daran bestehen, daß der Prävention eine hohe Bedeutung zukommt. Es überrascht, wie wenig entwickelt Präventionsmaßnahmen sind, abgesehen von punktuellen Bemühungen im schulpädagogischen Bereich. In diesem Kapitel wird der Stand der Diskussion zur Prävention sexuellen Mißbrauchs zusammengefaßt und ein theoretischer Bezugsrahmen für die Entwicklung präventiver Konzepte vorgeschlagen.

Begriffsklärung

Daß verschiedene Untersuchungen zur Häufigkeit sexuellen Mißbrauchs zu recht unterschiedlichen Zahlen kommen, liegt unter anderem daran, daß häufig unterschiedliche Definitionen von sexuellem Mißbrauch zugrunde gelegt werden. Um das Wesen der Mißbrauchssituation angemessen zu erfassen, sollten folgende Elemente in einer Definition enthalten sein (vgl. Hildebrand 1986, Kempe 1980, Sgroi 1982, Hartwig 1990):

- Eine sexuelle Handlung zwischen einem Kind bzw. Jugendlichen und einem Erwachsenen oder deutlich älteren Jugendlichen;
- ein Abhängigkeitsverhältnis zwischen Täter und Opfer;
- die Bedürfnisbefriedigung des Mächtigeren als Ziel der Handlung;
- die aufgrund des emotionalen und kognitiven Entwicklungsstandes sowie des Abhängigkeitsverhältnisses nicht vorhandene Fähigkeit des Kindes, der sexuellen Handlung freiwillig zuzustimmen bzw. diese abzulehnen.

Wir folgen der Definition von Knappe und Selg (1992):
„Unter sexuellem Mißbrauch verstehen wir jede Handlung zwischen einem Kind und einem Erwachsenen oder deutlich älteren Jugendlichen, die zur sexuellen Erregung bzw. Befriedigung des Erwachsenen/Jugendlichen dient. Der Erwachsene/Jugendliche nutzt das gegebene Machtgefälle zur Durchsetzung seiner Bedürfnisse gegen das Kind aus und trägt die (alleinige) Verantwortung für die Handlungen" (a.a.O., 4).

Zum Verständnis der Komplexität der Mißbrauchssituation, die oft zu einseitig unter dem Aspekt des sexuellen Geschehens und seiner Bedeutung betrachtet wird, sollten zudem folgende Ebenen des Mißbrauchsgeschehens berücksichtigt werden, die die Vielschichtigkeit des Beziehungstraumas verdeutlichen (vgl. Fischer, Riedesser 1998, 264):

- Mißbrauch der Zärtlichkeitsbedürfnisse des Kindes;
- Mißbrauch der Wünsche des Kindes nach einer dyadischen Beziehung;
- Mißbrauch der Bereitschaft des Kindes zu ödipalen Fantasien (erregende Zweierbeziehung unter Ausschluss eines Dritten);
- Mißbrauch der Bereitschaft eines Kindes zum Gehorsam;
- Mißbrauch der Bereitschaft des Kindes, sich einer Elternfigur anzuvertrauen und dieser zu glauben;
- Mißbrauch der Unfähigkeit des Kindes, eine liebevolle zärtliche Annäherung von einer sexuellen Ausbeutung zu unterscheiden;
- Mißbrauch der Angst des Kindes vor Zerstörung der Familie (Schweigegebot).

Stufen der Prävention

Allgemein wird im Gesundheitswesen üblicherweise zwischen *primärer, sekundärer* und *tertiärer* Prävention unterschieden. Bezogen auf Vorbeugemaßnahmen zu sexuellem Mißbrauch bedeutet dies im einzelnen:
Primäre Prävention: Hierunter fallen alle Maßnahmen, die geeignet erscheinen, Wirkfaktoren zu erkennen oder abzuwenden, die an der Entstehung einer sexuellen Mißbrauchssituation beteiligt sind. Zuständig ist bei weitem nicht nur das professionelle Helfersystem, sondern alle gesellschaftlichen Instanzen und Personen, die Einfluss auf das Beziehungsumfeld des Kindes haben. Hierzu gehören u.a. Maßnahmen aus den Bereichen Information, Aufklärung und Pädagogik sowie sämtliche Anstrengungen, die die entwicklungsgerechten Beziehungsbedürfnisse von Kindern schützen helfen.
Sekundäre Prävention: Dieser Begriff ist im Grunde gleichzusetzen mit Früherkennung und -intervention. Gemeint sind alle Maßnahmen, die darauf abzielen, psychische Folgeschäden von Mißbrauchssituationen durch möglichst frühzeitige Erkennung, Offenlegung und sofortige Einleitung von Schutz- und Hilfsmaßnahmen so gering wie möglich zu halten.
Tertiäre Prävention: Hierbei geht es um weiterführende therapeutische Bemühungen, die in Fällen, in denen als Folge sexuellen Mißbrauchs bereits eine seelische Schädigung von Krankheitswert eingetreten ist, bleibende Folgeschäden und daraus resultierende gesundheitliche und soziale Beeinträchtigungen Betroffener zu minimieren versuchen (vgl. Knappe, Selg 1992).
Es darf hierbei nicht übersehen werden, daß diese Unterteilung theoretisch ist. Im Grunde sind präventive Maßnahmen aus den einzelnen Bereichen nicht streng voneinander zu trennen.

Dilemmata

Legt man für die Konzipierung präventiver Maßnahmen den überwiegenden Regelfall zugrunde, daß eine *vertraute* Person des kindlichen Beziehungsumfeldes zum Mißbraucher wird, so stehen einige problematische Fragen im Raum.

Soll in den Augen des Kindes und der umstehender Personen jede Vertrauensperson als „potentieller Mißbraucher“ angesehen werden? Wie wird eine normale sexuelle Entwicklung eines Kindes durch eine möglicherweise allgegenwärtige Angst vor Mißbrauch irritiert? Muß eine kindgerechte Sexualaufklärung von vornherein mit der Aufklärung über die Gefahr eines sexuellen Mißbrauchs verknüpft werden? Wie sollen Eltern die allgegenwärtige Vor- und Umsicht mit ihrer ureigenen Aufgabe vereinbaren, dem Kind liebevolle Zärtlichkeit entgegenzubringen und die zärtlichen Gesten des Kindes zu erwidern? Wie soll Prävention sexuellen Kindesmißbrauchs Hand in Hand gehen mit der Prävention des Mißbrauchs mit dem Mißbrauch?

Zur Entstehung der Mißbrauchssituation

Je näher sich Opfer und Täter kennen, desto wahrscheinlicher ist es, daß der sexuelle Mißbrauch mit schwerwiegenden sexuellen Handlungen einhergeht, mit Zwang oder Gewalt verbunden ist und über einen längeren Zeitraum andauert (Baurmann 1984). In der Studie von Draijer (1988) berichteten zwei Drittel der betroffenen Frauen von einer langanhaltenden Mißbrauchssituation, der sie ausgesetzt gewesen seien, die durchschnittlich 3,8 Jahre andauerte (vgl. Knappe, Selg 1992). Es gilt auch als gesichert, daß diese Form von lang anhaltenden Mißbrauchssituationen im unmittelbaren Beziehungsumfeld des Kindes mit den schwerwiegendsten psychischen Folgeschäden einhergeht (Fischer, Riedesser 1998). An einer solchen Situation fortgesetzten Mißbrauches sind mindestens *drei* Personen beteiligt, nämlich der Täter, das Opfer und eine Elternfigur, die in ihrer Schutzfunktion versagt, aus welchen Gründen auch immer. Alle drei Personengruppen müssen als Zielgruppen präventiver Maßnahmen angesehen werden. Spätestens nach einer ersten traumatischen Mißbrauchserfahrung des Kindes kommt als vierte Dimension das professionelle System hinzu, mit dem das Kind in Kontakt ist, üblicherweise vertreten durch Kindergarten, Schule oder Kinderarzt. Diesem System kommt die Aufgabe zu, frühzeitig auf Spuren des Mißbrauchs oder versteckte Hilferufe des Kindes aufmerksam zu werden. Drei von vier wichtigen Zielgruppen für Präventionsmaßnahmen bestehen somit aus Erwachsenen. Hieraus folgt, daß präventive Konzepte sich vorrangig an die Erwachsenenwelt richten müssen. Die Einseitigkeit, mit der insbesondere schulische Präventionsprogramme in den USA die Fähigkeit von Kindern zu stärken versuchen, sich gegen sexuelle Übergriffe zur Wehr zu setzen nach dem Motto „Say no, run and tell!" ist vor diesem Hintergrund kritisch in Frage zu stellen (vgl. Wehnert-Franke et. al. 1992).

Der Täter

Finkelhor (1984) hat vier Ebenen unterschieden, auf denen sich die Bereitschaft eines potentiellen Täters, ein Kind sexuell zu mißbrauchen, organisiert:

- Motivation, ein Kind zu mißbrauchen,
- Überwindung innerer Hemmnisse,
- Überwindung äußerer Hindernisse,
- Überwindung des Widerstandes des Kindes.

Täterbezogene Prävention kann und muß auf jeder dieser vier Ebenen ansetzen.

Die *Motivation ein Kind zu mißbrauchen*, kann aus primär *emotionalen Bedürfnissen* entstehen, durch *sexuelle Erregbarkeit durch Kinder* (pädophile Neigungen) oder durch die *Unfähigkeit, sexuelle Befriedigung mit erwachsenen Partnern zu erleben* (Finkelhor 1984).

Das *emotionale Bedürfnis*, Macht auszuüben und die Lust daran, sich ein schwächeres Opfer gefügig zu machen, kann Folge eigener in der Kindheit erlittener Traumatisierungen sein, die mit entsetzlichen Gefühlen von Angst und Ohnmacht einhergingen und dann durch diese Form des Ausagierens abgewehrt werden. Unter präventiven Gesichtspunkten sind hier verschiedene Entwicklungsphasen der Täterpersönlichkeit zu berücksichtigen. Zunächst ist zu fordern, daß Kindern, die durch Gewalt, Mißbrauch oder schwere Vernachlässigung traumatisiert werden, nach Bekanntwerden des Traumas nicht nur wirksamer Schutz und ein angemessenes pädagogisches Milieu zustehen, sondern daß auch eine umfassende kinderpsychiatrische oder psychologische Diagnostik notwendig ist, die in der Regel zu einer Indikationsstellung für eine psychotherapeutische Behandlung führt. Die hier im professionellen System nach wie vor weitverbreitete Auffassung, man solle schwere Traumata bei Kindern lieber „ruhen lassen", „nicht unnötig aufwühlen", ist Ausdruck einer noch beklagenswerten professionellen Seelenblindheit im Umgang mit seelischen Traumatisierungen (vgl. Streeck-Fischer 1998, Romer, Riedesser 1999). Das Unterlassen ausführlicher Diagnostik bei seelisch traumatisierten Kindern, die mit der Bewältigung existentieller Ohnmachtsgefühle und dem Erleben von schutzloser Preisgabe überfordert und demzufolge in ihrem Selbst- und Weltverständnis nachhaltig erschüttert sind (Fischer, Riedesser 1998) ist als professioneller Kunstfehler zu werten.

Ferner wäre eine allgemeine Jungenpädagogik wünschenswert, die Jungen dabei unterstützt, sich positiv mit ihrer Männlichkeit zu identifizieren, ohne dabei einem Männlichkeitsideal nacheifern zu müssen, das einseitig Macht, Stärke und Dominanz betont. Vielmehr sollte eine Integration balancierender Gegenpole wie Reflektivität, Selbstbezug, kulturelle Bindung, Entspannung, Zärtlichkeit und Begrenztheit ermöglicht werden (Winter, Neubauer 1998, 2000), wozu die teilnehmende Identifizierung mit erwachsenen Vorbildern ebenso bedeutsam ist wie die Erfahrung, daß diese verschiedenen Pole balancierter Männlichkeit in der peer-group männlicher Jugendlicher bejaht werden können.

Analog zu Programmen der Gewaltprävention an Schulen, in denen es um das Erlernen sozial verträglicher Formen der Konfliktlösung geht, wäre es auch wünschenswert, den Themenbereich Macht, Machtmißbrauch und

Ohnmacht in Abhängigkeitsverhältnissen zum Gegenstand gezielter Unterrichtsmodule an Schulen zu machen, an denen Jugendliche unterrichtet werden. Die konstruktive Bearbeitung entsprechender Erfahrungen im nichtsexuellen Terrain, also z. B. Gefühle ohnmächtigen Ausgeliefertseins gegenüber Eltern, Lehrern oder Meistern im Austausch mit Gleichaltrigen würde dazu beitragen, Introspektion und Selbstreflexion im Umgang mit erlebter Ohnmacht zu verbessern und das Bedürfnis zu destruktivem Ausagieren durch Machtausübung über ein schwächeres Opfer zu mindern.

Hinsichtlich der *sexuellen Erregbarkeit durch Kinder* ist für eine täterorientierte Prävention zu fordern, daß alle Möglichkeiten des Modell-Lernens minimiert werden. Neben einer konsequenten Bekämpfung aller Formen von Kinderpornographie ist hierzu auch eine breit angelegte gesellschaftliche Sensibilisierung nötig, die irgendwann dazu führt, daß auch alle Formen subtil sexualisierter Darstellung von Kindern in Bildmedien geächtet werden.

Bezogen auf die Entstehung einer *blockierten männlichen Sexualentwicklung*, die adäquate sexuelle Befriedigung mit erwachsenen Partnerinnen unmöglich macht, ist eine Sexualpädagogik gefragt, die heranreifende Jungen dabei unterstützt, ihre männlichen Triebbedürfnisse in einer beziehungsverträglichen Form zu bejahen und so einen Sexualkodex zu entwickeln, in dem eigene Wünsche und Bedürfnisse gleichberechtigt neben denen einer Partnerin stehen. Empirische Untersuchungen über sexuelle Moralvorstellungen heranwachsender Jungen haben ergeben, daß die weit überwiegende Mehrzahl sehr angemessene Vorstellungen von einem partnerschaftlichen Umgang mit sexuellen Wünschen hatte (Winter 1993). Eine öffentliche Diskussion über sexuelle Gewalt, wie teilweise in den Medien geführt, in der der potentiellen Täterschaft jedes heranwachsenden Jungen das Wort geredet wird (nach dem Motto „die Täter werden immer jünger!"), ist in diesem Zusammenhang unverantwortlich. Sie trägt mitunter dazu bei, bei manchen Jungen die Pubertätsentwicklung dahingehend zu stören, daß sie durch Angst und Verunsicherung in ihrer Entwicklung zu reifer Männlichkeit blockiert werden, was das Risiko in sich birgt, daß sie später ihre sexuellen Bedürfnisse auf kindliche Objekte richten.

Jeder Erwachsene hat psychobiologische Hemmungen entwickelt, ein Kind sexuell zu mißbrauchen (Knappe, Selg 1992). Beim *Abbau dieser inneren Hemmnisse* spielen kognitive Verzerrungen („nur ein Spiel", „das Kind hat ja mitgemacht") eine wichtige Rolle. In der Regel werden die vom Täter ausgebeuteten Zärtlichkeitsbedürfnisse des Kindes für die Legitimation des Mißbrauches umgedeutet. Insbesondere bei Formen des Mißbrauchs, bei denen keine direkte körperliche Gewalt ausgeübt wird, wie beispielsweise dem Zeigen pornographischer Bilder oder dem Masturbieren im Beisein des Kindes, sind derlei Mechanismen bedeutsam. Präventiv tut hier breit angelegte

sprechende Fachkompetenz unabdingbar. Inhalte in Aus- und Fortbildung sollten hierbei die der Mißbrauchsdynamik eigene Tendenz zur Polarisierung beinhalten und die Problematik des Mißbrauchs mit dem Mißbrauch integrieren. Auch die Gefahr der Retraumatisierung durch intrusive Befragungen, unnötige gynäkologische Untersuchungen oder schlecht vorbereitete polizeiliche Vernehmungen sollte hierbei berücksichtigt werden. Symptome oder auffällige Verhaltensweisen, die auf einen Mißbrauch hindeuten, sollten ebenso bekannt sein, wie die Tatsache, daß keiner dieser typischen Hinweise für sich allein die sichere Annahme einer sexuellen Traumatisierung begründet. Der Grundsatz, daß bei Bekanntwerden eines stattgehabten Mißbrauches der umgehend wirksame Schutz des Opfers vor einer weiteren Wiederholung bei gleichzeitiger Sicherstellung des Kontaktes zu einer schützenden Vertrauensperson Vorrang vor allen weiteren Maßnahmen hat, sollte ebenso Konsens sein wie die Notwendigkeit einer fachlich fundierten kinder- und jugendpsychiatrischen oder psychologischen Diagnostik bei jedem Verdacht auf sexuellen Mißbrauch, und zwar vornehmlich zur Einschätzung der seelischen Befindlichkeit des Kindes und Einleitung geeigneter Hilfsmaßnahmen, nicht etwa mit dem Ziel, den Verdacht zu bestätigen oder ihn auszuschließen, was ohnehin selten eindeutig möglich ist. Eine kriminalistische Haltung ist mit einer therapeutischen Haltung in der Regel unvereinbar, weil sich ein Kind in seelischer Not in seinen emotionalen Bedürfnissen und zugrundeliegenden Verletzungen gleichermaßen angenommen fühlen muss, egal ob es mißbraucht ist oder nicht, und unabhängig davon durch welche Mitteilungen oder Signale es auf seine Hilfsbedürftigkeit aufmerksam macht. Wünschenswert wäre ferner, daß in professionellen Kontexten konsequent darauf geachtet wird, daß sich die Inzestdynamik nicht auf der professionellen Bühne reinszeniert. Diese Gefahr besteht beispielsweise dann, wenn eine Person glaubt, ein mitgeteiltes Geheimnis alleine hüten zu müssen, um das Kind, das sich ihr anvertraut hat, nicht zu verraten. Auch der Versuch, sich ausschließlich innerhalb des eigenen Systems, sei es Kindergarten oder Wohngruppe, mit einem Mißbrauchsverdacht zu befassen, birgt diese Gefahr in sich. Die Beteiligung Außenstehender in Form von kollegialer Intervision oder Supervision sollte daher zu den Standards der professionellen Qualitätssicherung im Umgang mit sexuellem Mißbrauch gehören. Schließlich ist der Umgang mit sexuell aggressiv auffälligen Kindern[2] und Jugendlichen zu nennen, die, je jünger sie sind, allzu oft unter einer ausschließlichen Opferperspektive betrachtet und nicht früh genug auch unter Berücksichtigung ihrer Täterdynamik umfassend psychodiagnostisch untersucht und psychotherapeutisch

[2] Für eine entwicklungspsychopathologische Darstellung des Phänomens sexuell aggressiver Impulsivität bei Kindern vgl. Romer, Berner 1998.

behandelt werden. Hieran ist auch die wechselnde Zuständigkeit verschiedener institutioneller Kontexte beteiligt. Wenn beispielsweise in der Kinder- und Jugendpsychiatrie ein 16jähriger Jugendlicher, der bereits in der Grundschule sexuell-aggressive Auffälligkeiten zeigte, infolge derer er mehrere schulische und sozialpädagogische Hilfsmassnahmen durchlief, im Rahmen einer forensischen Begutachtung aufgrund eines Strafverfahrens erstmalig eine fundierte Diagnostik erfährt, liegt ein schwerwiegendes Versäumnis des professionellen Systems vor.

V. Zusammenfassung

Als Fazit seien folgende Schlussfolgerungen nochmals hervorgehoben:

- Prävention sexuellen Mißbrauchs kann niemals ein punktueller Vorgang sein. Sinnvolle Prävention setzt ein komplexes Verständnis der Entstehung einer Mißbrauchssituation und ihres Erhalts voraus.
- Zielgruppen präventiver Maßnahmen sind neben potentiellen Täterpersonen und Opfern auch die an der Mißbrauchssituation passiv beteiligten versagenden Schutzpersonen sowie das professionelle System.
- Für die drei Zielgruppen potentieller Täter, erwachsene Schutzpersonen und potentielle kindliche Opfer ist für die Konzipierung sinnvoller Prävention eine konsequente entwicklungspsychologische und -psychopathologische Verstehensweise erforderlich.
- Präventionsprogramme, die sich ausschließlich auf Kinder konzentrieren mit dem Ziel, deren Fähigkeit zu stärken, sich gegen Mißbrauch zu wehren („empowerment"), greifen zu kurz. Der Hauptakzent präventiver Bemühungen muß bei der Erwachsenenwelt liegen.
- Aufklärung von Kindern über sexuellen Mißbrauch setzt neben einem gesund entwickelten Gefühl für körperliche Selbstbestimmung in wechselseitig regulierten Beziehungen und entsprechender kognitiver Reife eine vorausgegangene allgemeine Sexualaufklärung voraus, einschließlich einer unbefangenen Sprache.
- Fachinformation zu sexuellem Mißbrauch sollte die Gefahr der Polarisierung, die bei jeder Beschäftigung mit diesem Thema gegeben ist, explizit machen. Auch sollte die Thematik „Mißbrauch mit dem Mißbrauch" stets mit gleicher Sensibilität integriert werden.
- Bei der Diagnostik und Therapie von Mißbrauchsopfern ist deren Entwicklung zu künftiger Elternschaft mit allen Implikationen der späteren transgenerationalen Weitergabe einer unaufgelösten Mißbrauchsdynamik stets in die Überlegungen miteinzubeziehen.

Literatur

Anderson, C., A history of the touch continuum. In: Nelson, M., Clark, K. (Hrsg.), The educator's guide to preventing child sexual abuse. Santa Cruz 1986

Baurmann, M.C., Sexualität, Gewalt und die Folgen für das Opfern. Berichte des Kriminalistischen Instituts. Wiesbaden 1984

Böhnisch, L., Winter, R., Männliche Sozialisation. Bewältigungsprobleme männlicher Geschlechtsidentität im Lebenslauf. Weinheim, München 1993

Burian, W., Berner, W., Die Wiederholung des Traumas. In: Zeitschrift für psychologische Theorie und Praxis, 5(3), 1990, 238-250

Draijer, N., Seksueel Misbruik van Meisjes. Amsterdam 1988

Draijer, N., Die Rolle von sexuellem Mißbrauch und körperlicher Misshandlung in der Ätiologie psychischer Störungen bei Frauen. In: System Familie, 3, 1990, 59-73

Erikson, E. H. (1950), Kindheit und Gesellschaft. Stuttgart 1974

Finkelhor, D., Sexually victimized children. New York 1979

Finkelhor, D., Child sexual abuse. New theory and research. New York 1984

Fischer, G., Riedesser, P., Lehrbuch der Psychotraumatologie. München 1998

Hartwig, L., Sexuelle Gewalterfahrungen von Mädchen. Konfliktlagen und Konzepte mädchenorientierter Heimerziehung. Weinheim, München 1990

Hildebrand, E., Therapie erwachsener Frauen, die in ihrer Kindheit inzestuösen Vergehen ausgesetzt waren. In: Backe, N., Leick, J., Merrick, J., Michelsen, N. (Hrsg.), Sexueller Mißbrauch von Kindern in Familien. Köln 1986

Hirsch, M., Realer Inzest. Psychodynamik des sexuellen Mißbrauchs in der Familie. Berlin 1987

Kempe, R., Kempe, C.H., Kindesmisshandlung. Stuttgart 1980

Knappe, A., Selg, H., Prävention von sexuellem Mißbrauch an Mädchen und Jungen. Forschungsbericht, Otto-Friedrich-Universität. Bamberg 1992

Lohaus, A., Trautner, H. M., Präventionsprogramme und ihre Wirksamkeit zur Verhinderung sexuellen Mißbrauchs. In: Egle, U.T., Hoffmann, S.O., Joraschky, P. (Hrsg.), Sexueller Mißbrauch, Misshandlung, Vernachlässigung. Stuttgart 1997

Peters, S.D., Wyatt, G.E., Finkelhor, D., Prevalence. In: Finkelhor, D. (Hrsg.), A sourcebook on child sexual abuse. Beverly Hills 1986

Richter-Appelt, H., Lauschke, A., Prävention von sexuellem Mißbrauch an der Schule. In: Richter-Appelt, H. (Hrsg.), Verführung – Trauma – Mißbrauch. Gießen 1996

Romer, G., Berner, W., Sexuell aggressive Impulsivität von Kindern. In: Zeitschrift für Sexualforschung, 11(4), 1998

Romer, G., Riedesser, P., Prävention psychischer Störungen bei Kindern und Jugendlichen: Perspektiven für die Beziehungsberatung. In: Suess, G. J., Pfeifer, W.-K.P. (Hrsg.), Frühe Hilfen – die Anwendung von Bindungs- und Kleinkindforschung in Erziehung, Beratung und Therapie. Gießen 1999

Russell, D.E.H., The secret trauma. New York 1986

Sgroi, S., A handbook of clinical intervention in child sexual abuse. Lexington 1982

Streeck-Fischer, A., Über die Seelenblindheit im Umgang mit schweren Traumatisierungen. In: Streeck-Fischer, A. (Hrsg.), Adoleszenz und Trauma. Göttingen 1998

Wehnert-Franke, N., Richter-Appelt, H., Gaenslen-Jordan, Ch., Wie präventiv sind Präventionsprogramme zum sexuellen Mißbrauch von Kindern? Kritische Überlegungen zu schulischen Präventionsmodellen in den USA. In: Zeitschrift Sexualforschung 5, 1992, 41-55.
Winter, R., Neubauer, G., Beides! Das Variablenmodell „balanciertes Junge- und Mannsein" in der pädagogischen Arbeit mit Jungen und Männern. Tübingen 2000 (im Druck)
Winter, R., Stehversuche. Sexuelle Jungensozialisation und männliche Lebensbewältigung durch Sexualität. In: Männer Material Bd.3. Tübingen 1993.
Winter, R., Neubauer, G., Kompetent, authentisch und normal? Aufklärungsrelevante Gesundheitsprobleme, Sexualaufklärung und Beratung von Jungen. Hrsg. von der BzgA. Köln 1998

Sexuelle Gewalt gegen Kinder: Gewalt und Gewaltphantasien

Christian Büttner

Hunderttausende sind in Belgien vor einiger Zeit auf die Straßen gegangen, um gegen das Vorgehen der Staatsgewalt (Polizei und Justiz) bei der Ermittlung von Sexualstraftaten im Fall Dutroux, begangen an Minderjährigen, zu demonstrieren. In vielen Parlamenten Westeuropas wurde damals darüber debattiert, wie man mit Tätern verfahren soll, die Kinder, vor allem Mädchen, vergewaltigen und töten. Die öffentliche Aufregung entzündete sich an Vorgängen, die nicht neu sind. Immer wieder konnte man in den letzten Jahren und Jahrzehnten in den Zeitungen lesen, welches grauenvolle Schicksal junge Mädchen treffen kann und welche geheime oder gar offene Lust in der Männerwelt in allen Schichten an diesen Taten besteht, sei es im Sinne des Voyeurismus, sei es im Sinne der aktiven Beteiligung. So blüht z.B. die Kinderpornographieszene in Form der Produktion, des Handels und des Konsums von Videos bis hin zu Internet-Angeboten trotz erheblicher Anstrengungen von Jugendschützern, die inzwischen weltweit diese Form des sexuellen Mißbrauchs zu begrenzen versuchen.

Zumindest auf der Ebene des demokratisch erklärten Willens gibt es immerhin die Übereinstimmung, daß Mißhandlung – welcher Art auch immer – und Mord Straftatbestände sind und daß die Darstellung von Pornographie und Mord in medialen Produkten verboten ist. Gleichwohl muß man davon ausgehen, daß in Medienprodukten vergegenständlichte Phantasien einen Entwurf für reales Handeln darstellen können und im Fall Dutroux – aber nicht nur dort – zu grausamer Realität geworden sind: Die für die Konsumenten(-phantasie) von Videos über sexuelle Gewalt gegenüber Mädchen ausgeführten Handlungen Dutroux' und seiner Frau führten bis zum Äußersten: zum Tod der Mädchen – und auch dieser wurde noch gefilmt!

Der Zusammenhang von Phantasie und Realität hat immer schon die Frage aufgeworfen, ob die (z.B. mediale) Phantasie zur Realität führe und/oder ob sie ein Abbild eben jener Realität sei. Nimmt man letzteres als eine plausible Auffassung, dann könnte man Filmemacher, die sich thematisch mit gesellschaftlichen Verhältnissen und Grausamkeit befassen, als die Repräsentanten der Tabu-Brecher und/oder der Kassandras begreifen. Mit ihren Produkten würden sie eben dieses Abbild der Realität mit dem Medium der virtuellen Realität zeigen und zugleich vor dem „Sprung" der Phantasie in die Realität warnen. In diesem Sinne wäre z.B. Pasolinis Film „Die 120

Tage von Sodom“ eine Vision der Ereignisse in Belgien: Vier Herren, ein Präsident, eine „Exzellenz“ (ein Richter), ein MonSignore (ein Bischof) und dessen Bruder, verabreden in einer konspirativen Vereinigung per Vertrag den gemeinsamen Ge- und Mißbrauch ihrer Töchter („Alles was maßlos ist, ist gut“) sowie anderer von ihren Schergen eingefangener junger Männer und Frauen. Deren Schicksal beginnt mit folgender Ansprache durch einen der Herren: „Hilflose Kreaturen, zu unserem Vergnügen bestimmt! Gebt euch nicht der Illusion hin, daß ihr hier auch nur den kleinsten Rest Eurer ehemaligen Freiheit bewahren könnt. Ihr befindet euch außerhalb jeder Legalität. Niemand auf der Welt weiß, daß ihr jetzt hier seid. Für die Welt da draußen seid ihr gestorben.“ Wer die Bilder der von Dutroux gemauerten Gefängnisse für die Mädchen gesehen hat, kann sich des Eindrucks nur schwer erwehren, daß dort eine ähnlich ausweglose Situation für die Opfer geherrscht haben muß.

Das massenhafte Erschrecken über Brutalität in menschlichen Alltagsbeziehungen (verglichen mit der Lust an zur Schau gestellter Gewalt vergangener Jahrhunderte) kann man allerdings auch als einen gewissen kulturellen Fortschritt werten. Mit der Entwicklung der westlichen Demokratien und ihrer Rechtsnormen scheinen wenigstens die Grundlagen eines sogenannten menschenwürdigen Umgangs miteinander geschaffen. Und auch die letzte Bastion legitimer Gewaltanwendungen wurde in den letzten Jahren zu räumen versucht: die in dem Verhältnis zwischen Kindern und Erwachsenen, speziell Eltern und Kindern und im Verhältnis von Ehepartnern sich artikulierenden Gewalt- und Dominanzbedürfnisse. Die Geschichte der Kindheit, in vergangenen Jahrhunderten ein düsteres Kapitel, scheint sich zumindest in unseren westlichen Kulturen hin zu einer menschenwürdigen Beziehung zwischen Erziehern und Zöglingen zu entwickeln.

Gleichwohl existiert offenbar die „dunkle Seite“ der kulturellen Verhältnisse immer noch, nämlich die der – wenngleich offiziell verbotenen – Befriedigung sexueller, mit Gewaltimpulsen vermischter Wünsche und Begierden. Auf Verletzungen der offiziellen Normen wird nicht mehr nur mit Strafe reagiert, vielmehr gelten Resozialisierung, Therapie und humaner Strafvollzug als Hoffnungsträger, die sogenannten „Täter“ auf diese offiziellen Normen und Werte rückverpflichten zu können. Die Alltagspraxis in Erziehungsberatungsstellen, die Überprüfung auf gefährdende Gewalt- und Sexualanreize in Büchern und Medien durch Jugendschützer oder Reformanstrengungen hin zu einem humanen Strafvollzug – um nur einige Arbeitsfelder zu nennen – zeigt allerdings, daß diese Ideen immer wieder neuen Gefährdungen ausgesetzt sind. Im Vordergrund stehen dabei vor allen Dingen zwei Gefährdungen:

- die heimliche oder offene Unterstützung durch die subkulturelle Moral der Gesellschaft und, damit zusammenhängend,
- die anthropologischen, entwicklungspsychologischen und gesellschaftspolitischen Voraussetzungen des Geschlechter- und Generationenverhältnisses.

Was es mit diesen Voraussetzungen auf sich hat und wie an einer stetigen Verbesserung und dem Problem von Lust-auf-und-Angst-vor-Gewalt im Zusammenhang mit Sexualität gearbeitet werden kann, soll im folgenden ausgeführt werden. Drei Bereiche sind dabei von besonderer Bedeutung:
- das Geschlechterverhältnis (Jungen/Mädchen, Männer/Frauen),
- das Verhältnis der Generationen (Kinder/Erwachsene) und
- das Verhältnis von individueller und gesellschaftlicher Verantwortung.

Ich werde vor allem auf den kulturellen Hintergrund dieser Bereiche eingehen und ihn facettenhaft anhand der Verknüpfungen z. T. ganz unterschiedlicher Aspekte von Beziehungen zu beschreiben versuchen und zum Abschluß einige Überlegungen anstellen, was zu tun wäre.

Das Verhältnis der Geschlechter: Herrschaft und Autonomie

Inzwischen gibt es eine Vielzahl von Forschungsergebnissen und Literatur, die immer wieder neu belegen, daß in Vergangenheit und Gegenwart die jeweilige Kultur und die Beziehungsverhältnisse in Familie und Gesellschaft von männlichen Vorstellungen dominiert worden sind (vgl. z.B. Lissner u.a. 1988, 679ff.; Dux 1992). Diese sich als Geschlechterspannung äußernden Beziehungsverhältnisse, die sich in offener oder versteckter Abwertung des weiblichen Geschlechts durch das männliche zeigen, sind gleichzeitig von Besitz- und Konsumwünschen bestimmt. Der letztere Wunsch zeigt sich z.B. in Pornofilmen, deren Handlungsabläufe fast immer mit einer Mischung aus z.T. heftiger Aggression und Sexualität ausgestattet sind. Im Gegensatz zu früher sind allerdings heute Institutionen und Öffentlichkeit zum offenen Austragungsfeld der Geschlechterdifferenzen geworden: Man ist sich dieser Differenzen nicht nur bewußt, sondern man ist auch bemüht, ihre Wirkungen zu entspannen.

In den sogenannten Kulturprodukten schlägt sich die aktuelle Beziehungsmoral nieder. Vor allem in pornographischen und subkulturellen Produktionen scheinen sich die gewalthaltigen und abwertenden Aspekte der Geschlechterbeziehung zu zeigen. Gleichwohl ist die Geschlechterbeziehung auch in „erlaubten“ Produktionen der Tendenz nach nicht unbedingt von großer Liebe zwischen Männern und Frauen bestimmt. Da das Geschlechterverhältnis aus der Perspektive des Mannes durch eine Mischung aus Sexualität und Aggression gegen Frauen geprägt ist (bis hin zur Ermordung des

Lustobjekts, vgl. den Film „Im Reich der Sinne"), ist die Strafbarkeit von Vergewaltigung in der Ehe in diesem Zusammenhang ein großer Fortschritt.

In dem Meinungsstreit, ob die Rolle der mißhandelten Frau bzw. Frauen und die damit verbundene Passivität durch „heimliche" Beteiligung (Masochismus der Frauen) oder als aktive komplementäre Rolle zu der des Mannes zu verstehen ist, spiegelt sich einmal mehr die Männerzentriertheit der Diskussion um Mißhandlung. Diese Diskussion ist in der BRD in den siebziger Jahren vor allem durch Klaus Theweleit und seine These von der „Angst des Mannes vor der Frau" in Gang gekommen, eine These, die von vielen Ethnologen und Ethnopsychoanalytikern mit Forschungen aus anderen Kulturen, aber auch Forschungen über unsere eigene Kultur bestätigt wird (vgl. Theweleit 1983; Devereux 1981). Dem gegenüber stehen Veröffentlichungen aus der feministischen Literatur, in denen sich die Autorinnen nun selbst aggressiv gegen das andere Geschlecht abgrenzen – von Alice Schwarzers kleinem Unterschied (vgl. Schwarzer 1975) über Jutta Voss' Schwarzmond-Tabu (vgl. Voss 1988) – bis hin zu männlichen Autoren, die in Antwort auf diese Diskussion die Aggressivität ihrer Geschlechtsgenossen auf die kulturellen Anforderungen in der Sozialisation zurückführen („Kleine Helden in Not", vgl. Schnack, Neutzling 1989). Solche Versuche sind nicht ohne heftig aggressive und letztlich unwürdige männliche Gegenwehr geblieben. Alice Schwarzer z.B. wurde ungezählte Male öffentlich diffamiert, und Jutta Voss entschloß sich, aus ihrem Amt als Pfarrerin vorzeitig auszuscheiden, anstatt von ihrem Arbeitgeber, der württembergischen Landeskirche, am Ende eines Lehrzuchtverfahrens relegiert zu werden (die Landeskirche hatte ihr „Irrlehre" vorgeworfen).

Augenscheinlich werden die männlichen Phantasien gegenüber Frauen – was Sexualität und Gewalt betrifft – im „Ernst" wahr: Dann, wenn alle friedensrelevanten Normen außer Kraft gesetzt sind, im Krieg, offenbart sich die „Freiheit", die sich Männer den Frauen ihrer Feinde gegenüber herausnehmen. Trotz aller Ehrenkodizes herrscht im Krieg nach wie vor die Moral, die Frauen der Feinde zu vergewaltigen, nicht zuletzt, um sich für das Vergewaltigen der eigenen Frauen durch den Feind zu rächen. Eine neuere Studie der UNO belegt, daß bisher in allen Kriegen gezielt vergewaltigt wurde. Doch erst nach Bosnien hat die Weltöffentlichkeit darauf reagiert: „Geschlechtsspezifische Kriegsverbrechen gegen Frauen und junge Mädchen sind seit dem Mittelalter nachweisbar und ein ganz 'normales', oftmals systematisch eingesetztes Mittel der Kriegführung bei zwischen- wie innerstaatlichen Konflikten. Doch erst die Vergewaltigungen muslimischer Frauen durch serbische Männer in Bosnien haben der Welt die Augen geöffnet. Erhebungen der UNO und der EU gehen dort von mindestens 20000 Vergewaltigungen seit April 1992 aus. Daß das Thema erst jetzt ins breite Bewußtsein gerückt ist, hängt auch von unserer medienvermittelten eurozentrischen Wahrnehmung ab, die ähnliche, vom Ausmaß her oft noch schlimmere Verbrechen in Afrika und anderen Kontinenten seit Ende des Zweiten Weltkriegs weitgehend übersehen hat ... Im Zweiten Weltkrieg hielten sich die japanischen Besatzungstruppen in verschiedenen asiatischen Ländern rund 200.000 Sexsklavinnen und Zwangsprostituierte. Auch die 'systematische Vergewaltigung' kuwaitischer Frauen durch irakische Invasionssoldaten 1990/91 erfolgte im Rahmen eines zwischenstaatlichen Krieges. In Bosnien gab es eine Konflikt-Mischform: Sowohl eine interne Konfliktpartei (die bosnischen Serben) sowie äußere Aggressoren (die Soldaten Serbiens) setzten sexuelle Gewalt ein. Und die UN-Sonderberichterstatterin Chávez erinnert auch an den Sezessionskrieg der ehemaligen pakistanischen Provinz Bangladesch gegen die Regierung in Karatschi im Jahre 1972. Laut einer Untersuchung der in Genf ansässigen 'Internationalen Frauenliga für Frieden und Freiheit' (WILPF) wurden in dem neunmonatigen Krieg über 200.000 Frauen und Mädchen von pakistanischen Soldaten vergewaltigt", so in einem Bericht der TAZ vom 8.8.1996 (S. 13) zu lesen.

In Friedenszeiten bleibt diese Haltung von Männern gegenüber dem weiblichen Geschlecht „unter Verschluß". Vergewaltigungen werden der Tendenz nach als Einzelfälle wahrgenommen. Dennoch ist auch im Frieden die grundsätzliche männliche Einstellung gegenüber Frauen sichtbar. Sie reicht von der Zurschaustellung (aufwertender) männlicher Dominanz und (abwertender) weiblicher Unterordnung in der Sexualität, etwa in Werbung oder im Illustriertenangebot, bis hin zu dem ungebrochenen (Konsum-)Interesse an der medialen Zurschaustellung weiblicher Mißhandlung in Videos.

Von feministischer Seite wird die Inszenierung der Geschlechter als Machtmittel wahrgenommen, mit dem Männer Frauen in der ihnen genehmen Rolle fesseln: „Der Zwangscharakter moderner Dessous ist kaum erkennbar; sie symbolisieren vielmehr die einverständliche Unterordnung der Frau unter das heterosexuelle Attraktivitätsprinzip. Die scheinbare Freiwilligkeit, mit der sich Frauen selbst als erotisches Objekt inszenieren, befreit den Mann, der davon profitiert, von jeglicher 'Schuld', und gibt ihm und anderen Gelegenheit, sich prinzipiell überlegen zu fühlen" (Mühlen-Achs 1993, 24).

Diese Grundlagen schaffen die Voraussetzung, daß Ereignisse, die von den herrschenden moralischen Vorstellungen abweichen, letztlich als (von Männern) nicht so dramatisch oder „schlimm" wahrgenommen, d.h. leicht heruntergespielt werden. Dies zeigt sich auch in der Tatsache, daß in den Berichten über sexuelle Gewalt von Männern immer wieder von mangelnder Strafverfolgung der Täter, von nicht konsequenter Anwendung der Gesetze und anderen Verschleppungen (wie auch im Fall Dutroux) die Rede ist. Ermittler ermitteln nicht richtig, und die Justiz verhandelt nicht richtig. Dies erweckt den Eindruck, als würden die Täter in gewisser Weise gedeckt. Stellt sich dann heraus, daß es in den Kreisen der Ermittler und in den Kreisen der Justizbehörden „heimliche" Mittäter gibt, im Fall Dutroux möglicherweise die Abnehmer der Videos, dann erhärtet dies den Verdacht, daß sich Einzeltäter eben doch auf eine breite Zustimmung von Menschen in bedeutenden gesellschaftlichen Positionen stützen können, selbst wenn ihr Verhalten extrem von den öffentlich und offiziell geäußerten moralischen Vorstellungen abweicht.

Das Verhältnis der Generationen: Eltern und Kinder

Das Generationenverhältnis, also die Beziehung zwischen Kindern und Erwachsenen, scheint sich - aus der historischen Sicht betrachtet - verbessert zu haben. So ist z.B. der Psychohistoriker Lloyd deMause der Auffassung, daß sich von einem Verhältnis der Fremdheit und der Gewalt gegen Kinder die Situation in den Familien des westlichen Kulturkreises hin zu einer einfühlenden Haltung der Eltern heute verändert habe (vgl. deMause 1978). Grundsätzlich geblieben ist jedoch die Vorstellung, daß Erziehung in der Familie Privatangelegenheit sei. So können Eltern zumindest in ihren eigenen vier Wänden relativ sicher sein, mit ihren Kindern im Prinzip machen zu können, was sie wollen: Die Kinder gehören ihnen! Aber auch in der Öffentlichkeit wird an der Vorstellung festgehalten, daß man einer Mutter oder einem Vater, der im Konflikt mit dem eigenen Kind zu liegen scheint, nicht hineinzureden hat. Selbst ärgsten öffentlichen Mißhandlungen wird von vielen Zuschauenden ein gewisses Verständnis entgegengebracht (wenngleich Nichteinmischung auch Resultat einer Konfliktscheu sein kann).

Trotz einer in der Tendenz einfühlsamen, verständnisvollen Haltung, die viele Eltern ihren Kindern heute entgegenbringen, muß man jedoch immer noch - vor allem dann, wenn es den Familien ökonomisch schlecht geht und die Spannungen in den Familien generell steigen - von einer hohen Dunkelziffer bei Kindesmißhandlungen ausgehen. Da sich solche Mißhandlungen - wie bereits erwähnt - eher in den eigenen vier Wänden abspielen (und noch einmal versteckter die sexuellen Mißhandlungen, diese sogar in den spektakulär bekannt gewordenen Fällen z.B. der Ansbacher Familien als kollektiv organisierte und damit kollektiv verheimlichte Vergewaltigung), gibt es kaum eine Chance, sich ein realitätsnahes Bild von den Verhältnissen zu machen („Papa war der Schlimmste von allen", vgl. TAZ vom 29.10.1994, 4).

Da die kindlichen Opfer erwachsener Gewalt sich mit ihren Mitteln wehren oder zumindest eine Gegenwehr versuchen, sofern sie nicht in Todesangst erstarren, werden Kinder aus der Perspektive der (mißhandelnden)

Erwachsenen als Menschen wahrgenommen, gegen die jedes Mittel, letztlich auch das der Tötung, recht ist. Hier ein Beispiel von Mißhandlung, das zeigt, daß es auch die Unreife der Eltern sein kann, die zur Eskalation der Gewalt zwischen den Generationen führt und das die Rolle der Mutter in dieser Tragödie beschreibt: „Stephanie Klinger ist erst 22 Jahre alt, von Beruf Gärtnerin, eine auffallend hübsche und blasse junge Frau mit langen dunklen Haaren. Ihre beiden Töchter Sabine und Andrea sind ihr wie aus dem Gesicht geschnitten, zart und hellhäutig und ein bißchen zu klein für ihre drei und vier Jahre. Wunschkinder, sagt sie mit lebhafter Gestik, seien beide nicht gewesen, der werdende Vater, ihr Noch-Ehemann, habe bei jeder Schwangerschaft beharrlich auf eine Abtreibung gedrängt, 'aber ich habe mich total auf die Kleinen gefreut'. Bis zur Geburt der zweiten Tochter. 'Wenn eine in der Küche brüllte, fing die andere im Schlafzimmer an', erinnert sich Stephanie Klinger an eine dieser Situationen, in denen sie die Nerven verlor, 'dieses Stereoschreien habe ich nicht ausgehalten. Ich wollte, daß Ruhe ist, ich habe gebrüllt, das hat natürlich nichts geholfen, und irgendwann bin ich ausgerastet' – bis die beiden Töchter, kurz vor Weihnachten, ins Harlachinger Krankenhaus eingeliefert werden mußten, eine mit einer Platzwunde am Kopf, die andere mit grünen und blauen Flecken am ganzen Körper, auch im Gesicht“ (SZ vom 7./8.10.1995, 3). Von Stephanie Klinger wird in diesem Artikel auch berichtet, wie sie vergeblich nach Hilfe suchte und dennoch ihrem depressiven Partner eine Hilfe sein wollte.

Beispiele sexueller Gewalt lesen sich entsprechend, tauchen aber in der öffentlichen Berichterstattung nicht als Detailschilderungen wie im obigen Beispiel auf. Da Kinder keine öffentliche Lobby haben (abgesehen von einigen wenigen Einzelpersonen, die für ihre Rechte streiten), erfährt die Öffentlichkeit nur hin und wieder von deren schlimmen Schicksal. So bleiben Mißhandlungserlebnisse, vor allem sexuelle Mißhandlungen durch nahe Angehörige, meist in ihren Erinnerungen verborgen, äußern sich in symptomatischem Verhalten, führen zu selbstdestruktivem Verhalten etwa in Form der Drogenabhängigkeit oder schlagen um in Gewalttätigkeiten gegen andere. Diese sind um so mehr sexueller Natur, je stärker in der frühen Kindheit inzestuöse Momente in der Erwachsenen-/Kindbeziehung – mit Gewalt vermischt – eine Rolle gespielt haben.

In den letzten Jahren hat es immerhin in feministischen Kreisen eine zunehmende Öffnung für das öffentliche Aussprechen von Mißhandlungserlebnissen gegeben. In Selbstzeugnissen und Berichten war plötzlich von ganz häufigen sexuellen Belästigungen kleiner Mädchen bis hin zu jahrelangen Vergewaltigungen die Rede, die in der engeren oder weiteren familiären Umgebung stattgefunden haben und entweder nicht an die Öffentlichkeit gelangt waren oder aber von dem kollektiven System von Familie und

Nachbarschaft gedeckt wurden. Solchen Kindheits-Erinnerungen wie auch denen von Kindern wird allerdings von Richtern und Anwälten, ja auch von großen Teilen der (männlichen?) Öffentlichkeit heftig mißtraut: „Da wird die Glaubwürdigkeit von Kinderaussagen gestützt oder in Zweifel gezogen. Was allerdings an Glaubwürdigkeit bleiben kann, wenn Kinder immer wieder, wie in diesem Fall, zehn, zwanzig, dreißig Mal, von Jugendamt, MitarbeiterInnen des Kinderschutzdienstes von 'Wildwasser', von Staatsanwaltschaft, Richtern, Heimleitern, GutachterInnen befragt, mit den Aussagen ihrer Geschwister, Cousins und Kusinen und dem Schicksal anderer mißbrauchter Kinder konfrontiert wurden, ist nur schwer nachzuvollziehen. Die Tendenz, Kindern im Zeitalter von Gewaltvideo und Horrorfilm nicht alles als eigenes Erleben zu glauben, Kinder als Zeugen ohnehin nicht ernst zu nehmen, ist ebenso groß, wie Erwachsenen alles das ohne weiteres zuzutrauen, was sich selbst nur verboten werden kann“, so Bernd Siegler in der TAZ (29.10.1994, 4).

Dort, wo sich ein Erlebnis sexueller Gewalt nicht eindeutig nachweisen läßt, gelten Aussagen dazu häufig als Produkt einer masochistischen Phantasie, so daß sie ohne entsprechende Wirkung im Hinblick auf ihre Diskussion in der Öffentlichkeit oder Maßnahmen in Familien- und Institutionspolitik bleiben. Sowohl in der Laien- als auch in der Fachöffentlichkeit wird mit solchen Erinnerungen ähnlich umgegangen wie seinerzeit bei Freud: Obwohl er in den Vorlesungen des Pariser Psychiaters Charcots vor der Jahrhundertwende von Vergewaltigungen der Mädchen durch ihre Väter hörte und zunächst diese als traumatisierend einstufte, änderte er später seine Meinung und schrieb die Erinnerungen seiner Patientinnen einer neurotischen Fehlentwicklung (der Hysterie) zu, z.B. als verdrängte infantile Wünsche aus dem Ödipuskonflikt, die es durch die Analyse aufzulösen gelte (vgl. Masson 1984). Tragische Fehleinschätzungen haben damals zu (aus unserer heutigen Sicht) absurden Behandlungsverläufen geführt. Zwei Autoren, die sich in dieser Thematik zugunsten der Kinder besonders exponiert und mit diesem Wechsel Freuds in seiner Einstellung zu Fragen der sexuellen Beziehungen zwischen Eltern und Kindern beschäftigt haben, wurden von der psychoanalytischen Gemeinde exkommuniziert (Ferenczi 1933 und Masson 1984). Aber auch heute noch werden bei sexuell mißhandelten Kindern immer wider Zweifel geäußert, ob es Erlebnisse gewesen seien, die tatsächlich so geschehen sind.

Frauen, die sich in dieser Diskussion exponieren – und sei es im Versuch, die Debatte zu versachlichen – müssen mit „Exkommunizierung" rechnen – z.B. von Teilen der Frauenbewegung – wenn sie nicht eindeutig „den Mann" als Täter an den Pranger stellen, wie z.B. Katharina Rutschky, als sie die aufwallenden Gefühle von Wut und Haß gegen die männlichen Täter als ein

Stück „Erregte Aufklärung“ kennzeichnete: „Abgesehen von der strafrechtlichen Festlegung dieses Verbrechens (sexueller Mißbrauch von Kindern, Anm. d. Verf.) in unserer Gesellschaft, die man keinen Moment unterschätzen, gar vergessen sollte, läßt sich dieser Tatbestand auf die Formel bringen: Sexueller Mißbrauch von Kindern ist Mißhandlung plus Feminismus“ und: „Wenn es richtig ist, daß der robuste männliche Sexualtrieb sich allzu gern und allzu leicht über Widerstände der weiblichen Gegenseite hinwegsetzt, so müssen wir fair auf Seiten der Frauen eine ebenso verhängnisvolle Neigung zum Verzicht auf Selbstbestimmung, zur Unterordnung, Anpassung und Verantwortungslosigkeit monieren“ (Rutschky 1992, 17f., 22). Die im Jahr 1994 zu einer Konferenz unter dem Titel „Sexueller Mißbrauch – Evaluation der Praxis und Forschung“ in Berlin eingeladene Katharina Rutschky wurde vom Publikum mit Buttersäure, Trillerpfeifen, Hupen sowie einer Blockade des Veranstaltungssaals empfangen. Die Veranstaltung mußte daraufhin in einen anderen Raum verlegt werden. Wenngleich Rutschkys Position nicht unumstritten sein mag, so wird doch an der Reaktion auf ihre Argumentation die Schwierigkeit der Auseinandersetzung mit einem Thema deutlich, das mit äußerst starken Gefühlen der Verletzung und der Scham verknüpft ist. „Das Kind“ bleibt bei dieser Art Auseinandersetzungen auf der Strecke.

Erfahrungen von Kindern gleichen der Tendenz nach immer noch denen aus früheren Jahrhunderten, als der Lebensphase „Kindheit“ keine Beachtung geschenkt wurde (vgl. z.B. deMause 1978). Kindliches Erleben wird von vielen Erwachsenen wahrscheinlich immer noch als etwas Fremdes wahrgenommen – vor allem dann, wenn die Erinnerung an die eigene Kindheit verklärt oder versperrt ist. Aus der Perspektive der Erwachsenen kann die Fremdheit selbst ihrer eigenen Kinder („der kleine Teufel“) die absurdesten Handlungen gegenüber Kindern legitimieren. Es geht bei der Aufgabe, Kinder zu Erwachsenen zu erziehen, gleichzeitig um das Eigentum und um das Objekt sozialer und sexueller Begierden von Erwachsenen, die in ganz unterschiedlicher und vielfältiger Weise inszenierbar sind: von realer Mißhandlung bis zur Befriedigung voyeuristischer Impulse. Die Pornoindustrie vermarktet in ihren Videoproduktionen ebenso wie in literarischen Produkten all diese Aspekte. Der Voyeurismus der (meisten) Männer sorgt dafür, daß es auf der einen Seite ein Interesse an der Tat gibt und auf der anderen Seite die Bereitschaft von Schauspielern oder Mißhandlern, Helfern oder Beschaffern, zu Tätern zu werden, wenn sich dies von ihrer Biographie her anbietet. Damit kann immer neuer Nachschub besorgt werden. Zuletzt ist in dieser Hinsicht das Internet in die Schlagzeilen geraten, und dort zeigt sich, daß niemand weiß, ob sich die sexuellen Begierden und die entsprechenden Handlungen überhaupt begrenzen lassen.

Individuelle versus gesellschaftliche Verantwortung: Strafe und Resozialistion

Es ist in unseren Kulturkreisen wenig verbreitet, mehr als nur auf die Verwundung der Opfer zu reagieren. Besonders im Zusammenhang mit Kindern herrscht weitverbreitet die Auffassung, schreckliche Ereignisse seien schnell vergessen, es werde im Laufe der weiteren Entwicklung Gras drüber wachsen, und Kinder bekämen sowieso nicht alles mit, was um sie herum geschehe. Im allgemeinen verleugnet man die Bedeutung verletzender (traumatischer) Ereignisse für das spätere Leben. Auf den Erfahrungen der Kindheit könne nicht alles beruhen und schon gar nicht auf einzelnen Ereignissen während des Aufwachsens als Kind. Die These Alice Millers, „Am Anfang (aller Gewalt, Anm. d. Verf.) war Erziehung" (vgl. Miller 1980), ist nur von wenigen Erziehungswissenschaftlern ernsthaft diskutiert worden.

Alice Miller ist auch eine der bekanntesten Streiterinnen für mißhandelte Kinder und insbesondere für vergewaltigte Mädchen. Sie hat nicht nur in ihrer allgemeinen Polemik gegen Erziehung auf die permanente Mißhandlung von Kindern durch ihre Erzieherpersonen hingewiesen, sie hat auch als eine der ersten dazu beigetragen, daß „Frauen ihr Schweigen brachen" (Gardiner-Sirtl 1983). In der inzwischen vielfältigen Literatur zum Thema Mißhandlung von kleinen Mädchen besteht mittlerweile Einigkeit darüber, daß Mißhandlungserfahrungen zu schweren bis ins Erwachsenenleben hineinreichenden Schäden führen.

Daß aber auch die Täter verwundete und verletzte (traumatisierte) Menschen sind, geht in dem begründeten Zorn und der reaktiven Wut gegen sie meist unter. Es ist immer wieder erstaunlich, daß man in Berichten über Gerichtsverhandlungen zwar von den Gutachten liest, mit denen deutlich darauf hingewiesen wird, welche lebensgeschichtlichen Ereignisse zu welchen sexuellen Grausamkeiten der Täterpersönlichkeiten geführt haben. Dennoch aber gilt die persönliche Verantwortung des Täters, ohne daß man eine gesellschaftliche Verantwortlichkeit für die Verhältnisse einräumt.

Auch hier gibt es in der Art einer gesellschaftlichen Metapher eine cineastische Demonstration: In Carlos Sauras Film „Anna und die Wölfe" führt das neurotische Familienszenario bei drei Brüdern zu einem rituellen Agieren ihrer zwanghaften Persönlichkeiten gegenüber einer jungen Frau, die am Ende des Films von ihnen gemeinsam vergewaltigt und exekutiert wird. Die drei Brüder verkörpern das Militär, die Kirche und die Gesellschaft. So handeln die Täter einerseits gegen die Normen der Kultur, andererseits im Einklang mit ihnen, insofern das Thema in seiner künstlerischen Form Teil legaler künstlerischer Produktion ist (der Film ist in der BRD lediglich indiziert).

Die Ignoranz gegenüber der Bedeutung der sozialen Verhältnisse für die Entstehung von „Täterpersönlichkeiten", die (männliche) Dominanz in der Kulturproduktion, besonders was aggressive und sexuelle Themen betrifft, und der geringe gesellschaftliche Widerstand aus der Perspektive der Opfer führt so zu immer neuer Reproduktion von Sexualstraftaten. Opfer sind in erster Linie Mädchen und Frauen, weil der Zusammenhang zwischen individueller sexueller Bedrohung und gesellschaftlicher Macht nicht oder nur sehr schwer gesehen werden kann. Täter sind in erster Linie Männer, weil sie sich als Inhaber der Macht allzeit als verführbar begreifen und ihre sexuelle Gewalt ungehindert agieren.

Vordergründig und als erste Reaktion auf solche Straftaten entsteht in der Öffentlichkeit immerhin der Wunsch nach „gerechter Bestrafung", erst in zweiter Linie denkt man an Resozialisation oder gar Therapie. Dabei gibt es in der Kombination von Resozialisierung und Strafe ein gravierendes Problem: „...der unauflösliche Widerspruch aller Strafrechts- und straforientierten Erziehungstheorien ist ..., daß der Verbrecher mit Gewalt zur Vernunft gebracht, das Kind durch Zwang zu einem entwickelten freien Individuum gemacht werden soll ... Die jeweils historisch unterschiedlichen Begründungen für die Strafe stellen vor allem Verbrämungen dar: Die verschiedensten Rationalisierungsformen der Strafe versuchen, deren Gewalthaltigkeit und rächenden Vergeltungsgeist zu leugnen, indem die Strafe zur Gerechtigkeitsmaßnahme deklariert wird ... Da aber die Strafe eine geschehene Tat auch nicht mehr rückgängig machen kann, konzentrieren sich die relativen Straftheorien auf den künftigen Rechtsbruch: Die Strafe soll verhindern, daß weiterhin Rechtsbruch begangen wird ... Doch die Gewaltprävention reicht offensichtlich nicht aus: Einmal Bestrafte werden rückfällig, die Zahl Vor-Bestrafter nimmt zu. Auch korrespondieren Strafhöhe und Rückfall signifikant: Je höher die Strafe, desto schneller erfolgt der Rückfall" (Windaus 1986, 129 ff.).

Die Bedeutung und die Wirkung von Strafe ist in den westlichen Kulturen immer noch umstritten – selbst bis in therapeutische Bereiche hinein (z.B. die Aversions-Therapie). Wenigstens in der Erziehungspraxis, also in den Beziehungen zwischen Kindern und Erwachsenen, ist die Vorstellung vorherrschend, man könne mit Strafe ein bestimmtes Verhalten zum Verschwinden und ein anderes zum Vorschein bringen. Strafe wird jedoch auch als gerechtfertigte Vergeltung angesehen. Die Begründungen für ein „Strafmaß" können es in den Vorstellungen ganz normaler Menschen bis zur tödlichen Grenze treiben. Die Tendenzen in Teilen der englischen Bevölkerung zur Lynchjustiz gegenüber tatsächlichen oder vermeintlichen Sexualstraftätern haben diese Grenze erreicht. Es gibt zahlreiche Zeugnisse der zerstörerischen Wirkung harter Strafe vor dieser Grenze (vgl. z.B. Bastian 1995). Solange Menschen glauben, daß Angst zu Vermeidungsreaktionen führen wird (was wahrscheinlich richtig ist), ohne die Folgen der Angst zu berücksichtigen (daß Aggression und Gewalt gegen sich selbst oder andere eine sehr wahrscheinliche Folge ist), wird es in dieser Frage auch keine Fortschritt geben.

Die Idee der (therapeutischen) Resozialisierung setzt der Wirkung von Erniedrigung, Strafe, Schmerz und Peinigung in den Lebenserfahrungen der Täter einfühlendes Verständnis und Hilfe bei der Verarbeitung von Trauer und Wut ebenso entgegen wie die Hoffnung auf Anerkennung der Schuld – wenn es denn überhaupt gelingt, die Täter davon zu überzeugen, daß man sie nun wirklich anders behandeln will, als sie es ihr Leben lang erfahren haben. Eine zugewandte Haltung gegenüber Menschen, die andere verletzt und ihnen Schaden zugefügt haben, ist vor allem deshalb umstritten, weil statt Freiheitsentzug „bei Wasser und Brot" den Tätern personell wie materiell entgegengekommen wird. Statt Strafe soll eine „Nacherziehung" mit Zuwendung, Unterstützung und Entwicklung sozialer Autonomie die „Täter" in die soziale Gemeinschaft reintegrieren. Dies gilt angesichts der allgemeinen Erfahrungen einer Erziehung mit Strafe in unserer Kultur als ein absoluter Luxus, den „man" selbst (als Kind) nicht in ausreichendem Maße „genießen" konnte. Und nun soll er denen zuteil werden, die so schändlich gegen die sozialen Wertmaßstäbe gehandelt haben?

Solche Fragen stellen sich bei diesem Widerspruch zwischen Strafe und Resozialisierung nur allzu leicht. Ein weiteres kommt hinzu: Aktuelle Berichte über Mißhandlungen durch einzelne, Familien oder mit Beteiligung von Menschen, die in solchen Berichten nicht direkt genannt werden (Kinderporno-Szene, Mitglieder von Ermittlungsbehörden und Justiz usw.), werden fast immer so wahrgenommen, als handele es sich um singuläre Phänomene, als gelte es, den einzelnen Täter zu bestrafen oder die Hintermänner in diesem oder jenem Fall dingfest zu machen. In keinem der Berichte wird die gesellschaftliche Dimension solcher Mißhandlungsereignisse erkannt, benannt oder wenigstens die Möglichkeit dazu angedeutet. Man muß aber davon ausgehen, daß es eine „geheime" gesellschaftliche Übereinstimmung darin gibt, solche offenkundig gewordenen Verletzungen von Moral, Anstand und Gesetz (in einer ambivalenten Haltung des Aufdeckens und des Verbergens zugleich) erst dann angemessen zu verfolgen, wenn es einen entsprechenden gesellschaftlichen Druck (wie im Fall Dutroux) gibt. Gleichwohl wird auch dann nur selten darüber nachgedacht, wie man verhindern kann, daß weiterhin solche Ereignisse als Einzeltaten und/oder kollektive soziale Ereignisse geschehen. So bleiben unter dem Strich Mißhandler und Konsumenten von Mißhandlung pathologische Einzeltäter; die Organisiertheit – wie sie im Fall Dutroux nun doch ans Tageslicht gekommen ist (vgl.

z.B. Der Spiegel 46/1996), und wie man sie bei vielen anderen Fällen auch immer wieder feststellen kann – verschwindet hinter Mauern von Verdrängung und Verleugnung.

Wie man publik gewordene Fälle von Mißhandlung kleiner Mädchen in der Öffentlichkeit bewertet, ist deshalb relevant für die notwendigen und möglichen Konsequenzen. Geht man von Einzeltätern aus, die weder moralischen noch organisatorischen (wenngleich ökonomischen) Rückhalt in einer Kultur haben, dann bleibt es bei den traditionellen singulären Reaktionsweisen Strafe, Resozialisierung, bestenfalls Therapie. Geht man aber davon aus, daß es so etwas wie eine kulturelle Basis des Geschlechter- und Generationenverhältnisses gibt – und es spricht aufgrund der verbreiteten organisierten Form von Mißhandlung etwa im Zusammenhang mit Krieg und Militär viel dafür (vgl. Seifert 1993) –, dann kann man kaum einzelne allein für Straftaten verantwortlich machen, die eine Folge der sozialen Verhältnisse sein können.

Aus Tätern werden in aller Regel durch traditionellen Strafvollzug wiederum Täter. Die moralische Selbstkontrolle ist durch Strafe zumeist nicht etabliert. Insofern erweisen sich die Ängste und Befürchtungen von Betroffenen oder Opfern vor einer Wiederholungstat also durchaus als berechtigt. Im Protest von Menschen, in deren unmittelbarer Nachbarschaft Täter inhaftiert oder therapiert werden bzw. werden sollen – ob sie nun Frauen oder Kinder vergewaltigt haben – kann sich eine solche Angst zu mächtigen Bewegungen formieren. Wenn allerdings die Erregung ausschließlich in Straf- und Vergeltungswünsche mündet, werden damit aber auch alle Versuche einer Resozialisierung ad absurdum geführt. Vielmehr wiederholt sich die Erfahrung einiger Täter, daß sie aus den normativen sozialen Verhältnissen ausgestoßen werden, eine Erfahrung, die bei so manchen ja gerade zu den Tatimpulsen und a priori einer Uneinsichtigkeit in die Schuld geführt hat (vgl. psychosozial 65/1996).

Diese Überlegungen sind nicht einmal weit hergeholt. Ist nämlich auf seiten der Täter erst einmal eine „negative Identität" entstanden, also eine, die sich den „herrschenden" Vorstellungen von Kultur und Moral nicht beugen will, dann wird diese in der Regel von den bestehenden Möglichkeiten zur Resozialisierung nur wenig beeinflußt. Individuelles Schicksal und soziales Milieu, sei es im Strafvollzug oder im Umfeld der Täter, sind in der Regel nicht geeignet, etwas anderes erwarten zu lassen als Wiederholungen. Und von einer Einsicht in die Schuldhaftigkeit kann man vor einer therapeutischen Behandlung schon gar nicht ausgehen.

Es gibt bisher keine sozialen „Netze", die im privaten Bereich für eine Integration sozialisierungswilliger Täter sorgen könnten. Es ist wiederum das private Schicksal, an dem sich entscheidet, ob es zu Wiederholungen kommt oder nicht. Die Ängste vor den Tätern, seien dies potentielle oder tatsächliche, scheinen darüber hinaus ein Vehikel für spontane Massenreaktionen zu sein, die nun ihrerseits leicht und mit dem Gefühl der Gerechtigkeit zu Gewalt neigen. Es läßt sich nicht verhehlen, daß sich mit dieser Art von Spontaneität auch ein gewisses Gefühl der Lust verbindet.

Die demokratischen Errungenschaften in der Rechtsprechung sind aber in der öffentlichen Meinung unter solchen Umständen ebenso Makulatur wie die Normen und Werte zwischenmenschlichen Verhaltens bei Tätern und/oder Voyeuren. Im Zeichen der Erregung, sei es aus sexueller Begierde oder sei es aus der Quelle der Angst um die eigenen Kinder etwa bei Eltern, scheinen bei einzelnen, in Gruppen oder als Massenphänomene die rationalen Konfliktlösungsmöglichkeiten gewissermaßen außer Kraft gesetzt.

Hoffnungen

Für die Rehabilitation der Opfer scheint sich in den vergangenen zehn Jahren viel getan zu haben. Sexuelle Gewalt wird nicht nur bestraft, man befaßt sich auch verstärkt mit der Wirkung und kann gezielte Hilfe anbieten. In den politischen Diskussionen ist das Thema der sexuellen Gewalt gegen Kinder ebenfalls breit diskutiert worden, und man ist sich zumindest in Europa einig, daß Sexualität zwischen Erwachsenen und Kindern als geächtet gilt.

Demgegenüber steht die kühl berechnende Seite im Handel mit sexueller Gewalt, etwa bei Produzenten und Vermarktern entsprechender Videos oder gar des Menschen-(Mädchen-)handels und die Ignoranz, Verdrängung und Verleugnung in anderen Teilen der Öffentlichkeit, solange es nicht zu einem „Fall“ in nächster Nachbarschaft kommt (Kerzen in den Fenster der Nachbarhäuser des Opfers in Epfach). Dann allerdings machen sich kollektive Angst (auch unter Männern) und kollektiver Haß breit, Gefühle, die anderen Gesetzen gehorchen als denen einer nüchternen Betrachtungsweise. Es ist die Angst der Mütter und Väter um ihre Kinder, die, wenn sie genügend von den Medien oder anderen Multiplikatoren in der Öffentlichkeit verstärkt wird, zu Lynchphantasien oder anderen Rache- und Vergeltungswünschen führt. Sie äußert sich aber auch in der Ablehnung von Resozialisierungs- und Therapieversuchen, in der Ablehnung der Unterbringung von Tätern in unmittelbarer Nachbarschaft (vgl. z.B. Pfaff 1998).

Im Zusammenhang mit der herrschenden Einstellung in Familien, Kinder seien das „Privateigentum“ ihrer Eltern, sind Veränderungen feststellbar: Die Umorientierung familiärer Systeme auf neue Formen des Zusammenlebens schafft strukturell neue Voraussetzungen für neue Formen sozialer Verantwortung. Die klassische Familienform, auf Lebenszeit angelegt, verändert sich offensichtlich hin zu flexiblen Verantwortlichkeiten mehrerer ineinander verschachtelter Familiensysteme. So problematisch sich diese Phänomene für die betroffenen Individuen, vor allem auch für die Kinder gestalten (z.B. in Form des Scheidungswaisensyndroms, vgl. Figdor 1991), so sehr enthalten sie aber auch die Chance zu einer breiter gestreuten sozialen Verantwortlichkeit.

Die Chance besteht letztlich darin, die Abgeschiedenheit der kleinfamiliären inzestuösen Bindungen zu überwinden. Eine Öffnung in dieser Hinsicht ermöglicht es, emotionale und sexuelle Bedürfnisse nicht mehr nur im Binnenraum familiärer Beziehungen zu befriedigen. Allerdings: Sexuelle Gewalt ist nur zum Teil sexuell motiviert. In erster Linie handelt es sich um die sexualisierte Sehnsucht nach Zuneigung und um die Lust an der Macht, die nur zu befriedigen ist durch die totale, durch körperliche Gewalt erreichte Verfügung über einen – abhängigen, schwächeren – Menschen mit dem Ziel, diesen durch die Gewalthandlungen noch schwächer und noch verfügbarer zu machen. Dieser Zusammenhang von (männlicher) Macht und der daraus resultierenden Mißhandlung Abhängiger – ob sie sich in individuellem Gewand oder als organisierte Form zeigt – ist eines der großen Hemmnisse für (nicht erregte) Aufklärung. Die zunehmende Individualisierung, die wachsende Bedeutung der Autonomie bei Frauen und die mit den Auflösungstendenzen der Familien wichtiger gewordene institutionelle Erziehung (und damit öffentliche Kontrolle) schaffen aber möglicherweise die Voraussetzungen für die Entwicklung hin zu neuen und zivilisierteren Formen des Umgangs miteinander.

Wichtig wären für den privaten Bereich der Familien und für die öffentliche Beziehung der Geschlechter alle Diskussionen, Pläne und Maßnahmen, die helfen, den Dialog über Sexualität und Gewalt zu ermöglichen, zu verbessern und damit die Spannungen zwischen den Geschlechtern gesellschaftlich zu vermindern. Die aktive Beteiligung von Frauen und Männern an den Teilen des öffentlichen Lebens, die bisher für das jeweils andere Geschlecht reserviert waren, wäre eine Voraussetzung zu diesem Dialog. Solche Entwicklungen gehen aus der historischen Perspektive gesehen sehr langsam voran (erst kürzlich wurde in der CDU wenigstens eine Eindrittelquote für Frauen eingeführt). Aber wir können davon ausgehen, daß solche Veränderungen auf dem Weg sind.

Es gibt eine ganze Reihe positiver Beispiele, daß ein solcher Dialog möglich ist und auch von beiden Seiten gewollt wird. Leider sind die Möglichkeiten eines solchen Dialogs aber von den Ressourcen Zeit und Geld abhängig. Wo Zeit und Geld knapp sind, steigen allen Erfahrungen nach die Spannungen zwischen den Menschen und sinkt ihre Bereitschaft und Fähigkeit, einander zuzuhören. Die Etablierung von „offiziellen Räumen" für einen solchen Dialog wäre deshalb von Vorteil. Eine positive Entwicklung zeigt sich z.B. im familiären Bereich in den zunehmenden Möglichkeiten der Scheidungsmediation. Dort ist nämlich in den letzten Jahren ein gesellschaftlich und privat akzeptierter Raum für Dialoge zwischen den Geschlechtern entstanden, der wechselseitige Gewalt vermindern helfen soll und kann.

Literatur

Bastian, J. (Hrsg.), Strafe muß sein? Das Strafproblem zwischen Tabu und Wirklichkeit. Weinheim 1995

Deegener, G., Sexueller Mißbrauch: Die Täter. Weinheim 1995

DeMause, Ll., Hört ihr die Kinder weinen? Eine psychogenetische Geschichte der Kindheit. Frankfurt 1978

Devereux, G., Baubo, Die mythische Vulva. Frankfurt/Main 1981

Dux, G., Die Spur der Macht im Verhältnis der Geschlechter. Über den Ursprung der Ungleichheit zwischen Frau und Mann. Frankfurt/Main 1992

Enders, U., Zart war ich, bitter war's. Sexueller Mißbrauch an Mädchen und Jungen. Köln 1995

Ferenczi, S. (1933), Sprachverwirrungen zwischen Erwachsenen und dem Kind. In: Ferenczi, S., Schriften zur Psychoanalyse (Bd. II). Frankfurt/Main 1972

Figdor, H., Kinder aus geschiedenen Ehen. Zwischen Trauma und Hoffnung. Mainz 1991

Gardiner-Sirtl, A. (Hrsg.), Als Kind mißbraucht. Frauen brechen das Schweigen. München 1983

MacDonald, E., „Erschießt zuerst die Frauen". Stuttgart 1992

Lissner, A., Süssmuth, R., Walter, K., Frauenlexikon. Traditionen, Fakten, Perspektiven. Freiburg 1988

Masson, J., Was hat man Dir, Du armes Kind getan? Reinbek b. Hamburg 1984

Miller, A., Am Anfang war Erziehung. Frankfurt/Main 1980

Mühlen-Achs, G., Wie Katz und Hund. Die Körpersprache der Geschlechter. München 1993

Pfaff, D., Entstehungsbedingungen männlicher Gewalt gegen Frauen und Mädchen. Frankfurt/Oder 1998

Rutschky, K., Erregte Aufklärung. Kindesmißbrauch: Fakten und Fiktionen. Hamburg 1992

Schnack, D., Neutzling, R., Kleine Helden in Not. Reinbek 1989

Schwarzer, A., Der kleine Unterschied und seine großen Folgen. Frauen über sich. Beginn einer Befreiung. Frankfurt/Main 1975

Seifert, R., Krieg und Vergewaltigung. Ansätze einer Analyse. In: Stiglmayer, A. (Hrsg.), Massenvergewaltigungen. Krieg gegen Frauen. Freiburg 1993

Theweleit, K., Männerphantasien. Frauen, Fluten, Körper, Geschichte. Frankfurt 1983

Voss, J., Das Schwarzmond-Tabu. Die kulturelle Bedeutung des weiblichen Zyklus. Stuttgart 1988

Windaus, E., Strafe und Zivilisationsprozeß. In: Büttner, Ch., Ende, A. (Hrsg.), Die Rebellion der Mädchen. (Jahrbuch der Kindheit 3). Weinheim 1986

Die Autoren und Herausgeber des Bandes

Karl Heinz Brisch, Jahrgang 1955, Studium der Medizin in Aachen, Münster, Tübingen und Ulm; Facharztausbildung in Neurologie, Psychiatrie, Kinder- und Jugendpsychiatrie, Psychotherapeutischer Medizin; psychotherapeutische Ausbildung in Psychoanalyse für Kinder, Jugendliche, Erwachsene und Gruppen; Leiter der Abteilung Kinderpsychosomatik an der Kinderklinik und Kinderpoliklinik im Dr. von Haunerschen Kinderspital der Ludwig-Maximilians-Universität München; Forschungsschwerpunkt im Bereich der frühkindlichen Entwicklung von Risikokindern, Entwicklung der Eltern-Kind-Bindung und ihrer Störungen sowie der bindungsorientierten Psychotherapie.

Christian Büttner, Prof. Dr. phil., Diplom-Psychologe; seit 1973 Projektleiter der Hessischen Stiftung Friedens- und Konfliktforschung (Forschungsgruppe „Politische Psychologie"); Honorarprofessor an der Evangelischen Fachhochschule Darmstadt; freier Mitarbeiter der Hessischen Landeszentrale für politische Bildung (Bereich Lehrerfortbildung); Lehrbeauftragter an der Universität Frankfurt (Erziehungswissenschaften); Gründungsmitglied des Frankfurter Arbeitskreises für Psychoanalytische Pädagogik; Arbeitsschwerpunkte: Aggressionsforschung, Medien, Erwachsenenbildung.

Urte Finger-Trescher, Priv. Doz. Dr., Leiterin der Beratungsstelle für Eltern, Kinder u. Jugendliche der Stadt Offenbach; Privatdozentin an der Universität/Gesamthochschule Kassel, Gastprofessorin an der Universität Wien; Vorsitzende des Frankfurter Arbeitskreis für Psychoanalytische Pädagogik e.V.

Ralph Frenken, Jahrgang 1965, Dr. phil., Diplom-Psychologe; Forschungsschwerpunkte: Geschichte der Kindheit, Psychohistorie, psychoanalytische Sozialforschung, Traumforschung, Entwicklungspsychologie, Gestalttheorie; Herausgeber der Reihe „Psychohistorische Forschungen" zusammen mit dem Historiker Martin Rheinheimer; Mitherausgeber des „Journal of Psychohistory".

Joachim Heilmann, Jahrgang 1955, Diplom-Pädagoge, Kinder- und Jugendlichenpsychotherapeut, Psychoanalytischer Pädagoge; seit 1985 einzeltherapeutische Arbeit mit autistischen Kindern, Jugendlichen und Erwachsenen; Mitglied des Frankfurter Arbeitskreises für Psychoanalytische Pädagogik.

Mathias Hirsch, Jahrgang 1942, Dr. med., Facharzt für Psychiatrie und Facharzt für psychotherapeutische Medizin – Psychoanalyse (DGPT); In psychoanalytischer Praxis in Düsseldorf niedergelassen; Leiter des Instituts für Analytische Gruppenpsychotherapie und Gruppendynamik Düsseldorf (IAGD); Vorstandsmitglied der Akademie für Psychoanalyse und Psychosomatik Düsseldorf.

Brigitte Kerchner, Dr. phil., Historikerin, Politikwissenschaftlerin; Wissenschaftliche Assistentin für Historische Grundlagen der Politik am Fachbereich Politik- und Sozialwissenschaften der Freien Universität Berlin; Publikationen zu den Historischen Grundlagen des Arbeits- und Berufssystems, Geschichte der Sozialen Bewegungen, Geschlechtergeschichte, Historische Aspekte der Körperpolitik, Geschichte des Sexualstrafrechts und der sexuellen Gewalt im 19. und 20. Jahrhundert.

Christoph Kleemann, Jahrgang 1953, Diplom-Pädagoge; Sonderschullehrer am Zentrum für Erziehungshilfe der Stadt Frankfurt a.M.; Tätigkeiten in verschiedenen Einrichtungen der Jugendhilfe und der Kinderbetreuung; Vorstandsmitglied des Frankfurter Arbeitskreises für Psychoanalytische Pädagogik.

Heinz Krebs, Dr. phil., Diplom-Pädagoge, Supervisor (DGSv), Kinder- und Jugendlichenpsychotherapeut, Psychoanalytischer Pädagoge; Tätigkeit in einer Beratungsstelle für Eltern, Kinder und Jugendliche und in freier Praxis mit den Schwerpunkten Erziehungsberatung, Kinder- und Jugendlichenpsychotherapie, Supervision u. Fortbildung; Vorstandsmitglied des Frankfurter Arbeitskreises für Psychoanalytische Pädagogik e.V.; Veröffentlichungen zu den Fachgebieten.

Marianne Rauwald, Dr. phil., Diplom-Psychologin; Psychoanalytikerin (DPV); arbeitet in eigener Praxis und in freier Mitarbeit im FFGZ Frankfurt; Arbeitsschwerpunkte: Weiblichkeit und Trauma (u.a. sexueller Mißbrauch).

Peter Riedesser, Prof. Dr. med., Psychoanalytiker (DPV); Ärztlicher Direktor der Abteilung für Psychiatrie und Psychotherapie des Kindes- und Jugendalters am Universitätsklinikum Hamburg-Eppendorf.

Georg Romer, Dr. med., Psychoanalytischer Familientherapeut; Oberarzt an der Abteilung für Psychiatrie und Psychotherapie des Kindes- und Jugendalters am Universitätsklinikum Hamburg-Eppendorf.

Traute Schönenberg, Diplom-Psychologin, Psychoanalytikerin (DPV); arbeitet in eigener Praxis und in freier Mitarbeit im FFGZ Frankfurt; Arbeitsschwerpunkte: Weiblichkeit und Trauma (u.a. sexueller Mißbrauch).

Birgit Warzecha, Jahrgang 1956, Prof. Dr., Studium der Verhaltensgestörtenpädagogik, Kunstpädagogik, Evangelische Theologie in Saarbrücken und Frankfurt a.M.; 10 Jahre Sonderschullehrerin; Promotion 1990, seit 1995 Professur für Verhaltensgestörtenpädagogik Universität Hamburg; Arbeits- und Forschungsschwerpunkte: Erziehung und Unterricht bei Verhaltensstörungen, Geschlechterdifferenz, Psychoanalytische Pädagogik; Herausgeberin der Reihe „Kinder, Krisen, Konflikte" im Lit-Verlag Hamburg.

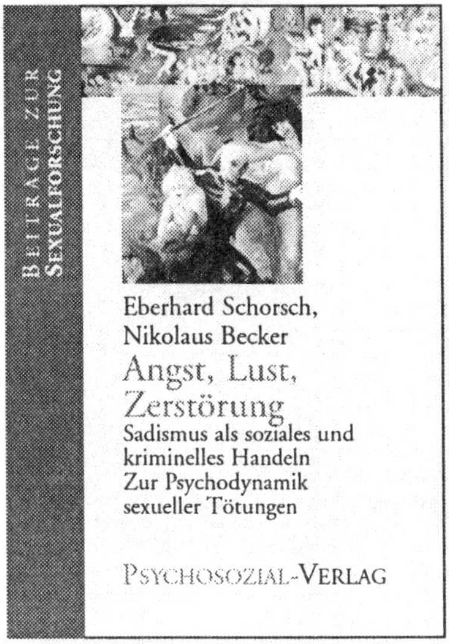

2000 · 332 Seiten
Broschur
DM 49,80 · öS 364,–
SFr 46,– · EUR 25,46
ISBN 3-89806-048-9

Weitab von allem Sensationellen geht es in diesem Buch darum, anhand der Fallstudien bekannt gewordener „Lustmörder" die psychodynamische Entwicklung nachzuzeichnen und so etwas wie ein psychologisches Verständnis dieser Phänomene zu erreichen: Die in der Öffentlichkeit als „Unmenschen" und „Bestien" Titulierten erscheinen als Menschen, die an Schwierigkeiten innerhalb von Entwicklungsprozessen, die wir alle durchlaufen haben, gescheitert sind. Der gängige Ausdruck „Lustmord", der suggeriert, daß hier eine besonders dämonische Form von Lust verwirklicht wird, erweist sich als irreführend. Denn es geht dabei nicht um die Steigerung von Lust, vielmehr stehen solche Taten am Ende eines langen, verzweifelten Kampfes gegen eine archaische neurotisch-destruktive Dynamik und signalisieren den Zusammenbruch der psychischen Struktur. Durch die Analyse dieser Phänomene werben die Autoren für Verständnis und differenzierten forensischen und psychotherapeutischen Umgang mit den Tätern.

Mit einem aktuellen Nachwort von N. Becker

PSV
Psychosozial-Verlag